**Kohlhammer** *Pflege*

Wissen und Praxis

Die Autoren:

Prof. Dr. med. **Klausdieter Parsch** ist ärztlicher Direktor der Orthopädischen Klinik am Olgahospital in Stuttgart

**Annette Bay** ist Kinderkrankenschwester auf der Jugendlichenstation der orthopädischen Klinik des Olgahospitals

**Ludwig Noll** ist leitender Gipspfleger in der orthopädischen Klinik des Olgahospitals

**Anja Siegle** war Kinderkrankenschwester auf der orthopädischen Kinderstation des Olgahospitals, sie lebt jetzt in den USA

Klausdieter Parsch
Annette Bay
Ludwig Noll
Anja Siegle

# Pflege in der Orthopädie

Lehrbuch für
Krankenpflegeberufe
und medizinisch-technisches
Assistenzpersonal

5., überarbeitete und ergänzte Auflage

Verlag W. Kohlhammer

Die Deutsche Bibliothek – CIP Einheitsaufname

**Pflege in der Orthopädie :** Lehrbuch für Krankenpflegeberufe und
medizinisch-technisches Assistenzpersonal / Klausdieter Parsch … –
5., überarb. und erg. Aufl. – Stuttgart ; Berlin ; Köln : Kohlhammer,
1999
   (Kohlhammer Pflege : Wissen und Praxis)
   Bis 4. Aufl. u.d. T.: Parsch, Klausdieter: Orthopädie
   ISBN 3-17-015119-3

---

Dieses Werk einschließlich aller seiner Teile ist urheberrechtlich geschützt. Jede Verwendung außerhalb der engen Grenzen des Urheberrechts ist ohne Zustimmung des Verlags unzulässig und strafbar. Das gilt insbesondere für Vervielfältigungen, Übersetzungen, Mikroverfilmungen und für die Einspeicherung und Verarbeitung in elektronischen Systemen.

Die Wiedergabe von Warenbezeichnungen, Handelsnamen und sonstigen Kennzeichen in diesem Buch berechtigt nicht zu der Annahme, daß diese von jedermann frei benutzt werden dürfen. Vielmehr kann es sich auch dann um eingetragene Warenzeichen oder sonstige gesetzlich geschützte Kennzeichen handeln, wenn sie nicht eigens als solche gekennzeichnet sind.

---

5., überarbeitete und ergänzte Auflage 1999

Alle Rechte vorbehalten
© 1972/1999 W. Kohlhammer GmbH
Stuttgart Berlin Köln
Verlagsort: Stuttgart
Umschlag: Data Images GmbH
Gesamtherstellung:
W. Kohlhammer Druckerei GmbH + Co. Stuttgart
Printed in Germany

# Danksagung

Frau Eva Christine Hanewinkel sei für die Anfertigung der neu hinzugekommenen Fotos gedankt.
Herrn PD. Dr. Winkler und Herrn Dr. Reinhard Schulz verdanke ich viele der verwendeten Röntgenbilder und Sonogramme.
Den Kinderkrankenschwestern Frau Annette Bay und Frau Anja Siegle sowie dem leitenden Gipspfleger Herrn Ludwig Noll sei für Mitarbeit und Textbeiträge zur Pflege und Gipsversorgung orthopädischer Patienten gedankt.

# Vorwort

Die Lehre von den angeborenen und erworbenen Krankheiten des Haltungs- und Bewegungsapparates nimmt ständig an Bedeutung zu. Qualifizierte Vorsorgeuntersuchungen – z. B. neuerdings die Hüftsonografie – haben Fortschritte gezeigt, die noch vor einigen Jahren unvorstellbar waren. Hochauflösende Kernspintomogramme mit und ohne Kontrastsequenzen zeigen exakt die Verhältnisse auch in sonst schwer zugängigen Regionen wie Becken oder Wirbelsäule. Die verbesserte Diagnostik ermöglicht eine frühe und damit oft wirksamere Therapie. Wir erinnern an die einfache Einrenkung einer Hüftgelenksluxation beim einwöchigen Kind im Vergleich zum Aufwand einer wochenlangen Extension und schließlich offenen Reposition, wenn die Diagnose erst mit einem Jahr gestellt worden ist.
Stürmisch sind auch die Fortschritte der Wiederherstellungschirurgie. Neue biokompatible Werkstoffe erleichtern die Implantation von Endoprothesen. Die Erfolge der Knieendoprothetik sind heute denen der Hüftendoprothetik vergleichbar. Miniinvasive Verfahren mit elastischen Titannägeln ermöglichen Osteosynthesen mit früher Bewegung und frühzeitiger Belastung.
In diesem Lehrbuch für Pflegekräfte und medizinisch-technische Assistenzberufe sind erstmals pflegerische Aspekte aufgenommen. Dieser von vielen Lesern der früheren Auflagen an den Verlag herangetragene Wunsch wurde bei gängigen orthopädischen Eingriffen berücksichtigt.
Als Hilfe für Lernende und Informationsquelle für die im Beruf Tätigen möge dieses Büchlein dem Fach Orthopädie neue Freunde gewinnen.

# Inhalt

| | | | | | |
|---|---|---|---|---|---|
| **1** | **Diagnoseverfahren in der Orthopädie** | 13 | 2.2.4 | Multiple Myelome | 29 |
| | | | 2.2.5 | Knochenmetastasen von Tumoren anderer Herkunft | 29 |
| 1.1 | Vorgeschichte (Anamnese) | 13 | | | |
| 1.2 | Klinische Untersuchung | 13 | **3** | **Entzündungen der Knochen** | 31 |
| 1.3 | Bildgebende Verfahren | 14 | 3.1 | Osteomyelitis | 31 |
| 1.4 | Labortests | 15 | 3.1.1 | Hämatogene Osteomyelitis | 31 |
| 1.5 | Histologische Untersuchung | 16 | 3.1.2 | Posttraumatische Ostitis oder Osteomyelitis | 34 |
| | | | 3.1.3 | Sekundäre chronische Osteomyelitis | 35 |
| **2** | **Knochentumoren** | 17 | 3.2 | Spezifische Knochenentzündungen | 35 |
| 2.1 | Gutartige Tumoren | 17 | 3.2.1 | Knochentuberkulose | 35 |
| 2.1.1 | Solitäre cartilaginäre Exostosen | 17 | 3.2.2 | Weitere spezifische Knochenentzündungen | 37 |
| 2.1.2 | Multiple Exostosen | 18 | | | |
| 2.1.3 | Solitäres Enchondrom | 19 | **4** | **Entzündliche Gelenkerkrankungen** | 38 |
| 2.1.4 | Multiple Enchondromatose | 19 | | | |
| 2.1.5 | Benignes Chondroblastom | 20 | 4.1 | Akute eitrige Gelenkentzündung | 38 |
| 2.1.6. | Riesenzelltumor | 20 | 4.2 | Koxitis fugax | 39 |
| 2.1.7 | Aneurysmatische Knochenzyste | 21 | 4.3 | Chronisches Reizknie | 40 |
| 2.1.8 | Solitäre Knochenzyste | 23 | 4.4 | Gelenktuberkulose | 40 |
| 2.1.9 | Fibröser Cortikalisdefekt | 24 | 4.5 | Weitere Sonderformen der Arthritis | 40 |
| 2.1.10 | Osteoid-Osteom | 24 | | | |
| 2.1.11 | Eosinophiles Granulom | 25 | | | |
| 2.2 | Bösartige Tumoren | 25 | 4.6 | Akuter Gelenkrheumatismus | 41 |
| 2.2.1 | Osteogenes Sarkom | 25 | | | |
| 2.2.2 | Ewing-Sarkom | 27 | | | |
| 2.2.3 | Chondrosarkom | 28 | | | |

| | | | | |
|---|---|---|---|---|
| 4.7 | Sekundär-chronischer Gelenkrheumatismus ..... 41 | 6.4 | Multiple Sklerose ........ 68 |
| 4.8 | Primär chronische Polyarthritis ........... 41 | 6.5 | Querschnittslähmung ..... 68 |
| | | 6.5.1 | Klinik ................. 68 |
| | | 6.5.2 | Therapie und Pflege ...... 69 |
| | | 6.5.3 | Fortpflanzung .......... 70 |
| 4.9 | Arthritis psoriatica ....... 44 | 6.5.4 | Wiedereingliederung ...... 70 |
| 4.10 | Gicht................. 44 | 6.6 | Spina bifida ............ 70 |
| 4.11 | Blutergelenk ........... 44 | 6.6.1 | Formen ................ 70 |
| | | 6.6.2 | Klinik ................. 71 |
| **5** | **Aseptische Knochennekrosen**............ 46 | 6.6.3 | Gesamtrehabilitation ..... 73 |
| | | 6.7 | Arthrogrypose ........... 75 |
| 5.1 | Allgemeines ............ 46 | 6.8 | Armplexuslähmungen .... 76 |
| 5.2 | Perthes-Krankheit ....... 47 | | |
| 5.3 | Hüftkopfnekrose ........ 50 | **7** | **Skelettanomalien**..... 78 |
| 5.4 | Epiphyseolysis capitis femoris ......... 51 | 7.1 | Ostitis deformans ........ 78 |
| | | 7.2 | Fibröse Dysplasie ........ 79 |
| 5.5 | Osteochondrosis dissecans .............. 53 | 7.3 | Achondroplasie.......... 79 |
| | | 7.4 | Enchondrale Dysostosen... 80 |
| 5.6 | Osgood-Schlatter-Erkrankung ............ 53 | 7.5 | Osteogenesis imperfecta ... 81 |
| | | 7.6 | Marmorknochenkrankheit ............. 82 |
| 5.7 | Köhler-Krankheit ....... 54 | | |
| 5.8 | Morbus Haglund ........ 54 | 7.7 | Rachitis ............... 83 |
| 5.9 | Morbus Kienböck ....... 54 | 7.7.1 | Klinische Zeichen ........ 83 |
| 5.10 | Scheuermann-Krankheit ... 55 | 7.7.2 | Diagnose und Differentialdiagnose ...... 83 |
| 5.11 | Calvé-Krankheit ........ 55 | 7.7.3 | Therapie ............. 84 |
| | | 7.8 | Neurofibromatose........ 84 |
| **6** | **Neuroorthopädische Erkrankungen**........ 56 | 7.9 | Osteomalazie ........... 85 |
| | | 7.10 | Osteoporose ........... 85 |
| 6.1 | Kinderlähmung ........ 56 | | |
| 6.2 | Infantile Zerebralparese ... 59 | **8** | **Erkrankungen des Halses**............ 88 |
| 6.2.1 | Ursachen............... 59 | | |
| 6.2.2 | Pathogenese ........... 60 | 8.1 | Untersuchung der Halswirbelsäule ......... 88 |
| 6.2.3 | Exkurs: Wichtige frühkindliche Reflexe ....... 60 | | |
| | | 8.2 | Kindlicher Schiefhals ..... 89 |
| 6.2.4 | Formen der Zerebralparese ............... 61 | 8.3 | Halsrippe ............. 90 |
| 6.2.5 | Therapie und Pflege ...... 62 | | |
| 6.3 | Muskeldystrophie........ 67 | 8.4 | Uncovertebralspondylose .. 90 |

| | | | | | |
|---|---|---|---|---|---|
| 8.5 | Schulter-Arm-Syndrom ... 90 | | 10.8 | Habituelle Schulterluxation ............. 113 | |
| 8.6 | Cervikaler Bandscheibenvorfall ......... 91 | | | | |

| 9 | Erkrankungen der Wirbelsäule....... 92 |
|---|---|
| 9.1 | Untersuchung .......... 92 |
| 9.2 | Skoliose ............. 93 |
| 9.2.1 | Klinik .............. 93 |
| 9.2.2 | Ätiologie............. 93 |
| 9.2.3 | Skoliosebehandlung beim Schulkind ........ 98 |
| 9.3 | Spondylolisthesis........ 99 |
| 9.4 | Angeborene Trichterbrust ......... 100 |
| 9.5 | Degenerative Erkrankungen ........ 101 |
| 9.5.1 | Osteochondrose ....... 102 |
| 9.5.2 | Spondylose und Spondylarthrose ....... 102 |
| 9.6 | Bandscheibenvorfall .... 104 |
| 9.7 | Morbus Bechterew ...... 107 |
| 9.8 | Ileitis condensans ...... 109 |
| 9.9 | Weitere Erkrankungen ... 109 |

| 10 | Erkrankungen der Schulter........ 110 |
|---|---|
| 10.1 | Anatomie ............ 110 |
| 10.2 | Untersuchung .......... 110 |
| 10.3 | Sprengel-Deformität ..... 111 |
| 10.4 | Impingement-Syndrome .. 111 |
| 10.5 | Rotatorenmanschettenruptur ............. 112 |
| 10.6 | Tendinitis calcarea ...... 113 |
| 10.7 | Pathologische Ruptur der langen Bizepssehne ... 113 |

| 11 | Erkrankungen des Ellbogengelenks..... 115 |
|---|---|
| 11.1 | Anatomie ........... 115 |
| 11.2 | Angeborene radioulnare Synostose und angeborene Radiusköpfchenluxation ...... 115 |
| 11.3 | Pronatio dolorosa ....... 115 |
| 11.4 | Epicondylitis humeri .... 116 |
| 11.5 | Bursitis olecrani ........ 116 |

| 12 | Erkrankungen des Handgelenks und der Hand ........... 118 |
|---|---|
| 12.1 | Untersuchung .......... 118 |
| 12.2 | Angeborene Fehlbildungen ............ 118 |
| 12.2.1 | Dysmelien............ 118 |
| 12.2.2 | Madelung-Deformität.... 120 |
| 12.2.3 | Syndaktylie........... 120 |
| 12.2.4 | Polydaktylie .......... 121 |
| 12.2.5 | Spalthand ........... 121 |
| 12.3 | Erworbene Erkrankungen.......... 122 |
| 12.3.1 | Handgelenksarthrose .... 122 |
| 12.3.2 | Carpaltunnelsyndrom.... 122 |
| 12.3.3 | Volkmann-Kontraktur ... 123 |
| 12.3.4 | Sudeck-Syndrom....... 124 |
| 12.3.5 | Tendovaginitis stenosans ............ 125 |
| 12.3.6 | Schnellender Finger, Schnellender Daumen ... 126 |
| 12.3.7 | Ganglion ............ 126 |
| 12.3.8 | Lunatummalazie ....... 126 |
| 12.3.9 | Navikularpseudarthrose .. 127 |
| 12.3.10 | Dupuytren-Kontraktur ... 127 |
| 12.3.11 | Strecksehnenabriss ..... 128 |

| | | | | |
|---|---|---|---|---|
| **13** | **Erkrankungen des Hüftgelenks** ..... 129 | | 14.9 | Gonarthrose .......... 152 |
| | | | 14.10 | Weitere Erkrankungen ... 154 |
| 13.1 | Klinische Untersuchung .. 129 | | | |
| 13.2 | Femurhypoplasie........ 130 | | **15** | **Erkrankungen des Fußes** .......... 155 |
| 13.3 | Hüftdysplasie und Hüftluxation........... 132 | | 15.1 | Untersuchung ......... 155 |
| 13.3.1 | Hüftgelenksdysplasie .... 132 | | 15.2 | Angeborener Klumpfuß .. 156 |
| 13.3.2 | Angeborene Hüftgelenksluxation......... 134 | | 15.3 | Knick-Senkfuß ......... 158 |
| | | | 15.4 | Knick-Plattfuß des Jugendlichen und Erwachsenen .. 159 |
| 13.4 | Coxa vara............. 140 | | | |
| 13.5 | Coxa valga ........... 141 | | 15.5 | Diabetischer Fuß ....... 160 |
| 13.6 | Coxarthrose .......... 141 | | 15.6 | Spreizfuß............. 160 |
| 13.6.1 | Konservative Therapie ... 143 | | 15.7 | Hohlfuß ............. 160 |
| 13.6.2 | Operative Therapie ..... 144 | | 15.8 | Hackenfuß ........... 161 |
| 13.7 | Weitere Erkrankungen ... 146 | | 15.9 | Sichelfuß............. 161 |
| | | | 15.10 | Hallux valgus .......... 162 |
| **14** | **Erkrankungen des Kniegelenks** ..... 147 | | 15.11 | Hammerzehe.......... 162 |
| 14.1 | Untersuchung ......... 147 | | **16** | **Wiederholungsaufgaben zum Wissensstand** ....... 168 |
| 14.2 | Genu valgum ......... 147 | | | |
| 14.3 | Genu varum .......... 148 | | | |
| 14.4 | Angeborene Knieluxation .............. 149 | | **17** | **Lösungen der Wiederholungsaufgaben** .......... 175 |
| 14.5 | Habituelle Patellaluxation ............. 150 | | | |
| 14.6 | Scheibenmeniskus ...... 151 | | | |
| 14.7 | Meniskusläsion ........ 151 | | **18** | **Sachregister** ......... 180 |
| 14.8 | Chondropathia patellae .. 152 | | | |

# 1 Diagnoseverfahren in der Orthopädie

Die Orthopädie beschäftigt sich mit den angeborenen und erworbenen Fehlern am Haltungs- und Bewegungsapparat, also Fehlern an Knochensystem, Gelenken und Muskeln.
Folgende Diagnoseverfahren kommen zum Einsatz:

> Übersicht 1: Diagnoseverfahren in der Orthopädie
>
> 1. Vorgeschichte (Anamnese)
> 2. Klinische Untersuchung
> 3. Bildgebende Verfahren
>    - Ultraschalluntersuchung (Sonografie)
>    - Röntgenuntersuchung
>    - Knochenszintigrafie
>    - Computertomografie (CT)
>    - Kernspintomografie
> 4. Labortests
> 5. Histologische Untersuchung

## 1.1 Vorgeschichte (Anamnese)

Über eine Reihe der wichtigsten orthopädischen Leiden ist bekannt, dass sie familiär gehäuft vorkommen. Aus diesem Grund ist die genaue Befragung nach ähnlichen Leiden in der Familie unerlässlich.
Der Zeitpunkt des ersten Auftretens von Schmerzen oder Bewegungseinschränkung wird festgehalten. Die Beziehung von Schmerzen zur Fortbewegung, die Ausstrahlung, die Ausdauer der Beschwerden und ihr Bezug zu bestimmter Tätigkeit ist bedeutungsvoll. Bei einem frischen Unfall muss selbstverständlich der Unfallmechanismus festgehalten sein. Die übliche Betätigung des Patienten kann bei bestimmten berufsbedingten Schäden bedeutungsvoll sein.
Neben den lokalen klinischen Symptomen, derentwegen der Patient den Orthopäden aufsucht, muss die klinische Untersuchung den Allgemeinzustand erfassen. Vorausgegangene Erkrankungen oder Verletzungen an anderen Organsystemen sind ebenso bedeutungsvoll wie klimatische und räumliche Umstellungen.

## 1.2 Klinische Untersuchung

Es empfiehlt sich, bei der klinischen Untersuchung einem bestimmten **Schema** zu folgen. Die Untersuchung nur einer Extremität oder eines Anteils derselben kann zu folgenschweren Fehlschlüssen und Missdiagnosen führen.
Zunächst wird die lokale **Inspektion** der entkleideten Person erfolgen. Die Farbe der Haut, etwaige Narben, Muskeltonus, Schwellungszustände, Wassereinlagerungen müssen ebenso registriert werden wie grobe Deformitäten, Winkelstellungen und Verkürzungen. Auffällige Konturen eines Gelenks, die Stellung des Rumpfes ebenso wie der **Bewegungs-**

ablauf beim Gang und die koordinierte Bewegung der Hände werden beachtet. Bei klinisch sichtbaren Differenzen der Extremitäten empfiehlt sich immer die **vergleichende Ausmessung,** wobei bestimmte Punkte wie Kniescheibe, stärkste Wade, Sprunggelenk usw. als Anhaltspunkte genommen werden. Das **Bewegungsausmaß in den Gelenken** wird registriert und in besonderen Fällen in einem Gelenkwinkelmesser ausgemessen.

Eine überschlagsweise Untersuchung von Herz-, Lungen-, Gastrointestinal- und Urogenitalsystem gehört zu jeder eingehenden orthopädischen Untersuchung. Ebenso wichtig ist eine **neurologische Beurteilung** zum Ausschluss von motorischen und sensiblen Fehlern. Der **Reflexstatus** wird überprüft.

Bei bestimmten Erkrankungen wie Poliomyelitis, Spina bifida cystica oder Nervenlähmungen ist zusätzlich die Anfertigung eines **Muskelstatus** erforderlich, wobei nach der internationalen Muskelbewertungstabelle folgende Abstufung vorgenommen wird:

0: keinerlei muskuläre Aktivität, keinerlei aktive Bewegung
1: geringfügiges Anspannen der Muskulatur ohne Gelenkbewegung
2: genügende Kraft, um ein Gelenk unter Aufhebung der Schwerkraft zu bewegen
3: Gelenkbewegungen gegen Schwerkraft
4: Gelenkbewegungen gegen die Schwerkraft mit geringem Widerstand
5: volle Muskelkraft.

Die elektrische Darstellung der Muskelinnervierung (**Elektromyografie**) und die Messung der **Nervenleitgeschwindigkeit** helfen zur Sicherung neurologischer Ausfälle, z. B. bei posttraumatischen oder postoperativen Lähmungen, aber auch beim Karpaltunnelsyndrom und bei der Lähmung durch Bandscheibenvorfall.

## 1.3 Bildgebende Verfahren

### Ultraschalluntersuchung (Sonografie)

Ultrakurze Schallwellen werden von Knochen, Knorpel, Bindegewebe und Muskeln unterschiedlich zurückgeworfen. Deshalb lassen sich mit dem Ultraschallgerät Veränderungen in Sehnen und Muskeln, z. B. Muskelfaserrisse, Einblutungen und Sehnenrupturen erkennen.

Große Bedeutung hat die Erkennung von Ergüssen in Gelenken, z. B. am Hüft-, Schulter- oder Kniegelenk. Eine epochemachende Neuentwicklung fußt auf der Arbeit des Österreichers Reinhard Graf, die die differenzierte Diagnose der Hüftdysplasie und -luxation mit dem Ultraschallgerät möglich gemacht hat.

### Röntgenuntersuchung

In der Regel wird von der befallenen Gliedmaße eine Aufnahme im **anteroposterioren und seitlichen Strahlengang** angefertigt. In bestimmten Fällen sind auch **Schrägaufnahmen** erforderlich, wie z. B. an der Halswirbelsäule zur Einsicht in die Nervenaustrittslöcher oder am Handgelenk zur genauen Diagnose von Verletzungen an Handwurzelknochen. Bei der Bewertung der Röntgenaufnahme gilt es, die Dichte und Struktur der Spongiosa ebenso zu beachten wie Veränderungen der Corticalis. Die Gelenke werden in ihrer Begrenzung verglichen, abnorme freie Körper und Ausbuchtungen des Gelenkes beachtet. Insbesondere gilt die Aufmerksamkeit der Veränderung des Gelenkspaltes.

Besondere Röntgenuntersuchungen helfen zur Aufklärung über die Tiefe und Ausdehnung bestimmter Tumoren, die z. B. durch **Schichtaufnahmen** räumlich zerlegt werden können. Spezielle Luft-

und Gasfüllungen, wie z. B. die Myelographie, dienen zur Aufdeckung von raumfordernden Prozessen. Die Injektion von Kontrastmitteln in ein Gelenk, die **Arthrographie,** kann zur Sicherung einer Diagnose notwendig werden, wenn z. B. aus den üblichen Röntgenaufnahmen nicht sicher erkennbar ist, wie weit eine versuchte Hüftgelenkseinrenkung beim Kind erfolgreich war.

### Knochenszintigrafie

Radioaktives Technetium mit kurzer Halbwertszeit wird in die Vene injiziert. An Stellen mit vermehrtem Knochenstoffwechsel ist eine Mehrbelegung (hot spot), an Stellen mit vermindertem Stoffwechsel, z. B. durch Knochennekrose, eine Minderbelegung (cold spot) sichtbar. Das Knochenszintigramm ist neben dem Kernspin- und Computertomogramm eine wichtige Hilfe bei der Suche nach Entzündungen und Tumoren am Skelettsystem.

### Computertomografie

Die computerisierte Schichtdarstellung (Computer-Tomografie, CT) erlaubt Aussagen zur Pathologie des Knochens und der Weichteile, die auf konventionellen Röntgenaufnahmen nicht genügend erfasst werden können. Das CT hat sich insbesondere in der Diagnostik pathologischer Prozesse, wie Tumoren und Entzündungen des Beckens und der Wirbelsäule bewährt. Von Bedeutung ist es auch bei der Erfassung komplexer Kniegelenks-, Handwurzel, Sprunggelenks- und Fußwurzelfrakturen. Die Computertomografie ist neben der an Bedeutung gewinnenden Kernspintomografie das standardbildgebende Verfahren zur Darstellung des Bandscheibenvorfalls an der Lenden- und Halswirbelsäule. Computertomogramme haben ihre Bedeutung bei der Bestimmung der Knochendichte bei Verdacht auf Osteoporose.

### Kernspintomografie

Von speziellen Spulen entwickelte Magnetwellen erlauben die Darstellung der Knochen-, Knorpel-, Muskel- und Bindegewebeveränderungen. Durch die Verwendung zusätzlicher Kontrastmittel und die Anfertigung dünner Schichten lassen sich exakt pathologische Veränderungen sonst schwer zugänglicher Körperregionen darstellen. Die Kernspintomografie ist heute essentiell in der Darstellung von Entzündungen und Tumoren des Stütz- und Bewegungsapparates geworden. Sie erleichtert vor der unumgänglichen Biopsie die Differenzierung zwischen gut- und bösartigem, entzündlichem oder tumorösem Gewebe. Ein großer Vorteil ist darin zu sehen, dass, wie bei der Sonografie, keine ionisierenden Strahlen verwendet werden.

## 1.4 Labortests

Die Bestimmung der **Entzündungsparameter** (Blutwerte, die den Verdacht auf eine Entzündung nahelegen) wie **B**lutkörperchen**S**enkungs**G**eschwindigkeit (**BSG**) und **c**-**r**eaktives **P**rotein (**crP**) sind zur Feststellung einer Knochen- (Osteitis), Gelenk- (Arthritis) oder Muskelentzündung (Myositis) wichtig. Die Serumelektrolyte Calcium, Chlor, Kalium und Natrium sind bei Osteoporose, z.B. nach langer Liegezeit oder bei alten Menschen von Bedeutung. Die Bestimmung des Harnstoffs und des Kreatinins ergibt Hinweise auf eine Niereninsuffizienz, der Harnsäurespiegel wird bei Gichtverdacht ermittelt. Die Bestimmung der Rheumafaktoren ist bei Verdacht auf rheumatoide Arthritis unerlässlich. Das HLAB 27 (**H**umanes **L**ymphozyten **A**ntikörper(**A**nti **B**ody) wird bei Verdacht auf Morbus Bechterew untersucht werden. Bei Verdacht auf Muskelerkrankung, z. B. Morbus Duchenne, werden erhöhte CK-(Creatinin Kinase) Muskelfermente nachgewiesen.

## 1.5 Histologische Untersuchung

Pathologisch werden mikroskopische Gewebsanteile untersucht, die bei einer Operation gewonnen werden. So wird die exakte Einschätzung pathologischer Prozesse des Stütz- und Bewegungsapparates möglich. Das Gewebe wird mit kanülierter Nadel (**Nadelbiopsie**), bei einer Gelenkspiegelung oder durch offene Entnahme bei einer operativen Freilegung (**Biopsie**) gewonnen. Durch die Gewebsuntersuchung wird die Unterscheidung frischer traumatischer von chronisch degenerativen Schäden z. B. des Meniskus möglich, was u. U. haftungsrechtliche Folgen haben kann.

# 2 Knochentumoren

Es wird grundsätzlich zwischen gutartigen und bösartigen Tumoren unterschieden. Differentialdiagnostisch ist die Abgrenzung gegenüber einer entzündlichen Knochenveränderung wichtig, da diese zum Teil tumorähnlich aussehen können.
Die vorläufige Diagnose wird nach klinischem Befund, mit Hilfe der Röntgenuntersuchung gestellt. Bei Verdacht auf bösartigen Tumor (Malignom) ist zusätzlich eine Kernspintomografie, eventuell eine Szintigrafie und vielleicht auch eine Computertomografie indiziert. Manche Knochentumoren sind primär als gutartig und ohne Folgen einzuschätzen wie z. B. der fibröse Kortikaldefekt oder solitäre Exostosen. In einem solchen Fall reicht die röntgenologische Diagnose aus. Bei Knochenveränderungen mit differenzialdiagnostischen Unsicherheiten ist neben einer guten bildlichen Darstellung die Abklärung der Entzündungsparameter (BSG, crP), und anderen Indikatoren des Knochenstoffwechsels wie alkalische Phosphatase, und die LDH (Laktatdehydrogenase) indiziert.
Von großer Bedeutung ist die pathologisch-histologische Untersuchung eines Biopsiepräparates, das per Nadel oder offen gewonnen worden ist. Erst danach kann man über die Therapie entscheiden, die bei Malignomen (bösartigen Geschwulsten) in cytostatischer Chemotherapie, chirurgischer Resektion und oder Bestrahlung bestehen kann. Gelegentlich wird bei der Biopsie eines Knochenherdes eine Metastase eines Karzinoms festgestellt. In diesem Fall muss anschließend der Primärtumor gesucht werden. Besonders Mammakarzinome und Nierentumore siedeln bevorzugt in den Knochen, insbesondere die Wirbelsäule ab.
Bei gutartigen Tumoren genügt oft die einfache operative Entfernung. Beim Auftreten von Brüchen im von der Geschwulst geschwächten Gewebe (**pathologische Fraktur**) sind der Funktion des Knochens angemessene Therapien indiziert.

## 2.1 Gutartige Tumoren

### 2.1.1 Solitäre cartilaginäre Exostose

Synonym: Osteochondrom
Dieser meist in der Kindheit oder der frühen Jugend gefundene Knochentumor wächst bis zum Abschluss des Skelettwachstums mit. Die Ursache für das Auftreten einer solitären cartilaginären Exostose ist nicht bekannt.

**Klinik:** Klinisch imponiert die solitäre Exostose als eine schmerzlose, harte Schwellung im metaphysären Bereich langer Röhrenknochen. Am häufigsten betroffen sind die kniegelenksnahen Anteile von Femur und Tibia. Nicht selten wird der Tumor als Zufallsbefund bei einer Röntgenuntersuchung wegen Verletzung entdeckt.

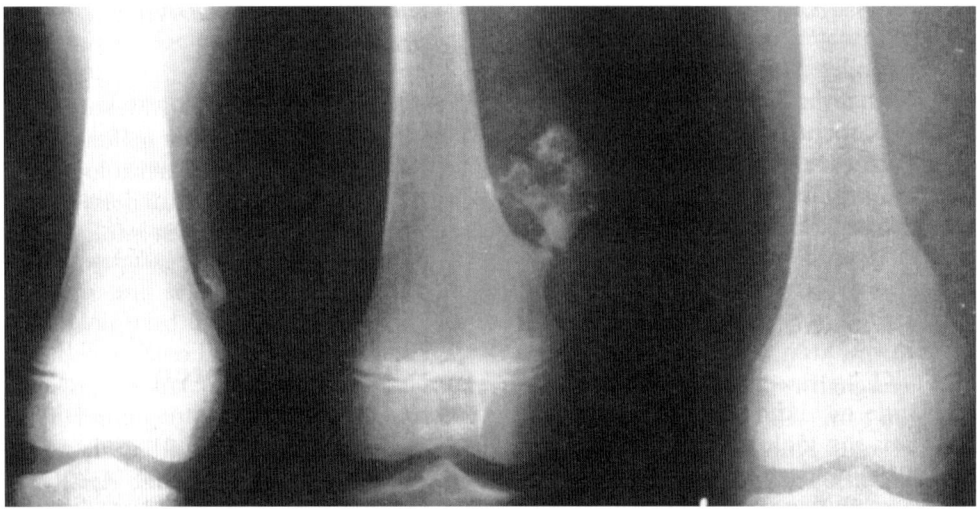

**Abb. 1:** Solitäre cartilaginäre Exostose am Oberschenkelknochen innen
a) mit 12 Jahren.
b) mit 14 Jahren, bei einem Sturz abgebrochen.
c) mit 15 Jahren, nach operativer Abtragung.

**Röntgenuntersuchung:** Die Röntgenuntersuchung zeigt die cartilaginäre Exostose als einen schmalen, oft hakenförmigen Sporn mit Pilzkopf. Der Tumor kann auch als breite Auflagerung im metaphysären Bereich imponieren. Die Abgrenzung zu den umliegenden Weichteilen ist scharf *(Abb. 1)*.

**Therapie:** Die Behandlung eines derartigen Knochentumors wird nur dann notwendig sein, wenn der Tumor schmerzhaft ist, die Gelenksbeweglichkeit einschränkt oder sich verunstaltend auswirkt. In einem solchen Fall wird der Tumor total exstirpiert. Ansonsten kann er ohne Gefahr einer malignen Entartung belassen werden.

### 2.1.2 Multiple Exostosen

Dieses vererbliche Leiden betrifft Knaben doppelt so häufig wie Mädchen. Es manifestiert sich in der Kindheit oder frühen Jugend und ist charakterisiert durch die Ausbildung verbreiteter bilateraler knochiger Vorwölbungen. Bevorzugter Sitz sind die Enden der langen Röhrenknochen, an den Stellen raschen Knochenwachstums, so am distalen Femur, am distalen Radius oder an der proximalen Tibia *(Abb. 2 a)*. Die Ausbildung der Exostosen hört mit Beendigung des Knochenwachstums auf. In einem geringen Prozentsatz von unter 1% kann eine multiple cartilaginäre Exostosenerkrankung entarten und sich zu einem Chondrosarkom umwandeln.

**Röntgenuntesuchung:** Röntgenologisch ähneln die multiplen Exostosen den vorher besprochenen solitären Exostosen mit der Ausnahme, dass sie mehrfach auftreten und in der Regel breitbasig sind *(Abb. 2 b)*.

**Therapie:** Die multiplen Exostosen werden nur dann operativ entfernt, wenn sie Schmerzen verursachen oder die Gelenkbeweglichkeit wesentlich beeinträchtigen. Nachteile entstehen vor allem an den paarigen Knochen so am Unterarm und auch im Bereich des Unterschenkel. Dort sind gelegentlich Korrekturen der Valgusdeformität erforderlich.

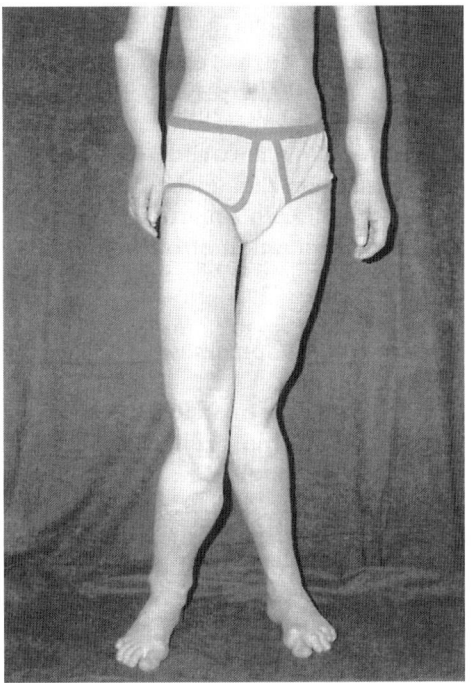 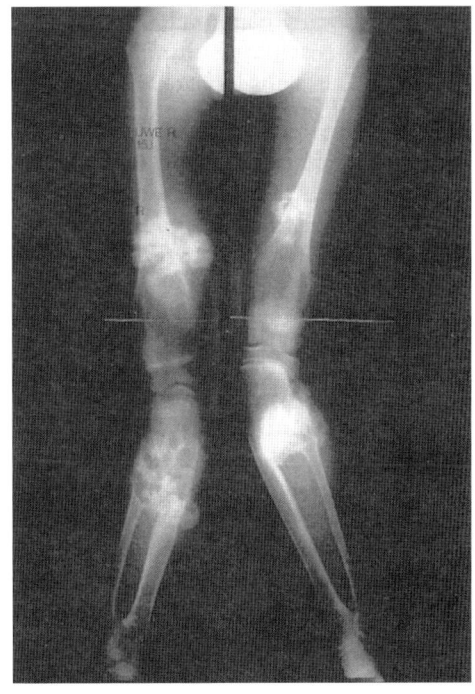

**Abb. 2:** Multiple cartilaginäre Exostosenerkrankung bei 15jährigem Jungen
a) Klinisches Erscheinungsbild bei multipler Exostosenerkrankung mit Genu valgum, unvollständiger Kniestreckfähigkeit und Verformung auch der oberen Gliedmaßen mit Cubitus varus bds.
b) Röntgenbild des Patienten: Multiple cartilaginäre Exostosen an Femur, Tibia und Fibula.

### 2.1.3 Solitäres Enchondrom

Die solitären Enchodrome bestehen aus hyalinem Knorpel und wachsen in der Mitte des Markkanals eines Röhrenknochens. Sie treten üblicherweise in der Adoleszenz auf. Betroffen sind vor allem der Humerus und der Femur.

**Klinik:** Der Tumor imponiert als Schwellung und die Corticalis ist verdünnt, als Folge davon kann es zu sog. **pathologischen** Frakturen kommen. Schmerzen sind selten, es sei denn, eine Spontanfraktur ist aufgetreten.

**Röntgenuntersuchung:** Röntgenologisch finden wir in den Röhrenknochen ovale in der Knochenstruktur rarefizierte Flächen. Die Corticalis ist nach außen aufgebaucht und oft verdünnt.

**Therapie:** Es empfiehlt sich, diese Tumoren vor dem Auftreten einer pathologischen Fraktur auszuräumen und mit Spongiosa aufzufüllen. Im Fall eines Rezidivs muss der Tumor nochmals im Gesunden ausgeräumt werden, da sonst die Gefahr einer malignen Entartung besteht.

### 2.1.4 Multiple Enchondromatose

Es handelt sich um eine schwere Entwicklungsstörung mit Unterbrechung der normalen enchondralen Knochenbildung im Bereich der Wachstumsfugen.

**Klinik:** Erste Symptome zeigen sich schon in der Kindheit und der frühen Jugend. Infolge der Wachstumsstörung erreichen diese Knochen in der Regel nicht die normale Länge. Häufig kommt es zu Verbiegungen. Die Unterarme sind in typischer Weise gekrümmt und zeigen eine ellenwärtige Abwinkelung der Hände. Bei Mitbetroffensein der Phalangen kommt es zu grotesken Verformungen der Hände und Finger. Bei einseitigem Auftreten ist der Name Morbus Ollier gebräuchlich. Da es sich bei einem Teil der Patienten später ein Chondrosarkom entwickeln kann, muss die multiple Enchondromatose (Morbus Ollier) als potentielle Praecancerose aufgefasst werden.

**Röntgenuntersuchung:** Röntgenologisch zeigt sich an den Enden der langen Röhrenknochen eine Aufquellung mit Verdünnung der Corticalis. Größere strahlendurchlässige und durch Septen unterteilte Flächen finden sich im Bereich des Schaftes.

**Therapie:** Bei chondromatös verformten Gliedmaßen ist z.T. eine Achskorrektur anzustreben um die Gehfähigkeit zu erhalten. Ein vollständiger Ausgleich der Längendifferenzen ist auch bei Anwendung aufwendiger Verlängerungsverfahren z.T. nicht möglich. Im Fall einer malignen Entartung ist manchmal eine Amputation erforderlich.

## 2.1.5 Benignes Chondroblastom

Der Zusatz benigne im Namen ist notwendig, da dieser Tumor früher als Abart des Riesenzelltumors als bösartig eingestuft wurde. Auch der Name Blastom spricht für Bösartigkeit. Es gilt jedoch als gesichert, dass dieser knorpelige Tumor, der aus den Epiphysen junger Menschen zwischen 10 und 20 Jahren seinen Ausgang nimmt, gutartig ist.

**Klinik:** Bevorzugt werden der körperferne Femur und die körpernahen Anteile von Tibia und Humerus. Auch im Bereich des Beckens kann das Chondroblastom auftreten. Die Gelenknähe des Tumors führt leicht zu Gelenkschmerzen mit Bewegungseinschränkung, Hinken, Schwellung und Erguss.

**Röntgenuntersuchung:** Röntgenologisch zeigt sich ein Aufhellungsbezirk mit eingestreuten Verkalkungszonen. Die ovalen Tumoren liegen exzentrisch im Epiphysenbereich.

**Therapie:** Es empfiehlt sich immer die Ausräumung und Auffüllung mit Knochenspänen, schon deswegen, weil die Diagnose meist erst bioptisch gestellt werden kann.

## 2.1.6 Riesenzelltumor

Dieser Knochentumor tritt bevorzugt zwischen dem 20. und 40. Lebensjahr an den Enden langer Röhrenknochen wie Femur und Radius auf. Eine rasche Osteolyse geht mit örtlicher Schwellung, Wärme und Schmerzen einher.

**Röntgenuntersuchung:** Röntgenologisch imponiert ein epiphysennaher Tumor. Die Aufhellung ist deutlich, es finden sich keine reaktiven sklerosierten Randzonen. Wenn der Tumor die Corticalis durchdrungen hat, kommt es nicht zu periostaler Knochenbildung.

**Pathologisch-anatomisch** imponiert ein rotbraunes Tumorgewebe mit eingestreuten gelben Nekroseherden. Die spindelförmigen Zellen haben große Kerne, zahlreiche Riesenzellen sind vorhanden. Je nach Aussehen der Spindelzellen lassen sich bedingt gutartige von bösartigen Riesenzelltumoren unterscheiden. Letztere sind dann bei den malignen Fibrosarkomen einzustufen und können metastasieren.

**Therapie:** Die operative Ausräumung des Riesenzelltumors ist anzustreben.

## 2.1 Gutartige Tumoren

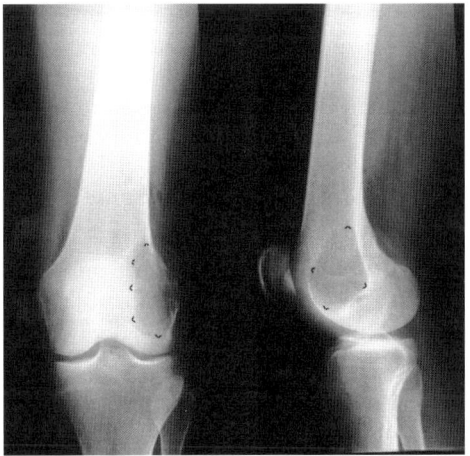

**Abb. 3:** Riesenzelltumor am distalen Femur bei 24 Jahre 6 Monate alter Frau
a) Kinderfaustgroßer Tumor, gelenknah meta-epiphysär.

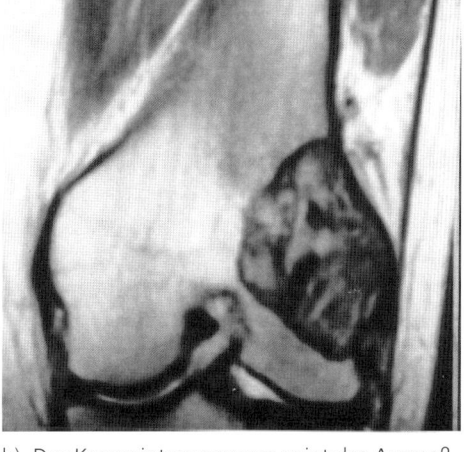

b) Das Kernspintomogramm zeigt das Ausmaß des Tumors.

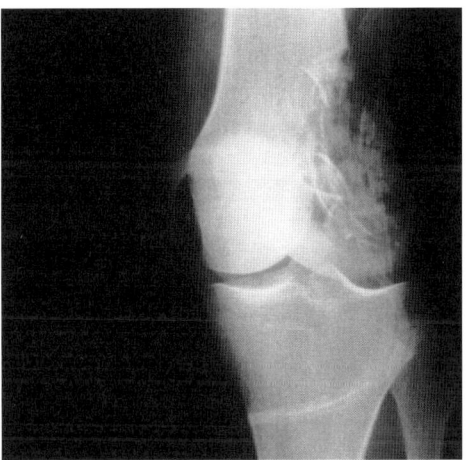

c) Zustand nach Tumorresektion unter Erhalt der lateralen Femurkondyle und Spongiosaplastik.

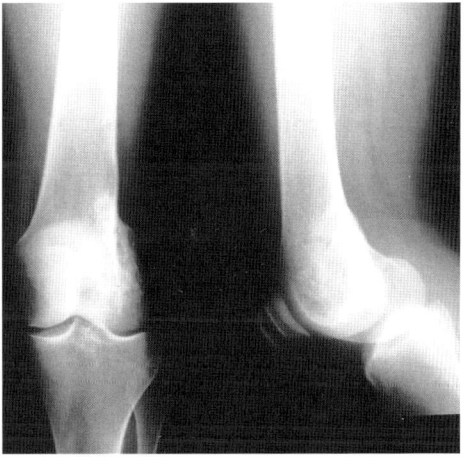

d) Eingeheilte Knochenplastik ohne örtliches Rezidiv des Riesenzelltumors mit 28 Jahren 2 Monaten.

Die Resektion hat im Gesunden zu erfolgen. Da es sich oft um gelenknahe Tumoren handelt, ist gelegentlich der Ersatz durch eine Tumorprothese oder aber eine überbrückende Arthrodese erforderlich.

### 2.1.7 Aneurysmatische Knochenzyste

Diese zystische und solitär auftretende Tumor befällt ältere Kinder und junge Erwachsene. Bevorzugte Lokalisation

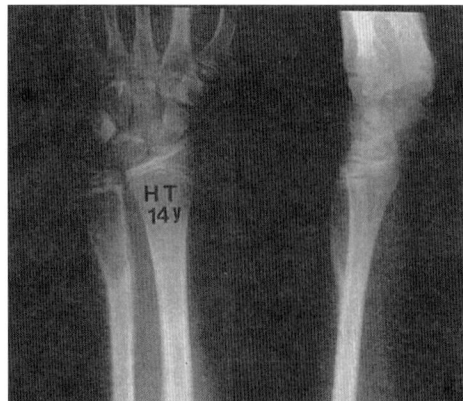

**Abb. 4:** Aneurysmathische Knochenzyste an der distalen Ulna bei 14jährigem Jungen
Verdünnung der Corticalis und blasenförmige Verdickung des distalen Ulnaendes.

da sie rasch wachsen und zu einer ballonförmigen Auftreibung des Knochens führen können. Man zählt die aneurysmatischen Zysten zu den Riesenzellgeschwulsten, da sich auch immer einige Riesenzellen darin finden. Über eine Metastasierung ist nichts bekannt.

**Röntgenuntersuchung:** Es kommt zu einer Auftreibung des Periostes mit dünner subperiosaler Knochenneubildung, so dass eine seifenblasenähnliche Formation entsteht.

**Therapie:** Die aneurysmatische Knochenzyste wird curettiert und mit autologen Spänen aufgefüllt. Rezidive sind nicht selten anzutreffen. Bei aufgetriebenen Knochenpartien ist gelegentlich eine Resektion mit Überbrückungsosteosynthese erforderlich.

sind die langen Röhrenknochen *(Abb. 4)*, gelegentlich auch die Wirbelsäule. Ein Teil der aneurysmatischen Knochenzysten bereitet wenig oder gar keine Beschwerden und wird zufällig bei einer Röntgenuntersuchung entdeckt. Andere wiederum sind sehr schmerzhaft,

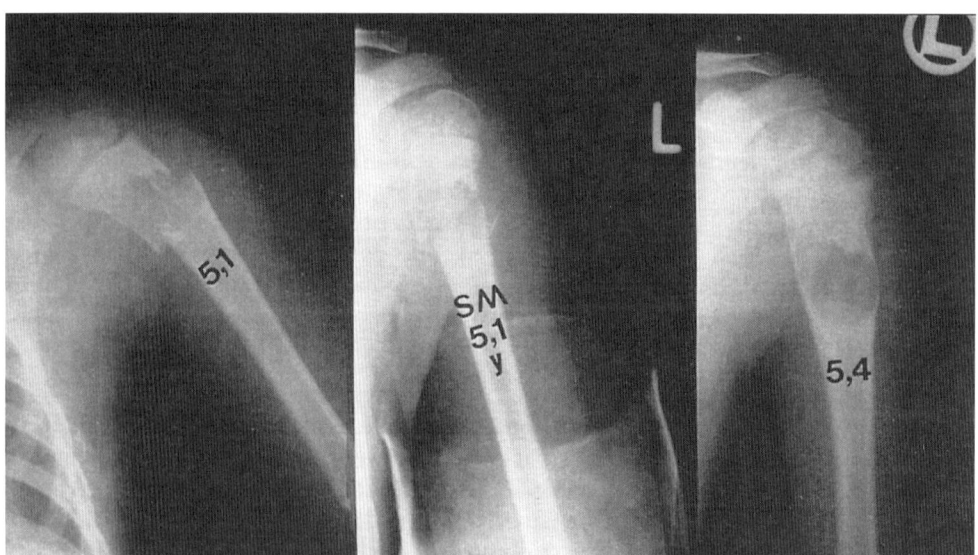

**Abb. 5:** Juvenile Knochenzyste
a) Mit 5 Jahren 1 Monat Erkennen der Zyste anlässlich einer Fraktur. Versorgung mit einem Hängegips und Ausheilung der Fraktur unter Zurückbleiben einer Zyste im Alter von 5 Jahren 4 Monaten.

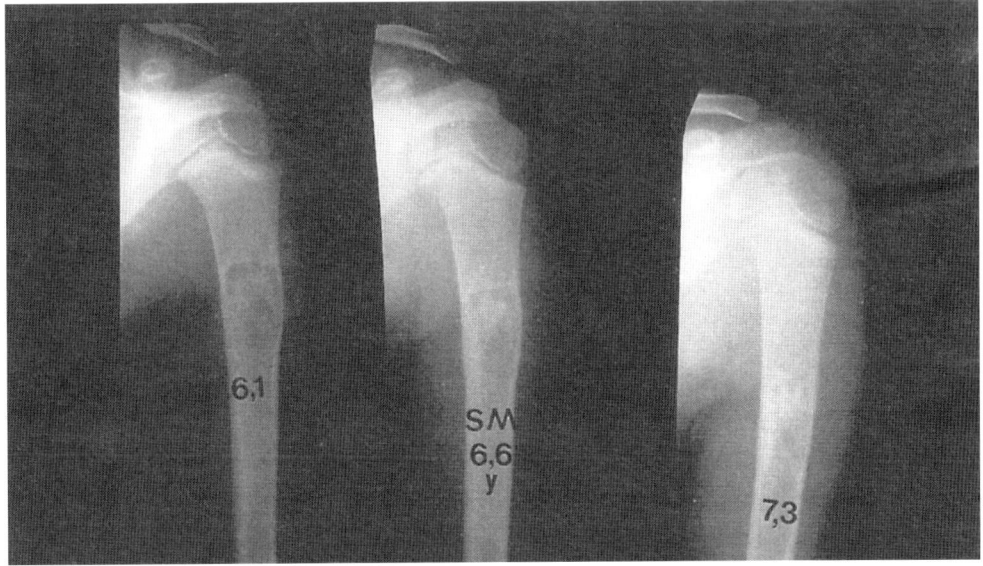

b) Nach dreimaliger Injektion von Cortison-Kristallsuspension zunehmende Ausheilung mit dem Endzustand im Alter von 7 Jahren 3 Monaten.

### 2.1.8 Solitäre Knochenzyste

Am proximalen oder distalen Humerus und Femur, an Tibia oder Fibula finden wir besonders bei Kindern solitäre Knochenzysten. Diese werden oft erst nach einem Trauma mit nachfolgender Röntgenkontrolle oder nach Auftreten einer **pathologischen Fraktur** entdeckt *(Abb. 5 a)*.
Die Zyste nimmt den ganzen Markkanal der Metaphyse ein und ist mit Flüssigkeit gefüllt. das Längenwachstum wird üblicherweise nicht gestört. Gelegentlich kann der Tumor spontan ausheilen.

**Röntgenuntersuchung:** Röntgenologisch imponiert eine umschriebene Aufhellung mit dünner Rinde. Die normalen Knochenkonturen sind nicht geändert.

**Therapie:** Pathologische Humerusfrakturen durch juvenile Knochenzysten werden zunächst konservativ in einer Armschlinge oder im Hängegips ausgeheilt. Erst danach entscheidet sich die Frage, ob eine weitere Therapie notwendig ist. Verbleibt eine relativ große Zyste, dann bietet sich, nach erfolgter Biopsie und patho-histologischer Untersuchung, eine Injektionstherapie mit Hydrokortison an, die 2–3mal im Abstand von einem Monat wiederholt wird. Dadurch reduzieren sich die Zysten meist auf kleine nicht mehr bruchgefährdete Restzysten. Als Alternative bietet sich eine Versorgung mit Markraumnägeln an, die in ähnlicher Weise die juvenilen Zysten ausheilen lassen. Die früher übliche Auffüllung der Zyste mit Knochenspänen vom Becken wird heute nicht mehr durchgeführt, da Rezidive nicht selten auftreten und dieses Verfahren für die Patienten im Vergleich zur Kortisoninjektion oder Nagelung aufwendig ist. Gelegentlich wurden früher komplette Resektionen des Zystenbereiches empfohlen, eine bei der Harmlosigkeit des Geschehens zu aufwendige und risikoreiche Methode. Bei pathologischen Frakturen durch Zysten am Schenkelhals ist von vornherein eine sichere Osteosynthese durch Platten oder Nägel unterstützt von Kortisoninstillation indiziert.

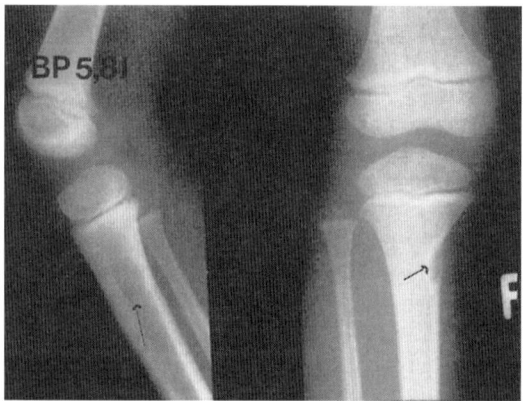

**Abb. 6:** Fibröser Cortikalisdefekt an der proximalen Tibia eines 5jährigen Jungen
Der Pfeil bezeichnet den Defekt an der Innenseite der Tibia.

### 2.1.9 Fibröser Cortikalisdefekt

Synonym: Nicht ossifizierendes Fibrom. Häufig angetroffene kleine Defektbildung an den Metaphysen der langen Röhrenknochen, meist als Zufallsbefund angetroffen.

Röntgenuntersuchung: Typisch sind längliche, mehrbuchtige Aufhellungen mit deutlichem sklerotischem Randsaum. Vor allem an der distalen Tibia aber auch an der proximalen Tibia und am distalen Femur *(Abb. 6)*.

Therapie: Bei eindeutiger Identifizierung anhand des Röntgenbildes sind weitere bildgebende Verfahren wie Szintigrafie und Kernspintomografie nicht erforderlich. Eine Therapie wie z.B. Auffüllung durch Knochenspäne erübrigt sich. Ausnahmsweise kann eine pathologische Fraktur bei großem nicht ossifizierendem Fibrom auftreten. Die Ausheilung eines solchen Bruchs erfolgt wie üblich.

### 2.1.10 Osteoid-Osteom

Dieser Tumor wird am ehesten in der Adoleszenz gefunden. Bevorzugte Lokalisation sind die langen Röhrenknochen,

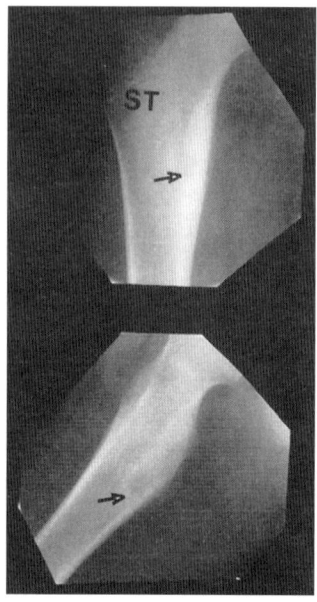

**Abb. 7:** Osteoid-Osteom am Trochanter minor bei einem 11jährigen Jungen
Der **Nidus** ist mit einem Pfeil bezeichnet.

aber auch die Wirbelsäule und die Handwurzelknochen sowie Fußwurzelknochen können betroffen sein. Klinisch bedeutungsvoll sind Schmerzen, die vor allem in Ruhe und nachts auftreten und auf die Gabe von Azetyl-Salizylsäure ansprechen (Aspirin-Test). Gelegentlich projezieren die Schmerzen in die benachbarten Gelenke und können somit das Bild einer Gelenkentzündung vortäuschen.

Röntgenuntersuchung: Ein sklerotischer Herd dicht an oder in der Cortikalis mit einem mittelständigen kleinen Aufhellungsbezirk, genannt **Nidus**. Der benachbarte (Corticalisknochen ist meist aufgetrieben *(Abb. 7)*.

Pathologische Anatomie: Der Befund ähnelt dem eines infektiösen Prozesses, z.B. einer sklerosierenden Osteomyelitis (Brodie-Abszess). Der Nidus besteht aus

Osteoid eingebettet in gefäßreiches Bindegewebe.

**Therapie:** Die komplette Entfernung des Nidus ist die Therapie der Wahl. Die Schmerzen verschwinden schlagartig. Bei unvollständiger Nidus-Auffindung werden Rezidive beobachtet.

### 2.1.11 Eosinophiles Gramulom

Synonym: Langerhans-Histiozytose X.
Es handelt sich um eine granulomartige Ansammlung eosinophiler Zellen (Histiozyten) in den langen Röhrenknochen, aber auch im Schädeldach, im Becken sowie in Wirbelsäule und Rippen. Die Patienten klagen über lokale Schmerzen, die auch in Ruhe nicht verschwinden. Differentialdiagnostisch denkt man zuerst an eine Entzündung.

**Bildgebende Verfahren:** Im Röntgenbild zeigt sich eine Ausfransung der Knochenwand mit Veränderung auch im Markraum. Der Befund lässt an eine Entzündung, aber auch einen bösartigen Tumor denken. Die Kernspintomografie zeigt die Veränderung des Markraums und der Kortikalis und oft auch des umgebenden Periosts und Bindegewebes. Die Szintigrafie zeigt meist eine Mehrbelegung (hot spot).

**Therapie:** Die Biopsie ist bei den differentialdiagnostisch aufgeworfenen Fragen unabdingbar. üblicherweise reicht die lokale Kürettage anlässlich der Biopsie aus, um die Histiozytenwucherung des eosinophilen Granuloms enden zu lassen. Bei größeren Herden erfolgt eine lokale Nachkürettage, sobald die Diagnose vom Pathologen bestätigt wurde. Gelegentlich gibt es Zweit- und Drittherde an anderen Knochenpartien: Das Schädeldach und die Wirbelkörper zählen hier zu den bevorzugten Lokalisationen. Als Spätfolge eines eosinophilen Granuloms bleibt an der Wirbelsäule gelegentlich eine Vertebra plana zurück *(siehe Kapitel 5 – Aseptische Nekrose, 5.11 Calvé-Krankheit auf Seite 55).*

## 2.2 Bösartige Tumoren

### 2.2.1 Osteogenes Sarkom

Synonym: Osteosarkom
Dieser bösartige Knochentumor befällt vor allem Kinder und Jugendliche, ausnahmsweise Erwachsene. Bevorzugt betroffen ist der körperferne Oberschenkel, seltener das Schienbein und der Oberarm und letztlich jeder andere Extremitätenknochen mit Ausnahme der Wirbelsäule und des Schädels.

**Klinik:** Lokale Schwellung, Schmerzen in Ruhe und nach Belastung besonders in Kniegelenksnähe lassen an eine solche Diagnose denken. Eine erhöhte Blutsenkung und eine erhöhte alkalische Phosphatase geben Hinweise auf einen aktiven Prozess im Knochen.

**Bildgebende Verfahren:** Röntgenologisch findet sich eine vom Knochen ausgehende Tumormasse, zum Teil verdichtet, zum Teil rarifiziert. Die Corticalis ist zernagt, der Markraum unregelmäßig strukturiert *(Abb. 8 a, Seite 26).*

Im Kernspintomogramm zeigt sich das Ausmaß der Markraumbeteiligung, der exakte Bezug zu den Wachstumsfugen und die Beteiligung der umliegenden Strukturen, insbesondere der vorbeilaufenden Gefäße und Nerven *(Abb. 8 b, Seite 26).*

**Pathologische Anatomie:** Nach der Biopsie bestätigt sich die Diagnose. Es gibt mehr knochenanbauende (osteoblastische) und mehr knochenabbauende (osteolytische) Tumoren mit hoher Malignität, daneben auch dem Knochen aufgelagerte (paraossale Osteosarkome)

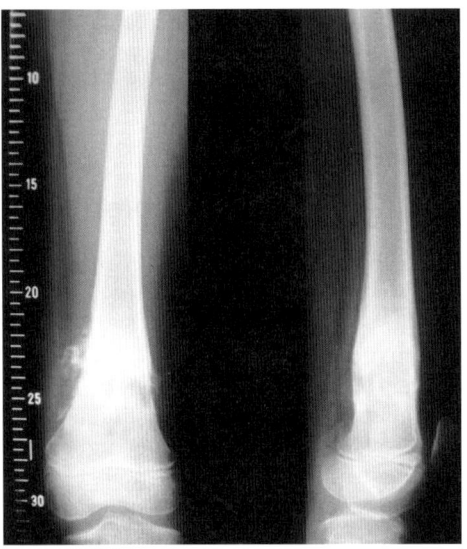
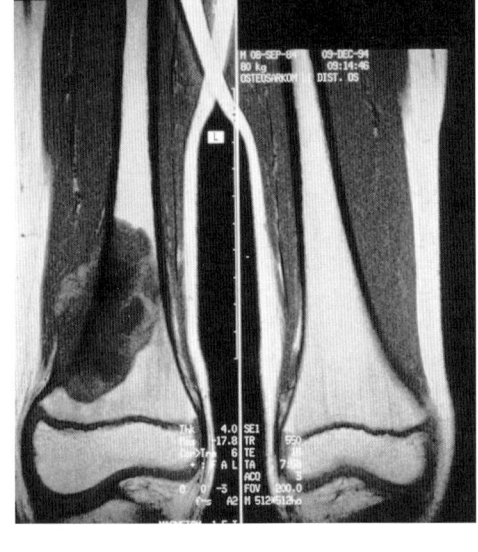
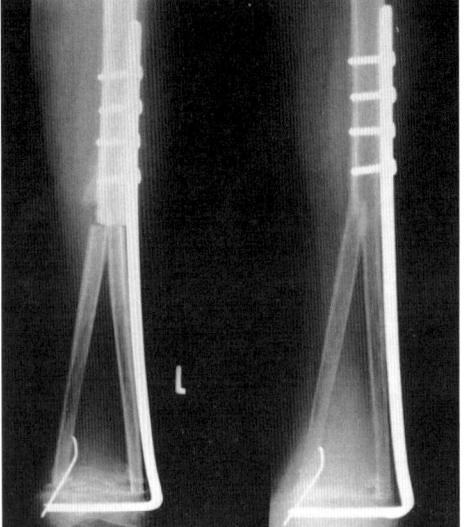

**Abb. 8:** Osteosarkom am distalen Femur bei 10jährigem Jungen
a) Das Röntgenbild zeigt wolkige Auflagerungen auf dem Periost. Im Knochen der Metaphyse wechseln knochendichte mit transparenten Zonen.
b) Das Kernspintomogramm des betroffenen linken Femur zeigt intra- und extraossäre Anteile des Tumors. Daneben die gesunde rechte Gegenseite.
c) Zustand nach radikaler Resektion des Tumors und Implantation von zwei gefäßversorgten Fibulae. Rechts der Zustand ein Jahr später mit fest eingebautem Knochen. Der Junge belastet den Femur voll und treibt Sport. Wegen der Wegnahme der Wachstumsfuge ist der Oberschenkel 2 cm kürzer als die Gegenseite. Eine Wachstumsbremsung der Gegenseite ist geplant.

mit geringerer Malignität. Pathologisch lässt sich Knochengewebe mit malignen Zellen erkennen, die unterschiedliches Osteoid (Knochensubstanz) produzieren, dazwischen liegen bindegewebige, knorplige und schleimige Formationen.

**Therapie:** Nach Bestätigung der Diagnose durch die Biopsie wird die gesamte Therapie einem festgelegten Protokoll unterworfen, das in der COSS-Studie (Combined Osteo Sarcoma Study) festgelegt ist. Dabei geht das laut Kernspintomogramm geschätzte Tumorvolumen, die Beziehung zu den Wachstumsfugen und den Gelenken ebenso ein wie die Präsenz oder das Fehlen von Nebenabsiedlungen (sogenannte Skip-Läsionen) oder das Vorhandensein von Metastasen bei der Erstdiagnose. Dieses Verfahren der Einschätzung der Malignität und der Relation zur Umgebung wird englisch als „Staging" bezeichnet und ist absolute Pflicht, um ein möglichst günstiges Resultat durch die Therapie zu erzielen.

Nach dem COSS-Protokoll beginnt die **Chemotherapie** insbesondere mit Methotrexat, Vincristin und Adriamycin. Nach zwei bis drei Zyklen erfolgt die chirurgische Intervention, wenn möglich gliedmaßenerhaltend. Als Ersatz für den resezierten Knochenabschnitt werden bei jüngeren Patienten zum Teil von Unfalltoten entnommene Knochentransplantate verwandt, zum Teil wird das Wadenbein mit Gefäßanschluss als Ersatz für Schienbein oder Oberschenkelknochen herangezogen. **Künstliche Gelenke** werden bei größeren Jugendlichen zum Beispiel bei kniegelenksnahem Osteosarkom eingesetzt. Schließlich bleibt der Weg, nach großräumiger Resektion des Tumors samt der Kniestrukturen das Schienbein um 180° gedreht an dem Femur zu fixieren und mit dieser **Umdrehplastik** die orthetische Versorgung wesentlich zu erleichtern. Nur bei ganz peripheren Osteosarkomen kommt heute noch eine Amputation in Frage. Nach dieser chirurgischen Maßnahme, die selbstverständlich ebenfalls mit dem Protokoll abgestimmt sein muss, geht die Chemotherapie weiter und erstreckt sich auf etwa ein Dreivierteljahr. Während die Resektion den Tumor entfernt, bezweckt die Chemotherapie die Verhinderung der Aussiedlung auf dem Blut- oder Lymphweg und damit die Etablierung von Metastasen. Die Bestrahlung des Osteosarkoms bringt nichts an Chancenverbesserung und wird nicht eingesetzt. Bei richtig aufeinander abgestimmtem protokollgerechtem Vorgehen lassen sich heute beim Osteosarkom 80% Überlebenschancen erreichen.

### 2.2.2 Ewing-Sarkom

Auch dieser bösartige Tumor befällt vor allem Kinder und Jugendliche. Eine langsam zunehmende schmerzhafte Schwellung an einem Röhrenknochen mit gleichzeitig erhöhter BSG, einer Leukozytose und einem serumerhöhten LDH lassen daran denken. Gelegentlich wird der Tumor anlässlich eines Knochenbruches (pathologische Fraktur) entdeckt.

**Röntgenuntersuchung:** In typischen Fällen findet sich eine Zerstörung der Cortikalis mit strahlenförmig angeordneter neuer Knochenformation (Spiculae). Das Mark zeigt eine fleckige Zeichnung. Differentialdiagnostisch ist vor allem an eine Osteomyelitis zu denken.

**Computertomografie und Kernspinuntersuchung** geben eine differenziertere Information über das Ausmaß der Markbeteiligung sowie des Betroffenseins der Weichteile in der Umgebung des Knochens und sind wichtige Hilfen für die Therapie.

**Pathologische Anatomie:** Dieser vom Mark ausgehender Tumor zeigt kleine blassblaue Rundzellen mit Kernen, die sich stark anfärben.

**Therapie:** Wie beim osteogenen Sarkom sind auch beim Ewing Sarkom heute Chemotherapeutika im Einsatz. Sorgfältig protokollierte Therapieschemata setzen den Zeitpunkt für das Einsetzen der chirurgischen Resektion oder der Strahlentherapie fest. Im Bereich der Gliedmaßen wird man heute eher die chirurgische Resektion bevorzugen, wohingegen an der Wirbelsäule oder am Becken die Bestrahlungstherapie eine große Rolle spielt. Auch beim Ewing-Sakrom lassen sich durch wirksame Chemotherapien Metastasierungen häufig verhindern, so dass die Überlebensrate auf 60–80% angestiegen ist.

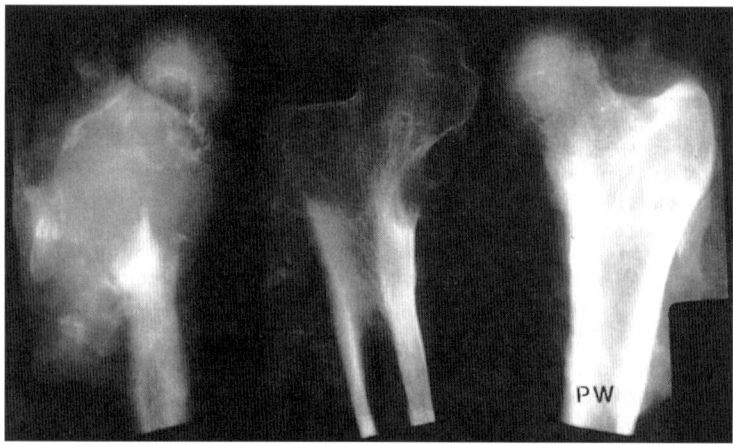

**Abb. 9:** Chondrosarkom am proximalen Femur
a) Resektat des von einem Chondrosarkom betroffenen proximalen Femur. Aufgesägtes Präparat mit Weichteilmantel.

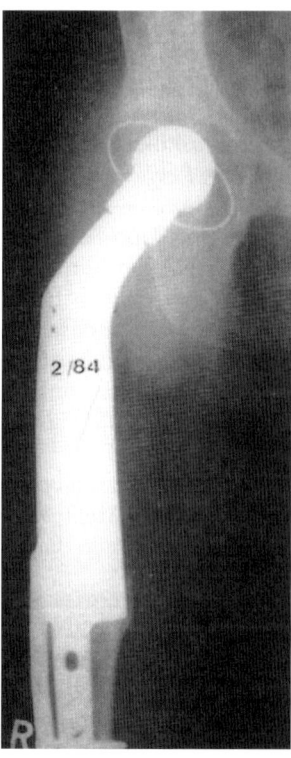

b) Zustand nach Implantation einer Tumorprothese (Typ Gersthof) mit Ersatz des kompletten proximalen Femur einschließlich Trochanter major/minor sowie der Hüftgelenkspfanne.

### 2.2.3 Chondrosarkom

Dieser langsam wachsende Tumor tritt in der Regel erst im Erwachsenenalter auf. Bevorzugte Lokalisation sind das Becken und die körpernahen Oberschenkelknochen. Inwieweit primär benigne Enchondrome oder cartilaginäre Exostosen zu Chondrosarkomen entarten, ist heute immer noch umstritten. Die Chondrosarkome wachsen vor allem örtlich weiter und metastasieren spät oder gar nicht.

**Die Röntgenuntersuchung** zeigt eine mehrgeteilte, milchige Tumormasse mit Herden erhöhter Dichte. Die Corticalis ist meist zerstört. Oft finden sich Zeichen eines Enchondroms von dem der Tumor möglicherweise seinen Ausgang genommen hat *(Abb. 9 a)*.

**Computertomografie und Kernspinuntersuchung** helfen bei der Lokalisierung des Chondrosarkoms im Becken und bei der Planung einer chirurgischen Therapie.

**Pathologische Anatomie:** Das Chondrosarkom weist in sich oft erhebliche Unterschiede auf. Während Teile des Tumors benigne Zellen enthalten, sind andere Partien eher maligne anzusehen (Low grade Chondrosarkom). Wieder andere zeigen ein hohes Maß von Malignität (High grade Chondrosarkom). Aus diesem Grund müssen Biopsien immer mehrere Zonen berücksichtigen.

**Therapie:** Die chirurgische Resektion des Tumors im Gesunden allein verspricht Rettung und eine vertretbare Überlebenschance *(Abb. 9 b).* Die Amputation bis hin zur halbseitigen Beckenabtragung (Hemipelvektomie) kann erforderlich sein. Die Bestrahlung hilft ebenso wenig wie die Chemotherapie. Ein tödlicher Ausgang ergibt sich in der Regel durch lokale Invasion maligner Zellen in die lebenswichtigen Organe des Beckens oder des Brustraums.

### 2.2.4 Multiple Myelome

Synonym: Morbus Kahler, Plasmozytom
Dieser osteolytische Tumor befällt bevorzugt männliche Erwachsene jenseits des 40. Lebensjahres. Ein schleichender Beginn mit tiefen Knochenschmerzen ist charakteristisch.
Die gleichzeitige Osteoporose kann vor allem die Myelomatose der Wirbelsäule kaschieren. Im Laufe der Monate und Jahre kommt es zu einem generalisierten Befall des gesamten Skelettsystems.

**Labortest:** Laborchemisch ist eine Erhöhung der Gesamtproteine charakteristisch und eine Umkehrung des Albumin-Globulin-Indexes mit starker Globulinzunahme. Der Serumcalciumgehalt ist hoch, der der alkalischen Phosphate normal. Die **Bence-Jones-Eiweißkörper** werden im Urin gefunden. In der Regel besteht eine Anämie, da das Mark von Tumormassen verdrängt wird. Der Tumor selbst besteht aus Plasmazellen.

**Röntgenuntersuchung:** Es finden sich multiple Aufhellungszonen in den langen Röhrenknochen, dazu auch in den Wirbeln und der Schädelkalotte. Nicht selten kommt es zu pathologischen Frakturen.

**Therapie:** Man gibt Zytostatika, Blutkonserven und Vitamine und bemüht sich um eine allgemeine Stärkung. Das Finalstadium kann um Jahre hinausgezögert werden.

### 2.2.5 Knochenmetastasen von Tumoren anderer Herkunft

Während die primären Knochentumoren vor allem das Kindes- und Jugendalter betreffen, handelt es sich bei den Knochentumoren des Erwachsenen am ehesten um **Metastasen.** Am häufigsten metastasieren in das Skelettsystem das **Prostata-, Brust-, Bronchial-, Nieren- und Schilddrüsenkarzinom.**

Bevorzugt von Metastasen betroffen werden die gefäßreichen Metaphysen an Femur und Humerus sowie die Wirbelkörper.

**Klinik:** Frühzeitig klagen die Betroffenen über Schmerzen, die insbesondere nachts auftreten. Die Vorgeschichte über einen operierten bösartigen Tumor, z.B. der Brust oder der Schilddrüse, geben Hinweise. Gelegentlich wird man überhaupt erst über die Knochenmetastase auf einen vorhandenen Primärtumor aufmerksam.

**Röntgenuntersuchung:** Bei Verdacht auf Metastasierung soll möglichst das ganze Skelettsystem einer Röntgenuntersuchung unterworfen werden. Radiologisch finden wir entweder **osteolytische Herde,** wie häufig nach Mamma-Tumor, oder **osteoblastische Herde,** wie z.B. nach Prostatakarzinomen. Nicht selten muss die Diagnose über den Primärtumor aufgrund der Biopsie gestellt werden.

**Therapie:** Die therapeutischen Maßnahmen hängen entscheidend von der Art des Primärtumors, dem Alter des Patienten und dessen Allgemeinzustand ab. Palliativmaßnahmen wie Eierstock- und Hypophysenentfernung bei Brustkrebs sollen hier erwähnt sein. Ebenso sei auf die Östrogen- und Östrogen-Androgen-Medikation verwiesen. Gut lokalisierte Knochenmetastasen lassen sich nicht selten durch gezielte Strahlentherapie angehen.

Bei pathologischen Frakturen helfen überbrückende Osteosynthesen. Es ist dabei Wert zu legen auf ein rasches Aufstehen und eine frühe Belastungsfähigkeit. Aus diesem Grund bevorzugt man stabile Osteosynthesen, z. B. auch als Verbundosteosynthese unter Verwendung von Knochenzement und Platte oder auch die Implantation von Gelenkplastiken (Totalendoprothesen).

# 3 Entzündungen der Knochen

## 3.1 Osteomyelitis

Die bakterielle Besiedlung des Knochenmarks führt zu einer Entzündung (**Osteomyelitis**). Wenn weniger das Knochenmark, dafür aber die Kortikalis von der bakteriellen Entzündung betroffen ist, wird dies als **Osteitis** bezeichnet. Je nach Übertragungsmodus unterscheidet man eine **hämatogene** von einer **posttraumatischen** oder **postoperativen** Osteitis oder Osteomyelitis.

### 3.1.1 Hämatogene Osteomyelitis

Bei einer hämatogenen Ausstreuung von Eitererregern kommt es zu einem bevorzugten **Befall der Metaphysen langer Röhrenknochen.** Entsprechend der guten Durchblutung erfolgt die Invasion des Markes, später durch die Havers-Kanäle auch unter das Periost (subperiostaler Abszess). Die Infektion kann sich auch im ganzen Markkanal ausbreiten (Markphlegmone). Hierdurch kann es zu einer völligen Abtrennung einzelner Corticalisbezirke von der Blutversorgung kommen, zur sogenannten **Sequestration**. Das darunter befindliche Periost kann dennoch neuen Knochen bilden, so dass der sequestierte Knochen von neugebildeten umgeben sein kann, dies nennt man „**Totenlade**".

Eine akute Osteomyelitis kann in eine chronische übergehen. In der Regel entsteht eine **Fistel** zur Oberfläche, aus der sich Eiter und immer wieder sequestierende Knochenpartikel entleeren können. Es ist nicht ungewöhnlich, dass solche chronisch gewordenen Osteomyelitiden vorübergehend abheilen, die Fisteln sich verschließen, um dann bei irgendeiner Gelegenheit wieder aufzubrechen, erneut zu fisteln und Sequester abzustoßen. Es kann auch zu einer hämatogenen erneuten Aussaat in andere Körperparteien kommen.

**Klinik:** Der Patient mit einer akuten hämatogenen Osteomyelitis ist schwer krank. Hohes Fieber, Schüttelfrost, Schwellung, Überwärmung der betroffenen Extremität sind die Regel. Rasch kommt es in der metaphysären Region zu einer Ausbildung eines Weichteilabszesses.

**Labor:** Die BSG und das crP sind erhöht. In Blutkulturen und bei einer Punktion oder Biopsie gewonnenem Material lassen sich die Erreger bestimmen. Bei der akuten hämatogenen Osteomyelitis der Kinder werden meist Staphylococcus aureus, seltener Steptokokken, Kolibakterien oder Hämophilus influencae nachgewiesen.

**Kernspintomografie:** Mit dem Magnetresonanzgerät (MR) können entzündliche Veränderungen im Knochen und den umliegenden Weichteilen ganz früh aufgedeckt werden, insbesondere in Regionen, die klinisch schwer zu untersuchen sind. Im Bereich der Wirbelsäule und der Bandscheiben lässt sich die Diagnose einer Entzündung mit dem MR frühzeitig verifizieren und der Nachweis einer Spondylitis (Wirbelkörperentzündung) oder Spondykodiszitis (Bandscheibenraumentzündung) erbringen.

**Röntgenuntersuchung:** Während der ersten Krankheitstage sind die röntgenologischen Zeichen unsicher. Häufig findet sich lediglich ein stärkerer Weichteilschatten in der Umgebung des Herdes als Hinweis auf die stärkere Durchblutung des Bezirkes. Erst nach Ausbildung des subperiostalen Abszesses wird die Knochenformation röntgenologisch sichtbar. Die schalenförmige Anordnung neuen Knochens im metaphysären Bereich lässt differentialdiagnostisch an ein Ewing-Sarkom denken. Erst in der Spätphase zeigen sich Sequester mit dichterer Struktur, während der noch lebende Knochen relativ kalkarm ist. Der Schaft wird dann verdichtet und zeigt eine fleckige Struktur.

**Knochenszintigrafie:** Die Technetium-Szintigrafie gibt schon nach 3–4 Tagen eindeutige Hinweise auf einen erhöhten Knochenumbau und damit auf das Vorliegen einer Osteomyelitis. Insbesondere zur Identifikation einer chronischen Osteomyelitis ist die Knochenszintigrafie hilfreich.

**Therapie:** Folgende Behandlungsprinzipien sind zu beachten:

- Bei Verdacht auf eine hämatogene Osteomyelitis muss die **Krankenhauseinweisung** erfolgen.
- Die sofortige Abnahme einer **Blutkultur** dient zum Nachweis der verantwortlichen Erreger.
- Die frühzeitige **chirurgische Trepanation** des Röhrenknochens dient zur Druckentlastung und befreit die Betroffenen schlagartig von den schlimmen Schmerzen. Die Gefahr einer Chronifizierung wird dadurch deutlich vermindert. In den betroffenen Markraum und eventuell in den an der Knochenhaut liegenden Abszess werden mit Antibiotikum getränkte Zementkugeln eingelegt (PMMA = Polymethylmetakrylat-Ketten). Diese PMMA-Ketten werden üblicherweise nach 14 Tagen wieder operativ entfernt.
- Die **hochdosierte antibiotische Therapie** mit einem knochengängigen Kephalosporin der 2. Generation (z. B. Cefuroxim®) beginnt unmittelbar nach Eröffnung der Abszesshöhle und vorausgegangenen Abstrichen für ein Antibiogramm. Das Antibiotikum wird intravenös verabreicht. Nach Vorliegen des Antibiogramms wird eventuell das Antibiotikum gewechselt, wenn die nachgewiesenen Erreger nicht für das initial gegebene Medikament empfindlich sind.
- Im Gegensatz zur früher praktizierten Ruhigstellung wird heute bei Osteomyelitis frühzeitig mit **Bewegungstherapie** begonnen. Sie verbessert die Durchblutung im betroffenen Glied und erhöht die Wirkung der antibiotischen Therapie. Hinzu kommt der

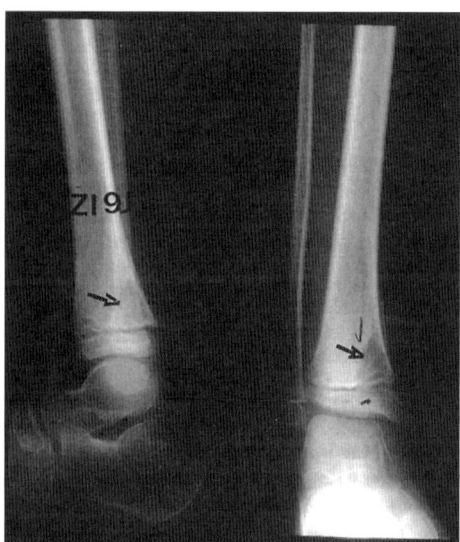

**Abb. 10:** Knochenabszess an der distalen Tibia bei einem 9jährigen Jungen
Die Entzündung respektiert die Wachstumsfuge.

Vorteil, dass durch die Ruhigstellung Gelenkbeschränkungen in Kauf genommen wurden, die durch Mobilisation vermieden werden.
- Die intravenöse **antibiotische Therapie der operativ angegangenen Osteomyelitis** erfolgt über etwa 3 Wochen. Eine gute Messlatte für den Erfolg der Therapie ist eine Normalisierung der BSG und des crP. Zur Sicherheit wird eine orale Antibiose nach Beendigung der intravenösen Therapie und nach Entlassung aus stationärer Behandlung für weitere 2 Wochen angeboten.

### Säuglingsarthritis – Säuglingsosteomyelitis

Bei Neugeborenen und Säuglingen kann sich das Krankheitsbild im Anschluss an eine Nabelschnurinfektion, eine Lungenentzündung oder nach einer Gastroenteritis entwickeln. Bevorzugt ist das Hüftgelenk (Koxitis), seltener das Knie (Gonitis), gelegentlich auch die Schulter oder der Ellbogen betroffen. Die im Blut kreisenden Bakterien wandern aufgrund der besonderen anatomischen Verhältnisse zuerst ins Gelenk ein und breiten sich dort in der Gelenkflüssigkeit aus. Die Gelenkkapsel schwillt rasch an, die Gelenkflüssigkeit vereitert. Dies verursacht schlimme Schmerzen. Das Allgemeinbefinden ist stark beeinträchtigt, die betroffene Gliedmaße wird geschont, erscheint manchmal wie gelähmt (Pseudoparalyse durch Schmerz). Bei Betroffensein des Hüftgelenks wird das Bein in Außendrehstellung und gebeugt gehalten. Passive Bewegungsversuche verursachen Schmerzen.

**Diagnose:** Bei stark erhöhter Senkung typischer klinischer Schmerzhaftigkeit einer Gliedmaße oder eines Gelenks unter sonografisch nachgewiesener Ergussbildung liegt eine Verdachtsdiagnose Säuglingsosteomyelitis nahe.

**Ultraschall:** Bei einem Säugling mit schmerzhaftem Bein ist unbedingt eine Sonografie des Hüftgelenkes anzufertigen. Im Ultraschallbild lässt sich ganz früh, das heißt schon am 1. Erkrankungstag, die verdickte Gelenkkapsel, nach 2–3 Tagen zusätzlich der Gelenkerguss darstellen. Im weiteren Verlauf erkennt man im Ultraschall ebenso wie im Röntgenbild die Herauswanderung des Hüftkopfes und knöcherne Veränderungen am Schenkelhals.

**Therapie:** Die Säuglingsosteomyelitis, die vor allem am Hüftgelenk lokalisiert ist (Koxitis) verlangt nach einer frühzeitigen chirurgischen Therapie. Der Gelenkerguss muss möglichst rasch entlastet werden, sonst kommt es zu einer Zerstörung des Gelenkknorpels und zur Verrenkung des Hüftkopfes aus der Pfanne heraus (Destruktionsluxation) mit der Folge einer lebenslangen Beinverkürzung. Nach Eröffnung und Ausspülung des Gelenkes beginnt die parenterale antibiotische Therapie, die für mindestens 3 Wochen fortgesetzt wird. Die Normalisierung der BSG und der Leukozytenzahl signalisieren den Gesundungsprozess. Zum Schutz vor einer sog. Ausdehnungsverrenkung (Distensionsluxation) wird eine Ruhigstellung in einer Beuge-Spreizhaltung wie bei Behandlung einer Hüftgelenksluxation durchgeführt.

Nur die kombinierte chirurgische und antibiotische Therapie führt bei der Säuglingsosteomyelitis zur gewünschten folgenlosen Ausheilung. Bei der antibiotischen Therapie allein ohne gleichzeitige Gelenkspülung, auf chirurgische Art, bleiben in über 50% der Fälle Spätschäden, wie Schenkelhalsnekrosen, Hüftluxationen und Beinverkürzungen zurück.

### Knochenabszess (Brodie-Abszess)

Auf dem Blutweg gelangen Erreger in die Metaphysenregion der langen Röhrenknochen, insbesondere des Schienbeins. Betroffen sind vor allem ältere Kinder und Jugendliche, seltener Erwachsene.

**Diagnose:** Die Diagnosestellung erfolgt allein über die Biopsie. Beim makroskopisch unsicheren Befund wird man sich zunächst auf die Biopsie beschränken und erst nach histologischer Abklärung die weitere Therapie einleiten. Bei eindeutig angetroffener Abszessansammlung wird die komplette Auscurettierung des betroffenen Knochens und die anschließende Implantation von PMMA-Kügelchen notwendig. Eine gleichzeitige parenterale Antibiotikum-Therapie für mindestens 3 Wochen begleitet die Ausheilung des Befundes. Die Normalisierung der BSG signalisiert mit Abklingen der Beschwerden an dem betroffenen Gliedmaße die Gesundung.

**Röntgen, Szintigrafie und MR:** Ein Aufhellungsherd nahe der Wachstumszone, manchmal umgeben von einer Sklerosesaum legen den Verdacht auf einen Knochenabszess nahe. Szintigrafisch findet man eine Mehrbelegung (hot spot) ähnlich wie bei einem Osteoidosteom oder einem malignem Knochentumor. Im MR lässt sich die Differenzierung zwischen Entzündung und Knochentumor besser vornehmen.

## Spondylitis

Die hämatogene Aussiedlung von Bakterien in die Bandscheiben oder die Wirbelkörper wird als **Spondylodiszitis** bzw. **Spondylitis** bezeichnet.

**Pathologie:** In Mitteleuropa spielen unspezifische Erreger wie Staphylococcus aureus und Streptococcen, Pseudomonas und Haemophilus influenzae eine Rolle. In den ärmeren Ländern ist auch heute noch hauptsächlich der Tuberkelerreger als Ursache für die Spondylitis zu identifizieren.

**Klinik:** Belastungsabhängige Rückenschmerzen, Druck-, und Klopfempfindlichkeit im betroffenen Wirbelsegment, Fieber und Krankheitsgefühl sind Leitsymptome. Gelegentlich treten die Beschwerden in der Folge einer Bandscheibenoperation auf (Post-Nukleotomie-Spondylodiszitis).

**Röntgen, Szintigramm und MR:** Die aufgelockerte Struktur des Bandscheibenraums sowie des angrenzenden Wirbelkörpers geben Hinweise auf eine Spondylodiszitis bzw. eine Spondylitis. Das Szintigramm weist bei Spondylitis eine vermehrte Anreicherung auf. Die Kernspintomografie zeigt das Betroffensein des Knochens und der angrenzenden Weichteile, eventuell eine Abszessausbreitung in den Wirbelkanal *(siehe Tbc unter 3.2.1).*

**Therapie:** Die einfache Spondylodiszitis wird durch Bettruhe und antibiotischer Therapie, wenn möglich nach Austestung nach einer Blutkultur, innerhalb von einigen Wochen ausheilen. Bei stärkerem Betroffensein und Abszessbildung ist unbedingt die chirurgische Curettage mit gleichzeitiger Biopsie und Erregernachweis die Therapie der Wahl. Nach Ausräumung eines spondylitischen Abszesses und unter antibiotischer parenteraler Therapie kommt es in der Regel rasch zur Abheilung des Entzündungsprozesses, wobei radiologisch als Spätfolge oft knöchern miteinander verbundene Wirbelkörper imponieren.

### 3.1.2 Posttraumatische Osteitis oder Osteomyelitis

**Diagnose:** Nach aufwendigen Osteosynthesen von Frakturen und vor allem nach offenen Verletzungen ist das Risiko für die Ausbreitung von Erregern im Wundgebiet erhöht. Ebenso können nach orthopädischen Eingriffen an den Gliedmaßen oder der Wirbelsäule Infektionen auftreten. Postoperative Hämatome können Wegbereiter für eine Infektion sein. Durch die Verwendung sorgfältiger Blutstillung und die Einlage von Drainagen sind diese Gefahren zu vermindern. Als häufigste Erreger bei posttraumatischer bzw. postoperativer Knocheninfektion werden auch heute Staphylokokken identifiziert.

**Therapie:** Bei Nachweis eines größeren postoperativen oder posttraumatischen Hämatoms ist die frühzeitige Nachoperation und Eröffnung des fraglich infizierten Wundgebietes oberstes Gebot. Nur so wird die Ausbreitung verhindert und der Schaden begrenzt. Eine parenterale Antibiotikum-Therapie wird parallel dazu durchgeführt, auch wenn keine Erreger nachgewiesen worden sind. Im Falle eines Erregernachweises erfolgt die Therapie natürlich entsprechend dem Antibiogramm.

Zusätzlich wird bei infektionsverdächtigen Hämatomen im postoperativen Behandlungsschema PMMA-Kugeln eingelegt, die für 14 Tage im Wundgebiet belassen bleiben und dann entfernt werden müssen.

Die stabile Osteosynthese und die dadurch gewährte Ruhe im Infektgebiet sind die beste Voraussetzung zur erfolgreichen Infektbekämpfung. Vor allem bei offenen Verletzungen hat sich aus diesem Grund die Anwendung des Fixateur extern bei gleichzeitiger offener Wundbehandlung bewährt. Örtlich werden abgestorbene Knochenpartien abgetragen und ausgemuldet. Zur Ausheilungsförderung dienen auch vitale spongiöse Knochen aus dem Becken, die in den infizierten und pseudarthrotischen Bereich eingepflanzt werden.

Bei rein konservativer Einstellung wird die Ausheilung eines Knochendefektes auch im entlastenden Apparat zu erwägen sein. Je nach Virulenz der Erreger und Vitalität des Knochens wird eine solche Ausheilung Jahre oder gar Jahrzehnte in Anspruch nehmen.

### 3.1.3 Sekundär chronische Osteomyelitis

**Diagnose:** Auch im Zeitalter moderner Antibiotika ist die sekundär chronische Osteomyelitis noch recht verbreitet. Wir sehen sie als Spätzustand nach unzureichend bekämpfter hämatogener Osteomyelitis, jedoch wesentlich häufiger als posttraumatische Knocheninfektionen. Nicht selten kommt es aufgrund der Sequesterabstoßung und chronischen Fistelung zu ausgedehnten Defektbildungen.

**Therapie:** Die Defektpseudarthrosen gehen oft mit einer Fisteleiterung einher und stellen ein schwieriges Problem der Wiederherstellungschirurgie dar. Überbrückungsosteosynthesen, geschützt durch einen Fixateur extern unter Verwendung von PMMA-Ketten und Spongiosa-Plomben, kommen zur Anwendung. In manchen Fällen extremer Zertrümmerung einer Extremität und einer zusätzlichen Osteomyelitis wird u. U. der Entschluss zu einer Amputation besser sein. Dem Patienten kann somit ein jahrelanger Krankenhausaufenthalt mit einer Vielzahl von Interventionen und deren unsicheres Ergebnis erspart bleiben.

## 3.2 Spezifische Knochenentzündungen

### 3.2.1 Knochentuberkulose

Zur Ausstreuung von Tuberkelbazillen in den Knochen kommt es fast ausschließlich auf dem Blutweg. Daneben spielt die direkte Einbringung der Erreger von außen keine Rolle. Gelegentlich kann die Tuberkulose von einem angrenzenden Organ wie Lunge oder Pleura auf die Wirbelsäule oder die Rippen übergreifen. Nicht selten kommt es zum Befall des Gelenkkörpers über die Gelenkkapsel.

Die **Herdsetzung im Skelettsystem** erfolgt in der Regel während der ersten Ausstreuungsperiode bei der Ausbildung des pulmonalen oder intestinalen Primärkomplexes. Glücklicherweise kommt es nicht immer zur Ausbildung von Skelettherden oder Nierenherden, sobald Tuberkelbazillen im Blut kreisen, sondern nur dann, wenn die örtliche und allgemeine **Abwehrlage schlecht** ist und dies zulässt. Zwischen Herdsetzung und dem Auftreten erster klinischer Symptome vergehen Monate. Die **Latenzzeit** kann mehrere Jahre betragen.

Bevorzugter Skelettabschnitt für die Tuberkulose sind die **Wirbelkörper**, in zweiter Linie die gelenknahen Anteile der langen Röhrenknochen, insbesondere im **Kniegelenksbereich.**

Als Erreger kommt sowohl der Typus humanus wie der Typus bovinus in Frage. Entsprechend kommt es zur Ausbildung eines pulmonalen oder intestinalen **Primärkomplex**es. Ein nicht geringer Anteil der an Skeletttuberkulose Leidenden ist gleichzeitig wegen einer Lungentuberkulose oder einer Intestinaltuberkulose behandlungsbedürftig. Schlechte äußere Bedingungen, wie Mangelernährung, körperliche Überbelastung prädisponieren zum Befall mit dieser Erkrankung. Unsere Kriegs- und Nachkriegszeit brachte ein sprunghaftes Ansteigen der Skeletttuberkulose. In den Entwicklungsländern Asiens, Afrikas und Lateinamerikas zählt die Skeletttuberkulose mit ihren Folgeerscheinungen zu den wichtigsten orthopädischen Leiden überhaupt. Neuerdings wird diese uralte Geißel der Menschheit bei immunschwachen HIV-Infizierten in den USA und auch in Europa wieder angetroffen.

Gelegentlich treten als Folge der Tuberkuloseschutzimpfung mit BCG- (Bacille-Calmette-Guerin) Impfstoff eine sogenannte BCG-Impfosteomyelitis auf. Die BCG-Impfung wird heute in Europa nur noch selten durchgeführt, deshalb sind diese Nebenwirkungen kaum noch zu beobachten.

**Diagnose:** Die Diagnose kann aus mehreren klinischen, serologischen und röntgenologischen Daten gestellt werden. Familiäre Miterkrankungen, Tbc in der Eigenanamnese geben Hinweise. Die beschleunigte BSG und eine Lymphozytose im Blutbild helfen weiter. Länger andauernde subfebrile Temperaturen bei gestörtem Allgemeinbefinden und Nachtschweiß geben wichtige Hinweise. Die **Tuberkulinproben** nach Mendel-Mantoux, Moro oder Tine sind nur bei sicher negativen Fällen verlässlich. Sie geben Auskunft über den Antikörpertiter der betreffenden Tuberkelbakterien. Schlüssige Hinweise ergeben sich aus dem **Punktat** oder dem **Biopsie-Material,** wenn **säurefeste Stäbchen** nachgewiesen werden oder insbesondere, wenn im Tierversuch am Meerschweinchen der positive Beweis erbracht werden kann.

**Röntgenuntersuchung:** Im Frühstadium sind keine sicheren Kriterien vorhanden. In Verlaufsserien muss der Befund geklärt werden. Im Vergleich zur Gegenseite kommt es zu einem Kalksalzschwund und einer Verwaschenheit der Struktur bei scharfer Konturierung des Knochens. Im Fall von Begleitabszessen, die bei der Wirbelsäulentuberkulose besonders bedeutungsvoll sind, kommt es zu charakteristischen Abszessschatten infolge eines Senkungsabszesses.

Bei dem Einbruch einer Wirbelkörpertuberkulose über die harten und weichen Hirnhäute in das Rückenmark kann es zur Ausbildung einer Querschnittslähmung kommen, der sogenannten **Pott-Paraplegie** (Morbus Pott = Spondylitis tuberculosa). Bei einem Abszessdurchbruch in der unteren Brustwirbelsäule oder oberen Lendenwirbelsäule kommt es zu einem **Senkungsabszess** entlang des

Iliopsoamuskels bis zum Durchbruch an der Leistenbeuge.

**Therapie:** Auch heute im Zeitalter moderner **Tuberkulostatika** muss die **Ruhigstellung** des tuberkulös erkrankten Skelettabschnitts erfolgen. Gleichzeitig müssen alle nicht fixierten Körperabschnitte ausgiebig gymnastisch geübt werden, um eine allzu große Atrophie aufgrund der Inaktivität zu vermeiden.

Die Beeinflussung der Tuberkulose durch Sonnenstrahlen ist unbestritten und wird neben anderen Maßnahmen unverändert empfohlen (**Heliotherapie**). Tuberkulostatika werden folgendermaßen eingesetzt:

- **Streptomycin** in der Dosierung von 1 g pro Tag ist sehr wirksam gegen Tuberkelbakterien. Als Nebenwirkung ist bedeutend die Störung des N. statoacusticus. Solche Nachteile können durch eine gleichzeitige Vitamingabe gemildert werden.
- **INH**, Isonicotinsäurehydrazid, in der Dosierung von 10 mg pro kg und Tag ist in seiner Wirksamkeit unbestritten. Man muss sich zunächst mit kleineren Dosen einschleichen, um Nebenwirkungen wie Sensibilitätsstörungen zu vermeiden.
- **PAS**, Paraaminosalizylsäure, in der Dosierung von 10–20 g pro Tag wird gemeinsam mit Streptomycin und INH in einer Dreierkombination verwendet.
- **Thiosemicarbazon,** Conteben® bzw. Neoteben®, werden heute statt des wegen seiner Nebenwirkungen gefährlichen Streptomycins in der Dreierkombination verwendet.

Üblicherweise wird eine Kombinationsbehandlung von zwei oder drei Präparaten gleichzeitig bevorzugt. Dabei ist darauf zu achten, dass eine ausreichend hohe Dosierung im osteolytisch veränderten Knochen zustande kommt.

Die **operative Therapie** nimmt immer mehr eine entscheidende Stellung bei der Behandlung der Skelettuberkulose ein. Häufig gelingt es unter Tuberkulostatikaschutz den tuberkulösen Skelettherd völlig operativ auszuräumen. Anschließend muss lokal mit tuberkulostatischen Mitteln gespült werden, um so den entzündlichen Prozess ganz zum Abklingen zu bringen. Schwierigkeiten entstehen insbesondere bei der Ausbildung von Skelettsenkungsabszessen mit oder ohne Fistel. Hier muss man sich erst mit einer Ausräumung, einer lokalen Tuberkulostatikabehandlung und einer Drainage begnügen. Die Fisteln kommen in der Regel erst dann zur Abheilung, wenn der Primärherd im Knochen gebannt bzw. ausgeräumt ist.

### 3.2.2 Weitere spezifische Knochenentzündungen

Andere spezifische Knochenentzündungen wie die **luetische** (lues = Syphilis) und **typhöse** (Typhus) Ostitis spielen in unseren Breiten keine Rolle und sollen nur namentlich erwähnt sein.

# 4 Entzündliche Gelenkerkrankungen

## 4.1 Akute eitrige Gelenkentzündung

Die eitrige Gelenkentzündung ist auch heute in Mitteleuropa trotz relativ guter sozialer und hygienischer Bedingungen keine Rarität. Während beim Kind meist eine hämatogene Einstreuung von Erregern entscheidend ist (**hämatogene septische Arthritis**) sind beim Erwachsenen eher von außen eingebrachte Erreger für diese akute Erkrankung verantwortlich (**iatrogene septische Arthritis**). neben der offenen Verletzung spielen vor allem unsterile Gelenkinjektionen oder Gelenkoperationen eine Rolle.
Die Gelenkhaut reagiert auf das Eindringen der Erreger mit einer zunächst serösen, bald eitrigen Ergussbildung, dem sog. **Empyem**. Wenn nicht eine frühzeitige Drainage erfolgt, zerstören die im Empyem vorliegenden Enzyme den Gelenkknorpel (Chondrolyse). Es kommt innerhalb relativ kurzer Zeit zur Gelenkeinsteifung.

**Klinik:** Die eitrige Arthritis beginnt meist mit einer Gelenkschonung und wandelt sich zu ausgeprägten Gelenkschmerzen bei jeder Bewegung und Fieber.

**Röntgen:** Bei einer akuten Eiterung im Gelenk ist außer einer Gelenkspaltverbreiterung infolge des Ergusses wenig zu sehen. Erst bei zunehmender Zerstörung des Gelenkes sind die Verengungen des Gelenkspaltes und die Unregelmäßigkeit der Gelenkkonturen zu erkennen.

**Ultraschall:** Durch die Ultraschalluntersuchung lässt sich heute jeder Gelenkerguss nachweisen. Hierbei sind immer Seitenvergleiche notwendig.

**Labor:** Die BSG ist erhöht, ebenso das crP. Die Leukozytenzahl kann erhöht sein. Über die Blutkultur und das Punktions- oder Biopsiematerial werden die Erreger bestimmt. Besonders häufig werden Staphylokokken und Streptokokken nachgewiesen. Bei etwa einem Drittel der Fälle ist der Erregernachweis nicht möglich, oft weil schon vor Abstrichabnahme ein Antibiotikum gegeben worden war.

**Therapie:** Schon die Verdachtsdiagnose muss zur Rettung des Gelenkknorpels eine rasche Entscheidung erzwingen. Die sofortige Arthrotomie ist bei entsprechender Verdachtsdiagnose unumgehbar. Nur so können die schädigende Enzymauswirkung auf das Gelenk vermieden und das Gelenk vor der Chondrolyse und der Nekrose gerettet werden.
Das Gelenk wird daher sorgfältig gespült und mit einer Drainage versehen und anschließend wieder verschlossen.
Bei iatrogenen Empyemen großer Gelenke bei Erwachsenen hat sich wie bei der chronischen Osteomyelitis die zusätzliche Implantation von PMMA-Ketten in die Rezessus bewährt. Durch die örtliche Absonderung von Antibiotikum in das

Gelenk wird die Ausheilungschance verbessert.

Eine antibiotische Therapie erfolgt unmittelbar mit Abnahme des Abstrichs während der Operation oder der Punktion und wird bis zur Normalisierung der Blutsenkung für ca. 3 Wochen fortgesetzt.

Bewährt haben sich vor allem die Staphylococcen-gängigen Kephalosporine bzw. die nach Testung wirksamen Antibiotika.

**Ruhigstellung:** Die früher propagierte Ruhigstellung eines infizierten Gelenkes wird heute nicht mehr durchgeführt. Da nach der Arthrotomie und Gelenkspülung relativ schnell Schmerzarmut im betroffenen Gelenk eintritt, kann frühzeitig mit Bewegungstherapie auf einer passiven Bewegungsschiene begonnen werden und bald zu aktiven Übungen, allerdings ohne Belastung, übergegangen werden.

Frühestens 6 Wochen nach Anfang der Behandlung beginnt wieder eine Teilbelastung der betroffenen Gliedmaße.

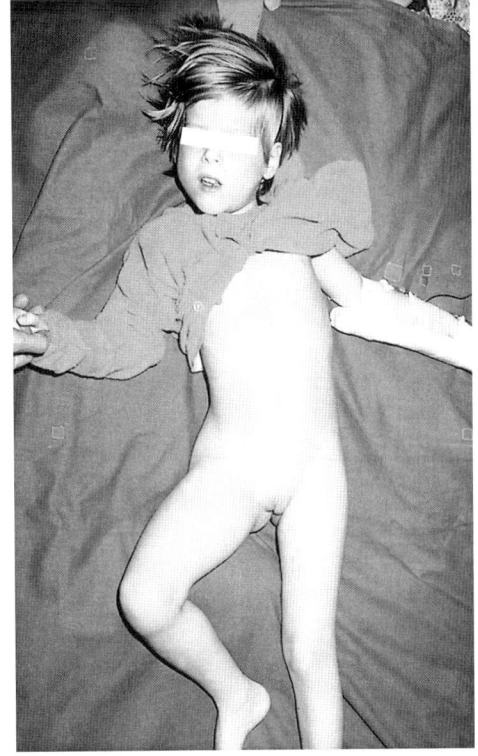

**Abb. 11:** 5jähriges Mädchen mit Koxitis rechts Schonhaltung des rechten Beins in Außendrehung und Beugung.

## 4.2 Koxitis fugax

Synonym: Flüchtige Hüftreizung, vorübergehende Synovitis, Hüftschnupfen. Im Rahmen einer Viruserkältung kommt es nicht selten bei Kindern zwischen 2 und 7 Jahren zu einer schmerzbedingten Schonhaltung am Hüftgelenk *(Abb. 11)*. Seltener trifft man ein ähnliches Phänomen an Kniegelenken. Man geht davon aus, dass die Erkältungsviren eine Mitreaktion der Gelenkhaut mit folgender Ergussbildung hervorrufen. Insbesondere die Drehfähigkeit wird dadurch beeinträchtigt.

**Diagnose:** Wichtig ist die Abgrenzung gegenüber der bakteriellen Arthritis. Bei flüchtigem Hüftreiz fehlt die Senkungserhöhung, meist auch das Fieber. Bei Kindern dieser Altersgruppe, die über Knieschmerzen klagen, muss immer auch die Beweglichkeit des Hüftgelenkes geprüft werden.

**Sonografie:** Über die Ultraschalluntersuchung von vorne lässt sich jeder Hüftgelenkserguss nachweisen. Allerdings lässt sich eine Unterscheidung in septischer Erguss oder flüchtigem Hüftgelenkserguss bei dem heutigen Auflösungsvermögen der Ultraschallgeräte noch nicht machen.

Therapie: Vorübergehende Schonung, bei schwererem Befall mit einem Heftpflasterzügelverband lässt die Reizung rasch abklingen. Spätkontrollen nach einer flüchtigen Hüftreizung sind zu empfehlen, da eine **beginnende Perthes-Erkrankung** *(siehe Kapitel 5.2)* diese Symptome aufweist.

> Pflege: Kinder mit Koxitis fugax haben nur wenig Schmerzen, daher fehlt oft die Einsicht zur Bettruhe. Ausreichende spielerische Beschäftigung ist nötig. Bei Stiefelextension wird der betroffene Fuß mit Watte umwickelt und sollte regelmäßig auf Druckstellen an Knöcheln und Fersen kontrolliert werden. Pausen zwischen der Extension werden eingeräumt, damit sich die Haut erholen kann. Bei der Extension ist zu beachten, dass das Kind überwiegend flach gelagert sein soll. Durch Kopftieflage (evtl. vermittels einer Bindehose) verhindert man, dass das Kind aus dem Bett gezogen wird. Auf freie Hängung des Gewichts ist zu achten, das Bein muss achsengerecht liegen. Bei Zinkleimextension ist auf Fersenfreilagerung und auf Spitzfußprophylaxe unbedingt Wert zu legen.

## 4.3 Chronisches Reizknie

Meist ausgehend von einem Trauma kommt es zu Gelenkergüssen. Wiederholte Punktionen fördern seröse Ergüsse. Differentialdiagnostisch muss vor allem an einen Gelenkrheumatismus oder einen posttraumatischen Kniebinnenschaden gedacht werden.

Therapie: Über eine Arthroskopie wird nach der Ursache des Gelenkergusses gefahndet. Manchmal findet sich eine alte Kreuzbandverletzung, auch degenerative Meniskusschäden können als Ausgang für den chronischen Gelenkerguss dienen. Eine Probeexzision aus der Synovialis kann für das weitere therapeutische Vorgehen hilfreich sein.

## 4.4 Gelenktuberkulose

Hier gilt zunächst das in *Abschnitt 3.2.1* über die Knochentuberkulose Gesagte.
Die hämatogene Aussaat von Tuberkelbazillen in ein Gelenk mit der Folge einer Tbc-Arthritis stellt heute eine große Rarität, zumindest in Mitteleuropa, dar. Die Diagnose wird wie bei der unspezifischen Arthritis über eine frühzeitige Gelenkpunktion oder eine Arthrotomie gestellt.
Die Therapie folgt den Richtlinien wie sie bei der Knochen-Tbc dargelegt worden sind.

## 4.5 Weitere Sonderformen der Arthritis

- **Arthritis bei Gonorrhoe:** Meist monoartikulär. Durch die effiziente Penicillin-Therapie des Trippers ist die gonorrhoische Arthritis heute selten geworden. Die Behandlung ist die der Grundkrankheit.
- **Arthritis bei Typhus abdominalis:** In 1 Promille der Typhusfälle beobachtete Komplikation.
- **Arthritis bei Bakterienruhr,** sog. „Ruhrrheumatismus", gehört durch das gleichzeitige Auftreten von Enteritis und Konjunktivitis zur Trias der Reiter-Krankheit.
- **Arthritis bei Scharlach:** Seltene Komplikation des Scharlach durch Strepto-

coccen im Gelenk unterhalten. Therapeutisch empfiehlt sich Arthrotomie und Penicillingabe wie für die Grundkrankheit.

## 4.6 Akuter Gelenkrheumatismus

Der akute Gelenkrheumatismus ist ein **Bestandteil des akuten rheumatischen Fiebers.** In der Vorgeschichte findet sich praktisch immer eine mehrere Wochen vorausgegangene Angina oder ein anderer **Streptokokkeninfekt.** Unter Schüttelfrost steigen die Temperaturen bis 39 und 40 °C an. Starke Mattigkeit geht mit Schmerzen in den Gliedern einher. Bald lokalisiert sich diese Allgemeinerkrankung auf bestimmte Gelenke, führt dort zu Schwellung, Rötung und Erguss. Bevorzugt befallen sind Knie, Ellbogen, Hüfte und Fußgelenke, also **eher die großen Gelenke** (im Gegensatz dazu befällt die primär chronische Polyarthritis bevorzugt die kleinen Fuß- und Fingergelenke).

Das **rheumatische Fieber** ist eine Allgemeinerkrankung. Der pathologische Prozess spielt sich im Bindegewebe ab (**Kollagenose**). Entscheidend ist der vorausgegangene Streptokokkeninfekt (z. B. Angina), in dessen Folge es zu einer überschießenden Antigen-Antikörperreaktion kommt. Die Reaktion spielt sich nicht nur an den Gelenken, sondern insbesondere an der Herzinnenhaut (**Endocarditis**), dem Herzmuskel (**Myocarditis**), den Glomerula der Nieren (**Glomerulenophritis**) und am Gehirn (**Chorea minor**) ab.

Die lebensbedrohliche Manifestation des akuten rheumatischen Fiebers ist nicht der akute Gelenkrheumatismus, sondern die Herz- und Nierenbeteiligung. In der Regel hinterlässt der akute Gelenkrheumatismus bei qualifizierter Behandlung des Grundleidens keine behandlungsbedürftige Gelenkdeformität. Lasègue meinte, „das rheumatische Fieber beleckt die Gelenke und das Hirn, aber es heißt das Herz". Irreparable Gelenkschäden kommen praktisch nicht vor. Therapeutisch gehört der Patient mit akutem Gelenkrheumatismus ins Bett, vor allem zur Verhinderung schwerer Herz- und Nierenveränderungen. Auf die Penicillintherapie zur Bekämpfung des Streptokokkeninfektes, die steroidale und nichtsteroidale Medikation als Mesenchymbremse wird in den Lehrbüchern der Inneren Medizin eingegangen.

## 4.7 Sekundär-chronischer Gelenkrheumatismus

Diese Erkrankung geht aus einem akuten Gelenkrheumatismus hervor. Sie ist eine seltene Komplikation des rheumatischen Fiebers. Bei diesem Verlauf kommt es von vornherein zu starken fibrösen Verklebungen und schließlich zu Teilankylosen der betroffenen Gelenke. Befallen sind auch hier **besonders die großen Gelenke** Knie, Hüfte, Ellbogen und Schulter.

**Therapie:** Sie besteht in der qualifizierten Behandlung des rheumatischen Fiebers. Aufgetretene Gelenksankylosen bedürfen nach Abklingen des Prozesses rekonstruktiver Maßnahmen.

## 4.8 Primär chronische Polyarthritis

Im Englischen „rheumatoid arthritis" genannt ist verwandt mit dem akuten Gelenkrheumatismus. Sie befällt bevorzugt Frauen mittleren Alters, kann aber

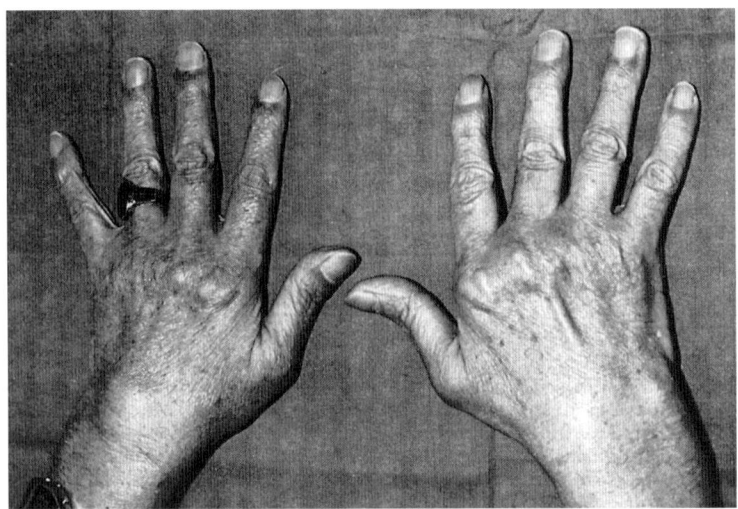

**Abb. 12:**
a) Handdeformität bei primärchronischer Polyarthritis mit ulnarer Abweichung der Finger und Schwellung der Gelenkhaut an den Grundgelenken.
b) Zustand nach Synovektomie der Langfingergrundgelenke.

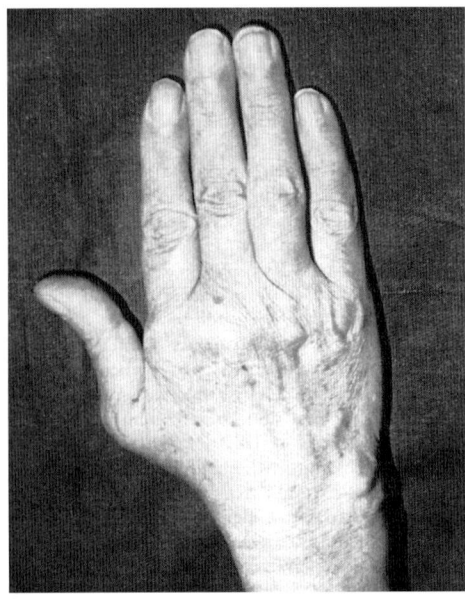

auch schon bei Kindern und Jugendlichen gefunden werden (**Morbus Still**). Betroffen sind sowohl die kleinen Gelenke, Hand und Fuß, später auch Knie, Hüfte und Ellenbogengelenke. Als Ursache wird eine Autoaggressionserkrankung auf dem Boden einer Streptocacceninfektion diskutiert. Infektionsfokuserkrankungen, z. B. der Mandeln oder der Zähne können als auslösende Faktoren gefunden werden. Der einmal ausgelöste Prozess nimmt als Autoaggressionskrankheit seinen Weg und ist von außen medikamentös oder chirurgisch nur wenig beeinflussbar.

**Pathologische Anatomie:** Im frühen Stadium findet sich eine Entzündung der Synovia (Gelenkhaut) mit Proliferation und erhöhtem Gefäßreichtum. Mit Fortschreiten des Prozesses kommt es zu einer Verdickung von Synovia und Kapsel. Granulationsgewebe breitet sich unter dem Gelenkknorpel aus und dringt in den subchondralen (unter dem Knorpel liegenden) Knochen vor. Schließlich kommt es bei medikamentös nicht beeinflussbarem Fortschreiten des Prozesses zu einer **fibrösen Ankylose** (Versteifung) mit Destruktion des Knorpels. Das Fortschreiten dieser Erkrankung kann an verschiedenen Punkten unterbrochen werden, die Krankheit kann auch von alleine „ausbrennen".

**Klinik:** Zunächst fallen Missempfindungen, Spannungsgefühle im Bereich der Finger oder Zehen auf. Die Gefühllosigkeit, Schwellneigung und Ungeschicklichkeit ist morgens schlimmer als im Laufe des Tages (**Morgensteifigkeit**). Langsam schreitet der Prozess fort. Ne-

## 4.8 Primär chronische Polyarthritis

ben der Steifigkeit kommt es zur **Deformierung**. Diese bedingt vor allem eine **Ulnarabduktion der Finger II bis V in den Grundgelenken**, eine Beugung der Grund- und Endgelenke, eine Überstreckung am Mittelgelenk (Schwanenhalsfehlstellung) *(Abb. 12 a)*. Ähnlich kommt es auch am Fuß zur Hammer- oder Krallenzehenbildung mit Luxation der Zehengrundgelenke. Mit den gelenkigen Veränderungen einher geht eine Atrophie (Schwund) der sie bewegenden Muskeln, insbesondere der Mm. interossei und der Extensoren. Auch die darüberliegende Haut atrophiert, sie kann schließlich ganz mit den verformten Knochen verwachsen und so einen **sklerodermieartigen** Befund bilden.

Röntgenuntersuchung: Die Röntgenaufnahmen lassen im Frühstadium die Zunahme der paraartikulär entzündlich veränderten Weichteile erkennen, ebenso schon früh eine Demineralisation des Knochens. Bei fortgeschrittenem Prozess erkennt man die Zwangshaltung der Gelenke mit Zerstörung (Arthritis mutilans).

Therapie: Nichtsteroidale antientzündliche Medikamente sind seit Jahren Bestandteil der Basistherapie (Aspirin, Aminophenazon, Phenylbutazon). Das Nebennierenrindenhormon Kortison ist in seinen diversen Aufbereitungsformen wirksam. Dabei müssen allerdings die Nebenwirkungen wie Osteoporose, Morbus Chushing und Diabetes beachtet werden. Die Verordnungen sind entsprechend zu kontrollieren. Bei Prednison und ähnlichen sind die Nebenwirkungen geringer. Dosierungen von 3–5 mg pro Tag müssen z. T. über Jahre hinweggegeben werden. Bei einer evtl. Beendigung der Therapie mit Cortison ist ein ausschleichendes Vorgehen empfohlen, um die bis dahin gebremste Hypophyse wieder in Funktion kommen zu lassen. Hilfreich ist auch die intraartikuläre Injektion von Corticoidkristallsuspensionen, da sie den akuten entzündlichen Schub bremst. Daneben haben sich medikamentös vor allem Indomethacin (Amuno R), die Goldtherapie und die Gabe von D-Penicillin bewährt. Da die PCP-Patienten auf diese starken Medikamente sehr unterschiedlich reagieren, ist eine exakte ärztliche Überwachung in jedem Fall erforderlich.

Eine Vielzahl **balneologischer und medikomechanischer Maßnahmen** stehen zur Behandlung der chronischen PCP zur Verfügung: Schwefelbäder, Moorbäder, Schlammbäder, heiße Packungen, Kurzwellendurchflutungen haben einen gewissen bremsenden Einfluss auf die ablaufende Kollagenose. Bienengift, Ameisengift, Massagen, Streichungen, Knetungen haben ebenfalls ihren Platz erobert in der außerordentlichen Vielzahl therapeutischer Maßnahmen.

**Chirurgische Interventionen** werden bei Versagen der konservativen, medikamentösen und balneologischen sowie mediko-mechanischen Maßnahmen angeboten. Eine frühzeitig durchgeführte **Synovialektomie** kann bei monoartikulärem Befall den Krankheitsverlauf über Jahre hinweg bremsen *(Abb. 12 b)*. In fortgeschrittenem Zustand sind vor allem Fehlstellungskorrekturen, z. B. am Genu valgum oder im Bereich der Füße zur Sicherung der Gehfähigkeit notwendig. Bei rheumabedingter Zerstörung des Ellbogengelenkes kann eine Radiusköpfchenresektion Erleichterung bringen, Fingerprothesen werden für die völlig verformten Fingergelenke eingesetzt. Segensreich ist der endoprothetische Ersatz rheumatisch zerstörter Knie- und Hüftgelenke durch eine Endoprothese. Künstliche Knie- und Hüftgelenk spielen eine wichtige Rolle in der Rehabilitation von Rheuma-Erkrankten.

## 4.9 Arthritis psoriatica

Hierbei handelt es sich um eine Psoriasis mit gleichzeitig verstümmelnder Polyarthritis.

## 4.10 Gicht

Synonym: Arthritis urica
Die Gicht muss differentialdiagnostisch gegenüber der primär chronischen Polyarthritis abgegrenzt werden.
Die Gicht beruht auf einer Störung des Harnsäurestoffwechsels und ist dadurch charakterisiert, dass sich Uratkristalle im Gelenk selbst oder dem paraartikulären Gewebe ablagern. Solche **Uratablagerungen** finden sich auch im Ohrknorpel und werden dort als **Tophi** bezeichnet. Bevorzugt werden Männer mittleren Alters betroffen. Die **Schmerzattacken** treten akut auf und treffen **in klassischer Form** das Großzehengrundgelenk (**Podagra** = Fußschmerz). Das Gelenk ist im Anfall geschwollen, rot und heiß. Unbehandelt klingt der sehr schmerzhafte Anfall nach wenigen Stunden oder Tagen wieder ab. Im Anfall ist der Serumuratspiegel hoch.

**Röntgenuntersuchung:** Man kann rundliche mottenfleckenartige Löcher im subchondralen gelenknahen Knochen finden.

**Therapie:** Colchicin, das Gift der Herbstzeitlosen wird im Anfall verordnet und unterbricht in der Regel den Schmerz. Ebenso wirksam ist ein handelsübliches Antiphlogistikum wie Diclophenac-Natrium oder Indomethacin. Als Dauertherapie wird zur Senkung des Uratspiegels Probenecid verabreicht. Man kann hierdurch die Chance eines erneuten Gichtanfalls herabsetzen. Gleichzeitig empfiehlt es sich, eine purinfreie oder purinarme Kost zu sich zu nehmen, d.h. eine an Zellkernen arme Kost (kein Bries, kein Hirn, keine Nieren, keine Leber, kein Herz).

## 4.11 Blutergelenk

Synonym: Arthritis haemophilica
Die Hämophilie oder Bluterkrankheit ist eine rezessiv geschlechtsgebunden vererbliche Krankheit. Das heißt, sie befällt nur Jungen, Frauen sind als Mütter Konduktorinnen dieses Erbgutes. Wesentlich ist der Faktor-VIII- oder IX-Mangel. Neben den pädiatriscch-internistischen Bedürfnissen des Faktorenersatzes spielt für den Patienten selbst das sog. **Blutergelenk** eine wesentliche Rolle.
Man findet einen Gelenkerguss ohne großes Trauma, der relativ wenig Schmerzen bereitet und die Gelenkfunktion wenig behindert. Die Blutungszeit ist verlängert, die Blutgerinnung verzögert, der Patient ist als erblich belasteter Bluter bekannt. Je nach dem Stadium der Krankheit und dem Alter des Patienten kommt es durch die Hämophilie zu fortschreitenden Gelenkveränderungen:

- Der einfache Bluterguss (**Haemarthros**) in einem oder mehreren Gelenken ohne Knorpel- und Gelenkveränderungen.
- Haemarthros-bedingte **Knorpelschäden** mit teilweiser Destruktion des unter dem Knorpel gelegenen Knochens.
- Spätstadium ohne wesentliche Gelenkeinblutung mit **deformierende Arthrose** = Gelenkverschleiß, die röntgenologisch von einer Gelenkdegeneration anderer Genese nicht mehr deutlich zu unterscheiden.

**Therapie:** Ob eine frische Gelenkeinblutung punktiert werden soll oder nicht, wird nicht einheitlich beurteilt. Auf jeden Fall sollen ein Kompressionsver-

## 4.11 Blutergelenk

band und eine Ruhigstellung ein weiteres Nachbluten verhindern. Gleichzeitig wird möglichst der notwendige Gerinnungsfaktor ersetzt, um wenigstens vorübergehend normale Blutungs- und Gerinnungsverhältnisse herzustellen.

Sobald wie möglich werden unter dem Schutz der Gerinnungsfaktoren wieder aktive Bewegungen der Gelenke aufgenommen, um einer Einsteifung vorzubeugen. Bei der großen Gefahr ständiger Wiedereinblutungen und der dadurch langsam fortschreitenden Zerstörung der Gelenke wird eine abnehmbare Gipshülse oder ein Schienenschellenapparat zum Schutz der Gelenke verordnet. Operative Eingriffe müssen beim Bluter mit großer Vorsicht erfolgen. Auf jeden Fall muss für die Zeit des Eingriffs der Gerinnungsstatus durch Ersatz der fehlenden Faktoren normalisiert sein, um lebensbedrohliche Komplikationen zu vermeiden.

# 5 Aseptische Knochennekrosen

## 5.1 Allgemeines

Unter diesem Oberbegriff werden unspezifische Zerstörungserscheinungen an umschriebenen Knochenpartien zusammengefasst. Sie betreffen die Epi-, Meta- und Aophysen der langen und kurzen Röhrenknochen *(Abb. 13 a, b)*, aber ebenso enchondral verknöchernde Fuß- und Handwurzelknochen sowie die Wirbel. Eine gewisse **konstitutionelle Neigung** spielt eine Rolle. Die am stärksten belasteten Knochenabschnitte neigen am meisten zum Auftreten einer aseptischen Knochennekrose. So erkranken im Kindesalter die am stärksten wachsenden Epiphysen (z. B. Morbus Perthes), in der Adoleszenz die Apophysen (z. B. Morbus Osgood-Schlatter) und in der Pubertät die Epiphysenfugen (z. B. Epiphyseolysis capitis femoris). Auch im Erwachsenenalter kann es zu aseptischen bzw. avaskulären Nekrosen kommen, so am Mondbein (Mobus Kienböck) oder am Hüftkopf (idiopathische Hüftkopfnekrose). Ein Missverhältnis zwischen Tragfähigkeit und Belastung im entsprechenden Knochenabschnitt liegt vor.

**Pathologische Anatomie:** Es kommt zu einer **Ischämie** (= mangelhafte Durchblutung) des betroffenen Epi- und Apophysenabschnittes mit nachfolgender Nekrose des Knochenkerns. Durch Belastung kann es zur völligen Zertrümmerung des nekrotischen Knochenkerns kommen. Der Wiederaufbau geht vom gesunden Mark und von der Knochen-

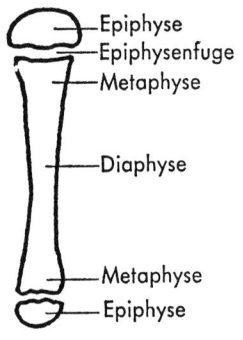
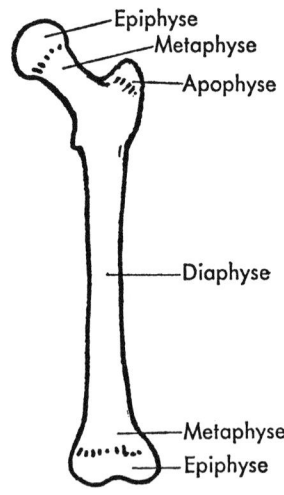

**Abb. 13:**
a) Schematischer Aufbau eines Röhrenknochens.
b) Nekrosenbefall typischer Röhrenknochen-Areale.

haut aus. Der Gelenkknorpel selbst ist primär nicht zerstört, kann aber durch die Belastung ebenfalls leiden. Die unzureichend behandelte aseptische Nekrose führt in dem beteiligten Gelenk zu Deformierungen und zur frühzeitigen Arthrosis deformans.

**Röntgenuntersuchung:** Man findet die Auflockerung der Spongiosastruktur des Knochenkerns, Verdichtungszonen sind eingestreut. Durch den Abbau des Knochenkerns entsteht der Eindruck eines verbreiterten Gelenkspaltes.

**Therapie:** Als allgemeine Behandlungsrichtlinie bei aseptischen Nekrosen gilt die Wiederherstellung der Durchblutung und bis dahin die Entlastung, um die Verformung des Gelenkes möglichst zu verhindern. Unter Umständen müssen von der aseptischen Nekrose erzeugte Fehlstellungen korrigiert werden. Diätetische Maßnahmen oder Medikamente mit positiver Auswirkung auf aseptische Nekrosen sind nicht bekannt.

## 5.2 Perthes-Krankheit

Synonym: Osteochondrosis deformans coxae juvenilis, Legg-Calvé-Perthes-Krankheit

Es handelt sich um die aseptische Nekrose des Hüftkopfes. Die Ursache für diese Durchbutungsstörung mit nachfolgendem Umbau des schon verknöcherten Hüftkopfes im Knorpel ist nicht bekannt. Die Krankheit betrifft mehr Jungen als Mädchen, und zwar im Verhältnis 3 : 1. Sie wird gelegentlich schon mit 2–3 Jahren entdeckt, kann aber auch erst mit 11–14 auftreten. Insgesamt ist die Prognose um so günstiger, je jünger der davon Betroffene ist. In etwa 10 % kommt es zum beidseitigen Befall.

**Klinik:** Die betroffenen Kinder hinken, klagen – bei sonst gutem Befinden – über Knie- und Hüftschmerzen. Differentialdiagnostisch kommt aufgrund der Klinik ein flüchtiger Hüftreiz (Koxitis fugax, siehe 4.2) in Frage. Die diskrete Symptomatik führt häufig zu einer späten Diagnose. Bei der klinischen Untersuchung fällt vor allem die Einschränkung der Innen- und Außenrotation auf, auch das Abspreizen wird unangenehm empfunden. Gelegentlich zeigt sich auch eine Hüftbeugeschonhaltung auf der betroffenen Seite. Das Trendelenburg'sche Zeichen kann schmerzbedingt positiv sein. Bei fortgeschrittenem Prozess ist das Hinken ausgeprägt, eine Muskelatrophie und eine Beinverkürzung werden sichtbar.

**Ultraschalluntersuchung:** Schon in der Frühphase der Kondensation und auch der Fragmentation lässt sich häufig im Ultraschallbild ein Gelenkerguss nachweisen. Er stellt in einem direkten Zusammenhang mit der eingeschränkten Beweglichkeit.

**Knochenszintigrafie:** In der Phase der Kondensation findet sich meist eine Minderbelegung, die auch in der Phase der Fragmentation anhält. Erst mit der Regeneration zeigt die Szintigrafie eine Mehrbelegung in der betroffenen Hüfte.

Die **Kernspintomografie** zeigt schon in einer frühen Phase der Erkrankung das Ausmaß der Durchblutungsstörung an. Sie ergänzt die aus dem Röntgenbild und der Sonografie gewonnenen Kenntnisse. Nach operativen Eingriffen, bei denen Metallimplantate verwendet worden waren, kann das MR nicht mehr genutzt werden.

**Therapie:** Wesentlich ist die Entlastung des Hüftkopfes, um eine Deformierung mit der Gefahr einer späteren Arthrose zu vermeiden. Früher hat man die erkrankten Kinder deshalb über Jahre hinweg in Krankenhäusern behalten und sie **vor der Belastung des Hüftgelenkes geschützt**. Die Ergebnisse bezüglich der

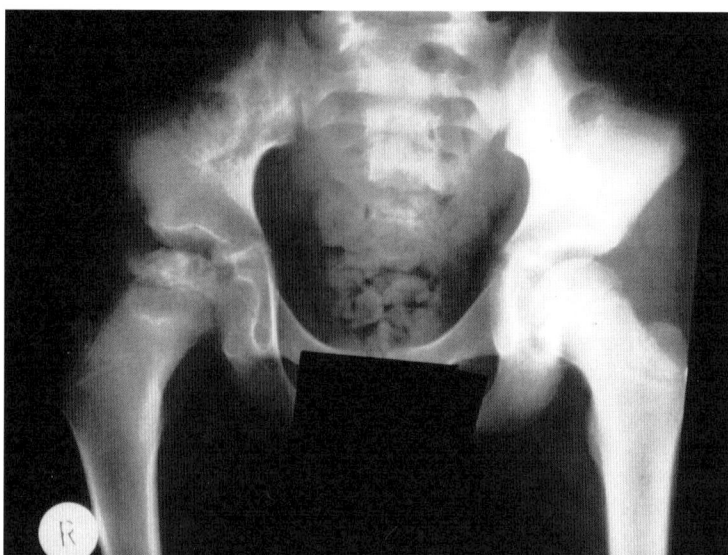

**Abb. 14:** Morbus Perthes rechts, Verlauf zwischen 8 und 18 Jahren

a) Röntgenbild mit 8 Jahren. Der ganze Kopf ist betroffen, man erkennt die Herauswandertendenz des Hüftkopfes.

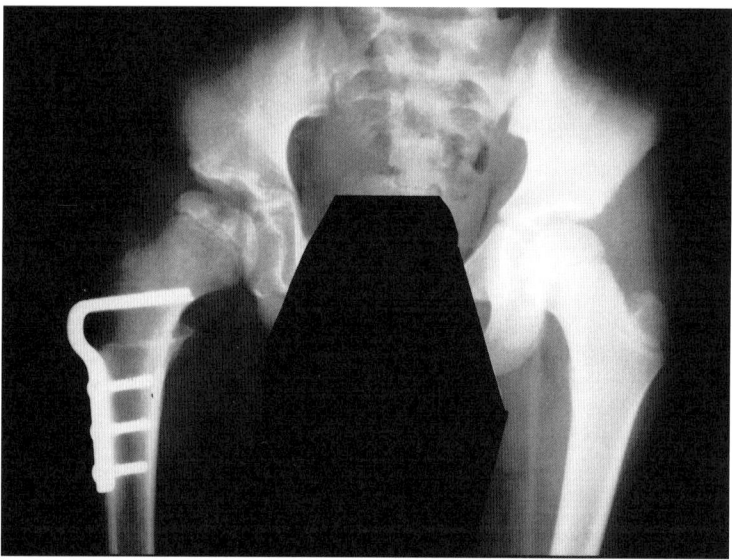

b) Zustand 1 Jahr nach Varisierungsosteotomie mit verbessertem Kopfaufbau und guter Zentrierung des Hüftkopfes in die Pfanne.

Hüftentwicklung waren ausgezeichnet. Die psychischen Nachteile einer mehrjährigen Hospitalisierung wären heute nicht mehr zu vertreten. Daneben wurde eine Vielzahl von Gipsverbänden und Schienen angegeben und verwendet, die eine gute Zentrierung des Hüftkopfes und gleichzeitig eine Entlastung sichern sollten *(Abb. 15)*. In den letzten Jahren hat man bei entsprechenden **Risikozeichen** bezüglich der Hüftkopfentwicklung der operativen Behandlung Platz eingeräumt. Durch eine **Varisierungsosteotomie** oder eine **Beckenosteotomie** lässt sich ein Hyperämiereiz setzen und die **Hüftkopfregeneration beschleunigen**. Nach einer solchen Operation werden nicht alle septischen Hüftkopfnekrosen folgenlos ausgeheilt. Andererseits ist zu berücksichtigen, dass bei frühzeiti-

## 5.2 Perthes-Krankheit

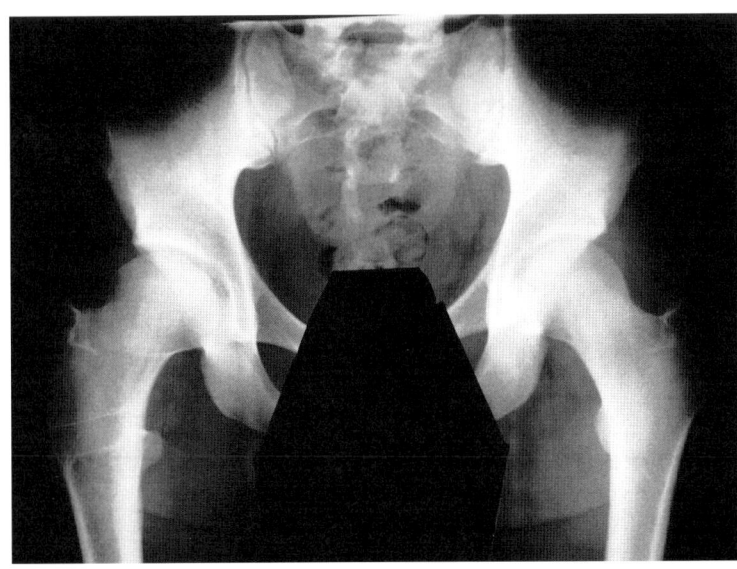

c) Die Beckenübersicht mit 18 Jahren zeigt gut ausgeheilten runden Hüftkopf rechts, der in der Belastbarkeit der gesunden linken Seite nicht nachsteht. Der junge Mann ist sportlich voll belastbar.

ger Diagnose (unter 5 Jahren) und geringen klinischen Symptomen auch ohne Therapie, d. h. unter normaler Belastung eine Ausheilung der Pertheserkrankung möglich ist. Je älter das Kind beim Beginn der aseptischen Nekrose, desto ungünstiger ist die Prognose. Auch operative Maßnahmen können dann nur die Spätzustände günstiger gestalten, ohne eine perfekte Ausheilung erzwingen zu können.

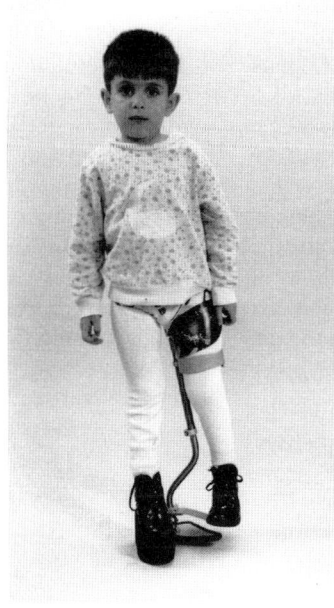 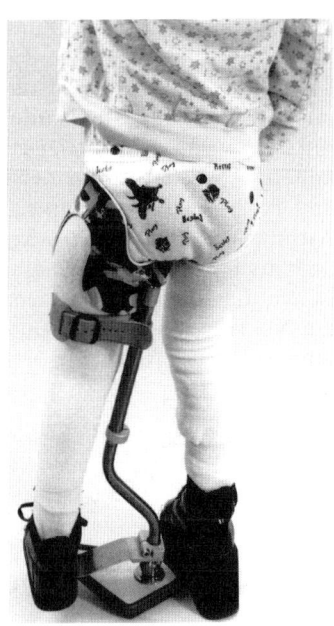

**Abb. 15:** Innenrotationsschiene von vorne und von hinten
Zur Entlastung des linksseitigen Morbus Perthes wird eine Innenrotationsschiene getragen. Das Gewicht des Körpers wird über das Sitzbein auf den Gehblock übertragen und entlastet so das Hüftgelenk. Der linke Hüftkopf stellt sich innengedreht tiefer in die Pfanne ein. Der rechte Schuh ist erhöht, um Beckengeradstand zu bewahren. Damit kann das Kind ohne Gehstützen gehen und dabei sein linkes Hüftgelenk entlasten.

**Pflege:** Bei der Auslieferung der Innenrotationsschiene in der Klinik ist eine enge Kooperation von Patient, Eltern, Krankengymnast, Orthopädiemechaniker und Pflegepersonal nötig. Gemeinsam wird auf korrekten Sitz der Schiene und die Tragedauer geachtet. Bei Schmerzen ist die Haut vor allem am Sitzbeinhöcker auf Druckstellen durch Stofffalten oder Unebenheiten der Schiene zu untersuchen. Eine Änderung der Schiene ist u. U. erforderlich. Wird die Schiene nicht getragen, so muss sichergestellt sein, dass die erkrankte Hüfte mittels Unterarmgehstützen entlastet wird.

## 5.3 Hüftkopfnekrose

Vergleichbar mit der Perthes-Erkrankung kann es beim Erwachsenen zu einer spontanen (idiopathischen) Hüftkopfnekrose kommen. Der subchondrale Knochen der tragenden Zone erweicht und bricht mitsamt dem daraufsitzenden Gelenkknorpel ein. Der Erkrankungsbeginn ist am häufigsten im 4. Lebensjahrzehnt. Nicht selten findet sich Alkoholabusus in der Vorgeschichte. Ein anderer bekannter Faktor ist eine längerdauernde Kortisontherapie z. B. wegen Asthma oder rheumatoider Arthritis, aber auch nach Behandlung einer myeloischen Leukämie. In diesem Fall kann die Nekrose schon bei Jugendlichen und jungen Erwachsenen beobachtet werden.

**Klinik:** Fortschreitende Gehbeschwerden mit Einschränkung der Beweglichkeit des Hüftgelenkes, auch im Knie projezierte Schmerzen sind charakteristisch. Mit dem Fortschreiten der Hüftkopfnekrose kommt es auch zu Ruheschmerzen.

**Röntgen, Szintigrafie, CT, MR:** Im Frühstadium lässt sich die Hüftkopfnekrose am besten im Kernspintomogramm nachweisen, aber auch im CT und in der Szintigrafie. Im fortschreitenden Zustand wird das Röntgenbild immer eindeutiger und zeigt den segmentalen oder kompletten Einbruch des Hüftkopfes *(Abb. 16)*. Im Computertomogramm und im Kernspintomogramm lässt sich die Nekrose oft noch besser abgrenzen. Innerhalb von Monaten bis Jahren kann es zu einer völligen Zerstörung des Gelenks kommen.

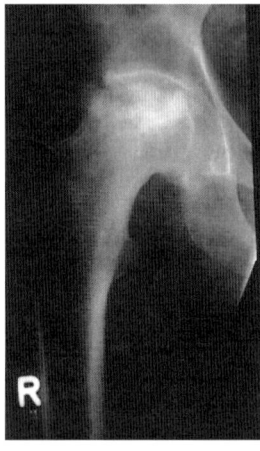

**Abb. 16:** Hüftkopfnekrose bei 39jährigem Mann mit langer Kortisonanamnese wegen Asthma.

**Therapie:** Die starken Schmerzen und die erhebliche Gelenkbehinderung bei relativ jungen Patienten zwingen zu einem aktiven Vorgehen. Bei frühzeitigem Erkennen hilft eine intertrochantäre Umstellungsosteotomie. Bei fortgeschrittenem Zerfall bleibt nur der Ersatz des nekrotischen Hüftkopfes durch ein künstliches Gelenk. Da es sich um eher junge Patienten handelt, wird in der Regel ein zementfreier Gelenkersatz durchgeführt werden.

## 5.4 Epiphyseolysis capitis femoris

Synonym: Coxa vara adolescentium, jugendliche Hüftkopfkappenlösung

Die aseptische Nekrose der Epiphysenfuge am proximalen Femur ist eine nicht seltene Erkrankung der späten Kindheit und Pubertät. Jungen sind häufiger befallen als Mädchen. Das Abrutschen des Schenkelhalses auf der im Gelenk stehenbleibenden Epiphyse kann akut auftreten (Epiphyseolysis capitis femoris acuta). In der überwiegenden Mehrzahl handelt es sich um ein langsames Abgleiten, wobei jedoch der Abgleitprozess nicht selten durch ein bangloses Trauma ausgelöst wird (Epiphyseolysis capitis femoris lenta).

Als **Ursache für den Erweichungsprozess der Epiphysenfuge** findet man nicht selten eine hormonale Dysfunktion, z. B. eine Dystrophia adiposogenitalis oder den eunuchoidalen Hochwuchs mit dadurch bedingter Herabsetzung der Tragfähigkeit.

**Klinik:** Die betroffenen Kinder klagen über schnelles Ermüden, Hinken, häufig über Knie-, weniger oft über Hüftschmerzen, die nach kurzer Entlastung verschwinden. Nicht selten werden die Befunde erst nach einem Trauma erhoben. Das Hinken ist unterschiedlich ausgeprägt, je nach Ausmaß des Abrutsches der Kopfkappe. Bei der klinischen Untersuchung sind insbesondere die **Innenrotation und Abspreizung,** gelegentlich auch die Beugung **behindert.** Charakteristisch ist eine Außenrotation des Beines in der Hüfte *(Abb. 17)*. Bei starkem Abrutsch der Kopfkappe kann das Bein verkürzt sein. Im Stehen ist das Trendelenburg-Zeichen positiv.

**Röntgenuntersuchung:** Im frühen Stadium des Gleitvorgangs zeigt die Beckenübersichtsaufnahme lediglich eine geringfügige Aufhellung der Epiphy-

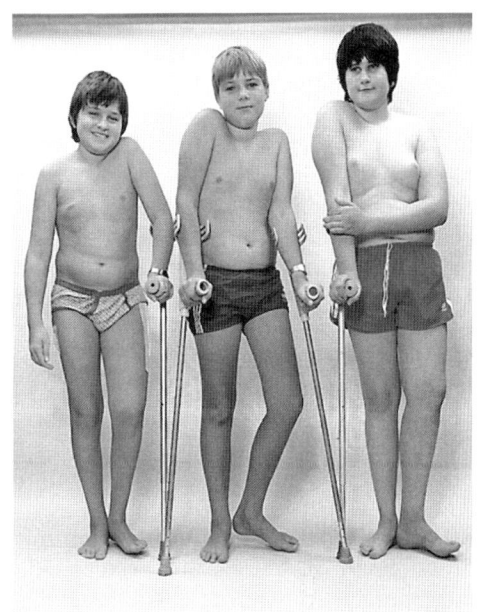

**Abb. 17:** Epiphyseolyse mit typischem Habitus Drei Jungen im Alter von 13, 14 und 15 Jahren. Nach operativer Versorgung an Stockstützen entlastend.

senfuge. Auch bei ausgeprägtem Gleitvorgang wird die Röntgenaufnahme im anteroposterioren Strahlengang nur wenig zeigen. Die **Axialaufnahme nach Lauenstein,** die bei kindlichen Hüft- und Kniegelenksbeschwerden unklarer Genese immer angefertigt wird, gibt Auskunft über das Ausmaß des eingetretenen Gleitvorgangs.

**Therapie:** Bei geringem Gleitvorgang wird die Epiphyse mit Kirschnerdrähten oder eine Schraube vor einem weiteren Abrutschen geschützt. Handelt es sich um einen akuten großen Abrutsch (**Epiphyseolysis acuta**), so ist dies mit einem kindlichen Schenkelhalsbruch vergleichbar. Die notfallmäßig durchgeführte **blutige Reposition** wird von einer Fixation mit Kirschnerdrähten gefolgt und bringt noch die besten Ergebnisse. Bei verzögerter Versorgung ist die Gefahr einer späteren Hüftkopfnekrose groß. Anschließend ist eine mehrwöchige Entlastung, d. h. ausschließliches Gehen an Krücken empfohlen. Die Gegenseite muss vor allem bei jungen Kindern mit noch lange offener Wachstumsfuge prophylaktisch mitbehandelt werden. Dies erfolgt durch das Einbringen von die Fuge sichernden Kirschnerdrähten oder unter Verwendung einer Schraube, die die Fuge sichert. Ohne diese Vorkehrungen besteht ein etwa 30%iges Risiko eines späteren Abrutsches auf der ursprünglich nicht betroffenen Seite.

Bei der Epiphyseolysis capitis femoris lenta mit geringem Abrutsch von unter 30° genügt die Sicherung der Fuge ohne Änderung der Position (= Fixation in situ). Bei etwa 20% der Jugendlichen mit größerem Abrutsch als 30° besteht eine ausgeprägte Außendrehfehlstellung des betroffenen Beines mit Verkürzung und Schmerzen bei Belastung, oft sogar mit der Unmöglichkeit, das Bein im Hüftgelenk mehr als 20–30° zu beugen. In diesen Fällen korrigiert man die Fehlstellung des Hüftkopfes durch eine intertrochantere Osteotomie nach Imhäuser, nach der der Hüftkopf verbessert mit der Pfanne artikuliert.

Die Chance der Wiederherstellung einer vollen Leistungsfähigkeit ist damit groß. Die ansonsten vor allem bei großen Hüftkopfabrutschen drohende Früharthrose wird vermieden.

Auch bei der Epiphyseolysis capitis femoris lenta gilt, dass vor allem bei jungen Kindern mit noch lange offener Fuge die Gegenseite vor einem Abrutsch gesichert werden muss.

---

**Pflege:** Unmittelbar nach dem operativen Eingriff ist eine Kontrolle des DMS (Durchblutung, Motorik, Sensibilität) des Beines und der Füße angezeigt. Der Außenrotationsneigung ist mittels Keeler-Schiene, eventuell zusätzlich mit Sandsäckchen entgegenzuwirken. Bei Schonhaltung in Außendrehstellung ist der Peronaeusnerv gefährdet. Gewünscht ist des weiteren die symmetrische Lagerung der Hüften sowie die Spitzfußprophylaxe, auf Fersenfreilagerung ist zu achten. Anfangs sollen die Beine nicht überkreuzt werden.

Falls die im Operationssaal angewickelten elastischen Binden wegen der Beinschwellung zu straff sitzen oder durch Bewegung verrutscht sind, sollte man die Wickelung in Kornährenform erneuern. Bei größeren Jugendlichen werden elastische Strümpfe mit Vorteil gegenüber den Binden eingesetzt.

Häufig sind Epiphyseolysenpatienten adipös. Eine Diätberatung von Eltern und Kindern kann hilfreich sein. Starkes Schwitzen und die anfängliche Unbeweglichkeit wegen der Schmerzen kann zu einer Hautreizung vor allem in der Leiste und im Gesäß führen. Ein Bettaufrichter zur Erleichterung der eigenen Mitarbeit bietet für Patienten und Pflegepersonal Vorteile beim Lagern und bei der Körperpflege.

Nach Entfernung der Drainage wird die parallele Mobilisierung im Rollstuhl und an Unterarmstockstützen angestrebt. Anfängliche Kreislaufprobleme besonders bei sehr dicken Patienten sind nicht selten. Um große Hebelkräfte zu vermeiden, sind am Rollstuhl abgewinkelte Fußteile sinnvoll.

## 5.5 Osteochondrosis dissecans

Synonym: Morbus König
Es handelt sich um eine aseptische Nekrose, bei der ein kleiner Bezirk des Knorpels und darunter liegenden Knochens von der Durchblutung ausgeschlossen wird. Wird das schalenförmige Knochenknorpelstück in das Gelenk abgestoßen, so nennt man dies eine **Gelenkmaus**. Ähnliche Veränderungen werden auch am Talus, vereinzelt auch am Ellenbogen, am Schulter- und am Hüftgelenk beobachtet.

**Klinik:** Die anfänglichen Beschwerden sind gering, ziehende Schmerzen im Gelenk, eine leichte Ermüdbarkeit und ein Druck auf das erkrankte Gelenk geben Hinweise. Bei der Ausstoßung einer Gelenkmaus kann es zu **Einklemmungserscheinungen** mit plötzlichen Schmerzen und Gelenksperre sowie zum Auftreten eines intraartikulären (= in das Gelenk) Ergusses kommen.

**Röntgenuntersuchung:** Frühzeitig findet man einen Aufhellungsbezirk mit einem darin enthaltenen dichteren Fragment im subchondralen Knochen des Femurs oder der Tibia. Bei der Lockerung und Abstoßung der Gelenkmaus sieht man eine Einbuchtung im Gelenk, genannt **Mausbett**.
Die **Kernspintomografie** zeigt die mangeldurchblutete Knorpelzone der Osteochondrose exakt an, darauf lässt sich auch erkennen, ob der Gelenkknorpel noch geschlossen ist, oder ob eine Abtrennung (Dissekation) eingesetzt hat.

**Therapie:** Wird die Osteochondrose nur zufällig auf einem Röntgenbild entdeckt und macht keine Beschwerden, verbleibt man eher konservativ und zuwartend. Ein Teil kann spontan ausheilen. Allzu extreme sportliche Belastungen sollten allerdings vermieden werden. Bei wiederholten Schmerzen und Reizzuständen ist die **Eröffnung des Gelenkes (Arthrotomie)** und Unterfütterung des schlecht durchbluteten Bezirkes (Osteochondrosebezirk) sinnvoll. Hierdurch kann die Zirkulation und der Stoffwechsel des ehemals nekrotischen Bezirks angeregt werden. Mit wiederhergestellter Durchblutung hören die Schmerzen auf, die volle Belastbarkeit kann wieder erreicht werden.
Bei schon abgehobenen Osteochondrosebezirken kann man die **Anspickung oder Anschraubung** empfehlen. Die Chancen sind vor allem bei Jugendlichen sehr groß. Bei älteren, schon länger im Gelenk herumschwimmenden Gelenkkörpern (Gelenkmäusen) werden diese operativ entfernt, da sie sonst bei Einklemmungen zu Schliffspuren und Zerstörung des Gelenkes führen würden.

## 5.6 Osgood-Schlatter-Erkrankung

Synonym: Apophysenstörung der Tuberositas tibiae
Die Tibiaapophysennekrose kann ein- oder beidseitig auftreten. Sie befällt vor allem männliche Heranwachsende. Diese klagen über lokalen Druckschmerz, gelegentlich über eine Schwellung an der Insertionsstelle der Patellarsehne.

**Röntgenuntersuchung:** Sie zeigt eine Aufhellung und Skerlosierung der Apophyse mit Fragmentation.

**Therapie:** In der Regel erfolgt eine spontane Ausheilung des krankhaften Prozesses. Zurück bleibt eine erhebliche Verdickung der Tuberositas tibiae. Bei Beschwerden hilft vorübergehende Ruhe und eine Einschränkung allzugroßer sportlicher Aktivität. Nur ausnahmsweise bei Ausbildung von sehr schmerzhaften Apophysenverknöcherungen kommt gelegentlich eine chirurgische Exstirpation in Frage.

## 5.7 Köhler-Krankheit

Diese Erkrankung tritt in zwei Varianten auf:

- Köhler I: aseptische Nekrose am Os naviculare des Fußes
- Köhler II: aseptische Nekrose am Metatarsalköpfchen II, III und IV.

Die Köhler-Krankheit findet man besonders bei Kindern zwischen 3 und 6 Jahren. Rasche Ermüdbarkeit und Schmerzen in der Naviculargegend oder über den erkrankten Metatarsusköpfchen geben den klinischen Hinweis.

**Röntgenuntersuchung:** Bei Köhler I ist der Knochenkern des Naviculare verdichtet und zusammengesintert. Bei Köhler II finden wir eine Zusammensinterung und Sklerosierung der betroffenen Metatarsusköpfchen.

**Therapie:** Bei akuten Beschwerden wird man für einige Wochen eine Ruhigstellung im Gipsverband befürworten, später für eine genügende Fußunterstützung durch Maßeinlagen sorgen. Operative Behandlungen kommen weder für den Köhler I noch für den Köhler II in Frage.

## 5.8 Morbus Haglund

Synonym: Apophysitis calcanei

**Klinik:** Die Patienten klagen nach Überanstrengung über Schmerzen im Fersenbein. Dieses ist geschwollen und druckschmerzhaft, insbesondere bei der Dorsalflektion des Fußes.

**Röntgenuntersuchung:** Die Kalkaneusapophyse ist aufgehellt und zeigt Sklerosierungszonen.

**Therapie:** Wie bei den anderen aseptischen Nekrosen wird bei ausgeprägten Beschwerden eine Entlastung mit einer Fersenzurichtung und durch Schonung Abhilfe gesucht werden. Ausnahmsweise kommen auch chirurgische Abtragungen der Exostose in Frage.

## 5.9 Morbus Kienböck

Synonym: Lunatummalazie
Diese aseptische Nekrose betrifft ältere Jugendliche und Erwachsene bevorzugt männlichen Geschlechts. Überlastungen der Handwurzel, insbesondere bei Pressluftarbeiten, werden verantwortlich gemacht.

**Klinik:** Die Patienten klagen über eine Einschränkung der Beweglichkeit am Handgelenk und langsam zunehmende Schmerzen, insbesondere am Handrücken und über dem Mondbein. Es besteht lokaler Druckschmerz, und die Handgelenksbewegungen sind eingeschränkt.

**Röntgenuntersuchung:** Im frühen Stadium findet sich eine vermehrte Verdichtung und Unregelmäßigkeit des Mondbeins. Im Spätzustand sieht man die Fragmentation, die Abflachung und Zusammensinterung des Knochens.

**Therapie:** Ob bei einer Lunatummalazie durch eine Ruhigstellung die Gesundung gefördert wird, ist fraglich. In jedem Fall bringt eine solche Ruhigstellung eine Schmerzlinderung. Bei fortgeschrittenen, schmerzhaften Lunatumnekrosen empfiehlt es sich, den nekrotischen Bezirk zu entfernen und einen Sehnenknödel (nach Buck-Gramcko) einzusetzen. Bei anders nicht beherrschbaren Schmerzen kann auch einmal eine Handgelenksarthrodese (Versteifung) anzuraten sein.

## 5.10 Scheuermann-Krankheit

Synonym: Adoleszentenkyphose, jugendlicher Rundrücken

Diese Erkrankung ist unter Heranwachsenden relativ häufig verbreitet. Als Ursache liegt ein **gestörtes Epiphysenwachstum der Brustwirbelkörper** vor. Dies führt zu einer unregelmäßigen Verknöcherung der Wirbelkörper, insbesondere im Vorderkantenbereich. Die Ätiologie ist unbekannt. Jedoch scheinen gewisse Überlastungen und endokrinologische Störungen eine Rolle zu spielen. Die Stützgewebeschwäche bedingt Wirbelgrund und -deckplatteneinbrüche und die Ausbildung von Schmorl-Knötchen. Die aseptische Nekrose der Wirbelkörperapophysen führt zu einer trapezoid keilförmigen Deformierung der Brustwirbelkörper und somit zur Ausbildung einer **Kyphose** (Rundrücken).

Klinik: Im Brustbereich findet sich eine Kyphose. Bei der Vorwärtsneigung erkennt man die sargdeckelförmige Deformierung der Thoraxhinterwand, durch ungewöhnlichen Rippenabgang erzeugt. Häufig besteht gleichzeitig eine kurzbogige Skoliose.

**Differentialdianostisch** muss eine Wirbeltuberkulose und Wirbelfrakturen abgegrenzt werden. Beschwerden treten oft erst spät bei starker Belastung auf.

Therapie: Eine aktive Übungsbehandlung zur Besserung der Haltung und zur Streckung der Brustwirbelsäule ist angezeigt. Ein hartes Brett, unter Umständen ein reklinierendes Gipsbett, sollen längere Zeit Anwendung finden. Nur selten wird man durch ein Reklinationskorsett oder operativ eine Besserung der juvenilen Kyphose anstreben.

## 5.11 Calvé-Krankheit

Synonym: Vertebra plana, Flachwirbel

Die aseptische Nekrose betrifft einen einzigen Wirbelkörper und verursacht seine Abflachung. Am häufigsten ist der 9.–12. Brustwirbel erkrankt. Gelegentlich entwickelt sich die Nekrose aus einem eosonophilen Granulom, das isoliert in einem Wirbelkörper auftreten kann.

Klinik: Die Kinder klagen über Rücken- oder Kreuzschmerzen, gelegentlich findet man eine kurzbogige Kyphose oder Gibbusbildung (Buckel), die auf Druck schmerzhaft ist.

Röntgenuntersuchung: Röntgenologisch erkennt man den völlig abgeflachten zusammengesinterten Wirbelkörper.

Therapie: Eine spezifische Behandlung für die Vertcba plana Calvé existiert nicht. Schonung, evtl. ein reklinierendes Gipsbett, können angezeigt sein. Ein Teil dieser Wirbeldeformitäten richtet sich von selbst wieder auf.

# 6 Neuroorthopädische Erkrankungen

## 6.1 Kinderlähmung

Synonym: Poliomyelitis anterior
Die Poliomyelitis ist eine **Virusinfektion,** die zu einem Ausfall der Vorderhornzellen des Rückenmarks, gelegentlich auch des Hirnstammes, führt. Dies bedingt Muskellähmungen, also **motorische Ausfälle,** jedoch keine Störungen der Gefühlsempfindung oder der vegetativen Funktionen.

Bis zur Einführung der Schluckimpfung nach Sabin (1960) kam es hierzulande alljährlich zu Polioepidemien erheblichen Ausmaßes. Heute sind akute Erkrankungen in unserem Lande außerordentlich selten. In den Entwicklungsländern Asiens, Afrikas und Lateinamerikas spielt die Kinderlähmung auch heute noch eine große Rolle. Sie stellt neben der Knochentuberkulose und der Lepra einen Großteil der orthopädischen Patienten.

40 Jahre nach Einführung der Schutzimpfung beschäftigen wir uns in Zentraleuropa fast ausschließlich mit Spätzuständen und Restlähmungen.

Das **Poliomyelitis-Virus** (drei verschiedene Stämme sind bekannt) dringt durch den Nasen-Rachen-Raum oder den Magen-Darm-Trakt in den Körper ein, ist dann für eine gewisse Zeit im gesamten Gastrointestinaltrakt und im Blutkreislauf nachweisbar. Über die Ausscheidungen ist es wieder übertragbar. Entscheidend ist die Affinität (= Vorliebe) des Poliomyelitis-Virus' zu den Vorderhornzellen des Rückenmarks. Die dort auftretende Entzündung verursacht die motorische Lähmung.

**Klinik:** Als **Frühsymptome** einer Poliomyelitiserkrankung finden sich Kopfschmerzen, Fieber, Schläfrigkeit und eine gewisse Empfindlichkeit an Rumpf und

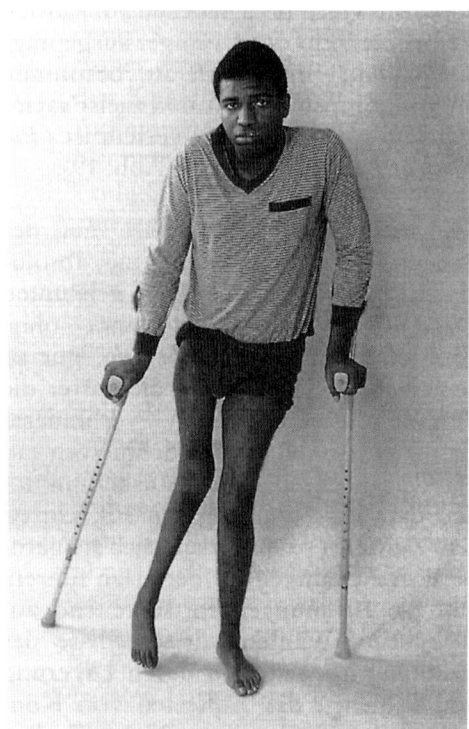

**Abb. 18:** Poliomyelitis
19jähriger Mann mit bevorzugt das rechte Bein betreffender Poliomyelitis. Adduktionskontraktur rechtes Hüftgelenk. Beugekontraktur rechtes Kniegelenk. Spitz-Klumpfußdeformität rechter Fuß.

Gliedmaßen als typische Zeichen einer frischen Virämie (Viren im Blut). In vielen Fällen bleibt es bei diesen wenig spezifischen Symptomen der Krankheit, sie läuft ohne Lähmungen ab (**Poliomyelitis ohne Lähmungen**).

Bei den anderen Fällen kommt es innerhalb der ersten Wochen zu **motorischen Ausfällen mit gleichzeitigen Schmerzen** in den Gelenken und Muskeln. Der Patient wehrt sich gegen jedes passive Durchbewegen der gelähmten schmerzhaften Gliedmaße. Die akute Erkrankung klingt innerhalb von 2 bis 3 Wochen ab. Zurück bleibt eine mehr oder weniger ausgeprägte Lähmung, die schlaff ist, bestimmte Muskelgruppen umfasst und meist asymmetrisch auf den Körper verteilt ist (**Poliomyelitis mit Lähmungen**) *(Abb. 18)*.

**Therapie:** In der **akuten Phase** muss der Patient, Erwachsener oder Kind, **absolute Bettruhe** einhalten. Die gelähmten Gliedmaßen müssen entspannt ohne Fehlstellungen gelagert werden, nur so lassen sich Kontrakturen, die später die Funktion beeinträchtigen, verhindern. **Erst nach Abklingen der Schmerzen** mit der Rückkehr einzelner Muskelfunktionen darf die **Krankengymnastik** einsetzen. Zunächst passive, dann sich steigernde aktive Übungen werden dazu führen, dass die Lähmungen fortschreitend zurückgehen. Während dieser **Phase der Erholung** ist weiterhin durch Lagerung und Schienen das Auftreten von Kontrakturen zu verhindern. Das muskuläre Ungleichgewicht aufgrund der Lähmungen kann bei einseitigem Ausfall von Antagonisten leicht zu Fehlstellungen, wie z. B. einem Hackenfuß, einer Hüftbeugekontraktur oder einer Skoliose führen.

Je nach Ausmaß der Lähmungen und der **Rückbildungsquote** kann eine volle Normalisierung der muskulären Kräfte eintreten. Bei anderen Patienten bleiben Ausfälle unterschiedlichen Grades zurück. Die ersten drei Monate nach Beginn der Erkrankung sind für die Erholung der erkrankten Vorderhornzellen somit entscheidend. Jenseits von zwei Jahren sind Besserungen kaum noch zu erwarten. Dann sollten die verbliebenen Kräfte durch Schienen, stabilisierende Schuhe, Gehapparate und Korsette unterstützt werden, um die Gehfähigkeit und den Gebrauch der Hände zu sichern.

**Operative Korrekturen** kommen frühestens ein Jahr nach Beginn der Erkrankung in Frage. Durch Sehnenverpflanzungen kann man versuchen, paretische Muskelgruppen zu stärken oder deformierende Kräfte auszuschalten. Beispielsweise wird die Peronaeus brevis-Sehne und die Tibialis posterior-Sehne auf die Achillessehne zurückverpflanzt, um einen progredienten Hackenfuß bei Ausfall des M. triceps surae zu bekämpfen. Der verpflanzte Muskel wird nie einen vollen Ersatz für die ausgefallene Kraft darstellen können. Erreichbar ist allerdings eine Besserung der Deformität, ein Flüssigerwerden des Gangbilds und ein Verhindern des Fortschreitens der Fehlform. **Versteifende Operationen** kommen bei Jugendlichen in Frage, deren Längenwachstum weitgehend beendet ist. So kann die Versteifung der Wirbelsäule, die **Spondylodese**, notwendig werden, um eine fortschreitende Wirbelsäulenseitverkrümmung (**Skoliose**) zu stoppen. Ebenso können versteifende Operationen am Fuß einen fortschreitenden Lähmungsknick- oder Klumpfuß bessern und den Fuß in auftrittsfähiger Position fixieren.

Eine wichtige Folge bei einseitigem Poliomyelitisbefall der Beine sind **Beinlängendifferenzen.** Die durch die Lähmung ausgefallenen Muskelfunktionen bedingen ein vermindertes Knochenwachstum dieses Beines. Bis zum Abschluss des Skelettwachstums können Differenzen bis zu 15 cm entstehen. Ein Ausgleich der Beinlänge kann dadurch

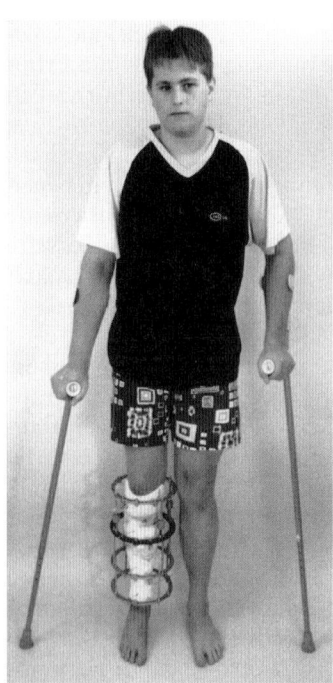

**Abb. 19:** Externe Fixateure zur Unter- und Oberschenkelverlängerung
a) Ilizarow-Ringfixateur zur Unterschenkelverlängerung rechts. Regelmäßige Verbandwechsel sind zur Pflege der die Haut perforierenden Drähte erforderlich.

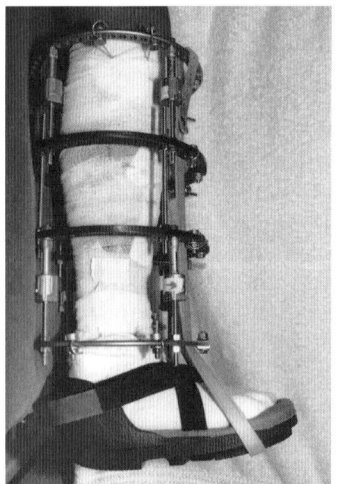

b) Ringfixateur mit Gehgalosche zur regelmäßigen Belastung des Beines. Dies trägt zur Knochenneubildung bei.

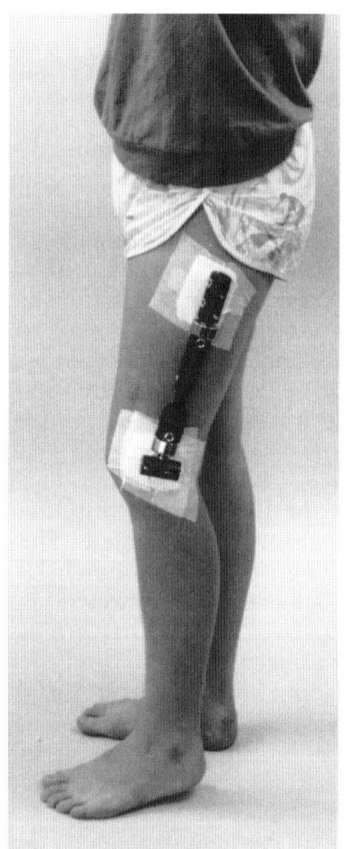

c) Unilateraler Orthofix-Verlängerungsapparat zur Oberschenkelverlängerung links. Die Belastung des Beines ist gewünscht.

erreicht werden, dass zum gegebenen Zeitpunkt die Epiphyse des längeren Beines in ihrem Wachstum gestört wird. Nach Einsetzen einer Epiphyenklammer (z. B. nach Blount) kann man abwarten, bis der Längenausgleich eingetreten ist, um sie dann wieder zu entfernen. Es besteht die Möglichkeit, durch eine Verlängerung mit dem Ringfixateur nach Ilizarow oder einem unilateralen Fixateur (z. B. Orthofix) die verkürzten Gliedmaße zu verlängern *(Abb. 19)*.

## 6.2 Infantile Zerebralparese

Synonym: ICP, Morbus Little, frühkindliche Hirnschädigung
Die Krankheit beruht auf einer Schädigung des Zentralnervensystems. Zahlenangaben über die Häufigkeit der infantilen Zerebralparese sind recht schwankend. Die Schätzung von 1‰ der Lebendgeburten ist eher zu niedrig als zu hoch.

### 6.2.1 Ursachen

Die Erkrankungen werden in Abhängigkeit vom Zeitpunkt der Schädigung eingeteilt.

> Übersicht 2: Ursachen der infantilen Zerebralparese
> - intrauterine Schädigung
> - perinatale Schädigung
> - postnatale Schädigung

**Intrauterine Schädigung**

Zu Schäden während der Schwangerschaft kommt es durch $O_2$-Mangel des kindlichen Gehirns in der Foetalzeit.

- Erkrankungen der Mutter in der Frühgravidität, die mit Gefäßspasmen einhergehen
- Präeklampsie und Eklampsie gegen Ende der Schwangerschaft
- Chemische Schädigungen z. B. durch Medikamente, Nikotin und Alkohol
- Mechanische Störungen anlässlich einer missglückten Schwangerschaftsunterbrechung
- Viruserkrankungen der Mutter, z. B. Röteln im 3. Monat, Gürtelrose oder Hepatitis
- Protozoenerkrankungen wie Toxoplasmose im 5. Monat, Listeriose.

**Perinatale Schädigung**

- Bei Frühgeborenen mit sehr kleinem Ausgangsgewicht ist das Risiko einer späteren Zerebralparese erhöht. Einerseits hat die beispiellose Entwicklung der Frühgeborenenfürsorge (Neonatologie) viele früher gefährdete Kinder zu gesunden Kindern heranwachsen lassen. Andererseits überleben dank der Neonatologie heute auch extrem Frühgeborene und leichte Foeten und stellen jetzt das Potential einer evtl. Zerebralparese dar
- Eine **Enzephalitis,** eine **Meningitis** bei einem Kleinkind kann heute durch die sehr wirksamen Antibiotika unter Umständen beherrscht werden und dennoch einen Hirnschaden zurücklassen
- **Impfenzephalitis.** Vor allem nach der früher obligatorischen Pockenschutzimpfung
- Die **Rhesusfaktorinkompatibilität** kann bei einem Ikterus gravis neonatorum zu einem **Kernikterus,** d. h. zu einer Bilirubinanlagerung in den basalen Hirnkernen führen und somit eine Zerebralparese hervorrufen.

**Postnatale Schädigung**

Während der Geburt auftretende Schädigung des kindlichen Gehirns. Ein Geburtstrauma entsteht z. B. bei zu rascher Geburt, bei schwerer langer Geburt, bei Eklampsie der Mutter mit Krämpfen, Zangenentbindung u. ä.

### 6.2.2 Pathogenese

Die mangelnde Kenntnis des zerebralparetischen Kindes über den eigenen Körper und seine Umgebung führt zu einem **Zurückbleiben der Gesamtentwicklung**. Die Ausfälle sind meist gemischt motorisch und sensibel. Die Erkennung des Krankheitsbildes ist oft erschwert, da die Spastizität am Anfang nicht erkannt wird. Das gesunde Neugeborene hat noch keine Pyramidenbahnfunktionen, sondern nur eine Reihe Haltungs-, Bewegungs- und Stellungsreflexe, die zur Lebenserhaltung dienen. Im Laufe der Entwicklung werden diese Reflexe von neu hinzukommenden ergänzt, gehemmt und abgelöst. Aus diesem Grunde ist das zerebral geschädigte Kind noch nicht von Geburt an spastisch. Eine Änderung tritt erst dann ein, wenn die Hirnrinde ihre Funktion übernimmt. Aus einer **Verschiebung des zeitlichen Auftretens und Verschwindens der Reflexe** kann somit auf eine zentrale Schädigung geschlossen werden. Bei leichten Fällen liegen gegen Ende der ersten 18 Monate immer noch einige primitive und totale Bewegungssynergien vor. Primitive Reflexe bleiben über den eigentlichen Zeitraum hinaus bestehen. Bei der Überprüfung dieser Reflexe ist es wichtig zu wissen, dass Hunger und Ruhebedürftigkeit das Untersuchungsergebnis ganz entscheidend ändern können.

### 6.2.3 Exkurs: Wichtige frühkindliche Reflexe

- Der **Mororeflex** beruht auf einer Vestibularisreaktion, ist vom Zeitpunkt der Geburt ab bis zum 5. Monat vorhanden, wird dann immer schwächer und verschwindet.
Das Kind liegt auf dem Rücken, durch einen Schlag der flachen Hand neben das Kopfkissen kommt es zu einer raschen Bewegung des Kopfes mit Abspreizung und Strecken von Armen, Händen und Fingern.
- Der **asymmetrische tonische Halsreflex** (ATNR = asymmetric tonic neck reflex) beruht auf Spannungsrezeptoren in der Halsmuskulatur und an den oberen Gliedmaßen; er sollte nach einem halben Jahr verschwunden sein.
Die Drehung des Kopfes um 90° in der Längsachse führt auf der Gesichtsseite zur Streckung des Armes, auf der Hinterhauptseite zur Beugung des Armes (Fechterstellung).
- Der **tonische Greifreflex an Hand und Fuß**: Durch Tastrezeptoren an Hand und Fuß ausgelöst, verschwindet dieser Reflex am Ende des 1. Lebensjahres.
Durch Druck auf die Hand oder den Fuß wird eine tonische Verschließung ausgelöst.
- Der **Halsstellreflex auf den Körper** gehört zu den Reflexen, die den Körper aus den verschiedenen Stellungen in die Normalposition bringen; er ist normalerweise bis zum Ende des 1. Lebensjahres nachweisbar.
Das Kind liegt auf dem Rücken, der Kopf wird nach einer Seite gedreht, der Körper folgt sofort oder bald nach.
- Der **Labyrinthstellreflex auf den Kopf**: Dieser Reflex ist erst am Ende der 4. Lebenswoche möglich, sobald die Rumpf- und Nackenmuskulatur in der Lage ist, den Kopf zu halten. Später ist

dieser Reflex ohne Bedeutung, da das Kind den Kopf entsprechend seiner Aufmerksamkeit dreht. Beim zerebralparetischen Kind ist die Auslösung verzögert, der Reflex bleibt länger bestehen.

Das Kind wird an den Beinen gehalten; bereits der 10 Wochen alte Säugling hebt den Kopf nach hinten und später auch nach vorn, während der Kopf des Neugeborenen schlaff herabhängt.

- Der **Landau-Reflex** wird ab dem 5. Lebensmonat positiv und verschwindet, wenn das Kind gehen lernt. Das Kind wird durch Unterstützung an Bauch und Thorax in waagerechter Haltung zum Schweben gebracht. Ein gesundes Kind hebt dabei den Kopf, Rumpf und Beine in nach oben offenem Bogen. Schaltet man durch Niederdrücken des Kopfes den Labyrinthstellreflex aus, beugt das Kind Rumpf und Hüften, so dass es wie ein nasses Handtuch herunterhängt. Beim zerebralparetischen Kind tritt der Landau-Reflex verspätet auf.
- **Tonische Streckreaktion:** Diese Reaktion ist am Ende des ersten Vierteljahres ausgebildet. Bei der Zerebralparese, bei florider Rachitis oder anderen Systemerkrankungen kommt es zu einer Fluchtreaktion statt zu einer tonischen Streckreaktion.
  Beim Senkrechthalten des Säuglings wird dieser langsam der Stehfläche genähert. Dies ruft eine Streckung der Beine im Kniegelenk hervor.
- Die **optische Stehbereitschaft der Arme** tritt etwa ab dem 6. Monat auf und ist eine beim ICP-Kind später oder gar nicht vorhandene Reaktion. Streckung der Arme zur Stützfläche, wenn das Kind in waagerechter Haltung einer Unterlage genähert wird.
- **Aufziehreaktion:** Wird im 2.–3. Lebensmonat positiv.
  Reicht man dem Säugling den Zeigefinger, so fasst er diesen und hebt sich mit gestreckten Beinen und gebeugten Armen von der Unterfläche ab.

Die Untersuchung der angegebenen frühkindlichen Reflexe, deren verzögertes Auftreten oder deren verspätetes Verschwinden, gibt Auskunft über das Ausmaß der Zerebralschädigung. Erst mit 1–2 Jahren ist ein endgültiges Bild über den abnormen Muskeltonus und sein Verteilungsschema zu geben. Die Koordination der Haltung und der Bewegung unterliegt bei zerebral geschädigten Kindern den Gesetzen der Haltungsreflexe, die motorische Enthemmung wird deutlich.

### 6.2.4 Formen der Zerebralparese

- **Spastische Zerebralparese:** Es kann sich um eine pyramidale oder extrapyramidale Parese handeln. Je nach Ausdehnung der Erkrankung kann eine **Tetraplegie** (Befall sämtlicher vier Gliedmaßen), eine **Diplegie** (Befall der oberen oder unteren Gliedmaßen), eine **Hemiplegie** (Rechts- oder Linksseitbefall) oder auch eine **Monoplegie** (Befall einer Extremität) vorliegen
- Die **typische Haltung** des spastisch gelähmten Kindes zeigt eine Adduktion des Armes in der Schulter, eine rechtwinkelige Beugung im Ellenbogengelenk, eine Pronation des Unterarmes und eine Flexionshaltung an Hand und Finger. Das Bein ist nach innen gedreht, in Hüfte und Knie leicht gebeugt, der Fuß steht in Spitz-Klumpfußstellung. Bei der **spastischen Diplegie** imponiert vor allem noch ein Adduktionsspasmus, der unbehandelt zu einer spastischen Hüftgelenksluxation führen kann *(Abb. 20 a auf S. 62)*
- **Athetose:** Bei Störungen im Corpus striatum und der Nuclei caudati kommt es zu einer extrapyramidalen überschießenden Motorik und ebenso überschießende Reaktionen an Kopf, Rumpf und Gliedmaßen. Die athetoti-

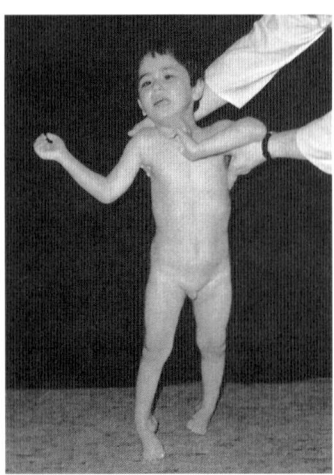

**Abb. 20:**
a) Infantile Zerebralparese, Spastische Tetraplegie mit Spitzfuß, Kniebeugekontraktur, Hüftanspreizkontraktur, Koordinationsstörung der oberen Gliedmaßen.

sche Bewegungsstörung ist außerordentlich therapieresistent
- **Das hypotone bis atone Kind:** Die oberen wie die unteren Gliedmaßen sind schlaff. Im Bereich der Beine kommt es nicht selten zu einer Abduktions-Außenrotationshaltung, im Bereich der Wirbelsäule zu einem Rundrücken aufgrund der Schlaffheit
- **Hemiplegie:** Hier liegen Halbseitenausfälle vor, da die Hirnschädigung nur eine Hemisphäre betrifft. Es kommt zu einseitigen spastischen oder athetotischen Arm- und Beinfehlstellungen mit Wachstumsstörungen.

## 6.2.5 Therapie und Pflege

Je nach Ausbildung der Spastik, der Athetose oder der Hypotonie werden das Gehenlernen und die ganze übrige motorische Entwicklung verzögert sein. Das Ergebnis der **orthopädisch rehabilitativen Behandlung** eines zerebralparetischen Kindes hängt ab

- von der Tatsache, wie weit trotz Spastik zentrale Willkürimpulse eintreffen
- ob die Intelligenz für das Übungsprogramm ausreicht
- vom Ausmaß der athetotischen Zwangsbewegungen.

Nicht selten kommt es gleichzeitig zu epileptischen Anfällen, die zu einer Minderung der Intelligenz des Patienten führen können. Das Krampfleiden muss mit Antiepileptika behandelt werden.
Im übrigen teilt sich die Therapie folgendermaßen ein:

> Übersicht 3: Pflege und Therapie der Zerebralparese
> - Krankengymnastische Behandlung
> - Beschäftigungstherapie
> - Sprachtherapie
> - Operative Maßnahmen und postoperative Pflege

### Krankengymnastische Behandlung

Ziel der Krankengymnastik ist es, verbleibende Restfunktionen der gelähmten Muskulatur zu stärken, athetotische Bewegungen zu bremsen und durch Halteübungen und Zielübungen die Ataxie und Gleichgewichtsstörung zu bessern. Besondere Schwierigkeiten treten dadurch auf, dass dem Kind die Erfahrungen fehlen, z. B. mangelnde Funktionen durch andere Bewegungen zu ersetzen. Am Anfang stehen Entspannungsübungen mit Ablenken des Kindes, Spannung und Entspannung einer einzelnen Funktion eines ganzen Armes oder des ganzen Körpers. Die Gymnastik kann von rhythmischer Musik begleitet sein, um zielstrebig den Aufbau primitiver Bewegungen und schließlich größerer Abläufe zu erzielen.
Die Behandlung muss so früh wie möglich einsetzen. Zuerst kommen Kriechübungen, danach werden Gehübungen

am Gehstuhl, an Stockstützen oder an Stöcken aufgebaut. Die Apparateversorgung wird möglichst gering gehalten. In Deutschland am bekanntesten sind die Behandlungsmethoden nach **Bobath** und **Vojta.**

Im Rahmen der krankengymnastischen Behandlung hat sich die gezielte **Reittherapie** mit zahmen Voltigierpferden bewährt. Auch **Schwimmtherapie** und **Radfahren** am Dreiradfahrrad fördern das Selbstbewusstsein und die Selbständigkeit des spastisch gelähmten Kindes *(Abb. 20 b).*

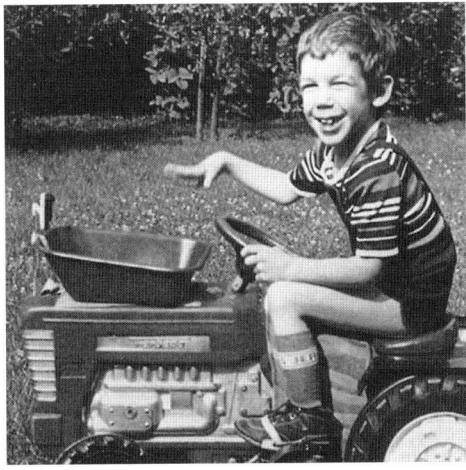

**Abb. 20:**
b) Aktive Bewegungstherapie eines spastischen Jungen auf dem Kindertraktor.

### Beschäftigungstherapie

Wie die Krankengymnastik versucht die Beschäftigungstherapie durch zielgerichtete Übungen den Bewegungsablauf der Hände und des Rumpfes zu koordinieren. Pädagogische Spiele sind von Bedeutung. Die Mitarbeit der Familie ist wesentlich zum Erreichen der Selbständigkeit.

### Sprachtherapie

Die bei den meisten Kindern mit infantiler Zerebralparese vorhandene sprachliche Behinderung wird vom Sprachtherapeuten in Zusammenarbeit mit der Familie angegangen. Die Koordination der verschiedenen Rehabilitationshelfer wie Krankengymnast, Beschäftigungstherapeut, Sprachtherapeut und schließlich betreuender Arzt sind wertvoll für die Erlangung eines optimalen Ergebnisses.

### Operative Maßnahmen und postoperative Pflege

**Verlängerung der Handgelenksbeuger** und Verlagerung der Handgelenksbeuger auf den Handrücken zur Besserung einer Handgelenksbeugepronationskontraktur.

**Adduktorentenotomie:** Bei starkem Adduktorentonus droht zwischen 3. und 6. Lebensjahr, eine Hüftgelenksluxation aufzutreten. Durch eine Schwächung der Adduktoren (Adduktorentenotomie oder Adduktorenrückverlagerung auf das Sitzbein) gelingt es, dieser Entwicklung zur Hüftluxation vorzubeugen.

**Umstellungsosteotomie oder Beckenosteotomie** sind nur selten indiziert, sie kommen dann in Frage, wenn durch einen Weichteileingriff, z. B. an den Adduktoren die angestrebte Zentrierung des Hüftkopfes nicht mehr erreicht werden kann. Von einer routinemäßigen Umstellungsosteotomie wegen der bei Spastikern immer vorhandenen Coxa valga antetorta ist dringend abzuraten.

> **Pflege:** Kinder mit infantiler Zerebralparese als Grunderkrankung können postoperativ Probleme haben, sich an den Gips zur Ruhigstellung zu gewöhnen. Die ungewohnte Haltung der betroffenen Extremität kann Spasmen auslösen, die durch Schmerzmedikamente nicht behoben werden. Hier kann das Pflegepersonal nach Anordnung des Arztes Mus-

kelrelaxantien (Spasmolytika) geben. Das Unwohlsein im Gips kann vor allem bei schwerer IZP zur Nahrungsverweigerung führen. Durch Geduld und Einfühlungsvermögen unterstützen die Pflegekräfte die Eltern bei ihren Mühen. Insbesondere bei den Operationen neurologisch beeinträchtigter Kinder sollten, wenn irgend möglich, Mutter/Vater-Kind-Einheiten geboten werden.

Besonders druckstellengefährdet ist die Ferse, deshalb müssen Gipsruhigstellungen grundsätzlich am Tag des Eingriffs mit einem genügend großen Fersenfenster versehen werden. Nach Gipsanlage ist DMS (Durchblutung, Motorik, Sensibilität) zu prüfen. Dabei ist die Fähigkeit des Kindes, sich über sein Befinden zu äußern, zu berücksichtigen.

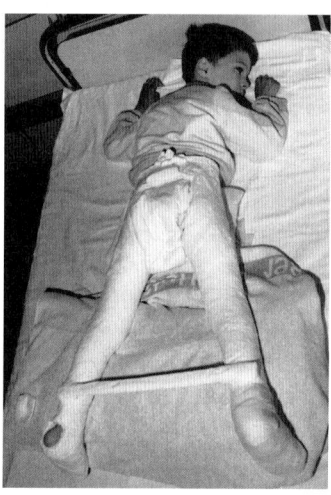

**Pflege nach Hüfteingriffen:** Nach der Adduktorentenotomie oder einer aufwendigeren Hüftrekonstruktion wird Kindern bis 10 Jahre ein Becken-Bein-Fuß-Gips (BBF-Gips) angelegt *(Abb. 2 a)–c))*. Der Genitalbereich bleibt ausgespart zum Wickeln bzw. Darreichen des Steckbeckens. Am OP-Tag müssen Fersenfenster geschnitten werden, auch wenn das Kind keine Schmerzen äußert. Die Haut wird regelmäßig inspiziert, der Deckel zur Vermeidung eines Fensterödems wieder verschlossen.

**Abb. 21:** Gipsversorgung nach Hüft- bzw. Fußoperation bei Zerebralparese
a) Beckenbeinfußgips mit Fersenfenster bds. und Durchzug aus Schaumstoff zum Schutz des Kreuzbeins.
b) Nahaufnahme des geöffneten Fersenfensters zur regelmäßigen Überprüfung der Hautverhältnisse zwecks Vermeidung von Druckstellen.
c) Transport des Kindes im Beckenbeinfußgips an zweiten postoperativen Tag im Liegerollstuhl. Diese Mobilität auf der Station wird zuhause fortgesetzt.

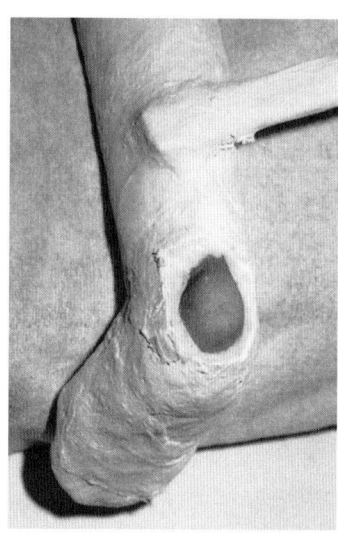

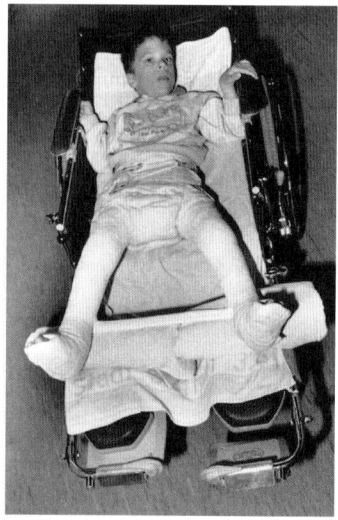

d) Aufrichtung des hüftoperierten Kindes im Beckenbeinfußstehgips im Schrägliege- und Stehbrett mit Arbeits- bzw. Spielplatte für die Hände.
e) Gehübungen am Rollator ab 2. postoperativem Tag nach Spitzfußkorrektur bei Hemiparese.

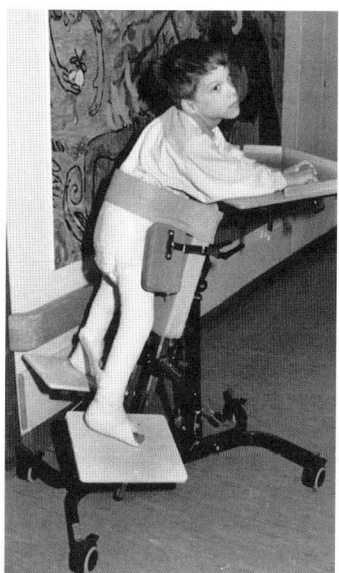
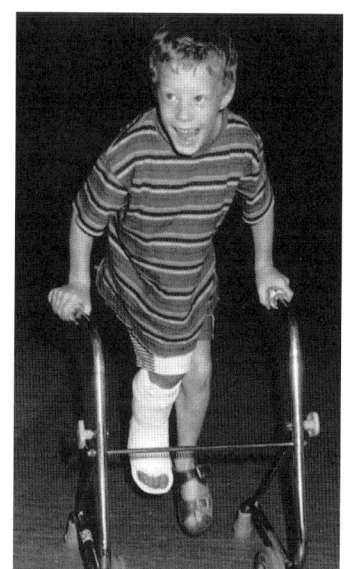

Der Gipssteg über dem Steiß wird mit einem „Durchzieher" (Schaumstoff in Trikotschlauch) abgepolstert *(Abb. 21 a)*. Er muss täglich gewechselt werden, falls er durch Urin, Schwitzen oder Waschen feucht geworden ist. Eventuell ist mehrfach täglich ein neuer Durchzieher anzubringen.
Der Steiß wird auf Druckstellen kontrolliert. Die Wundverbände in der Leiste oder an der Oberschenkelaußenseite sind nach jedem Nasswerden aseptisch zu erneuern. Die Eltern sind anzuleiten, da auch zu Hause Verbandwechsel durchgeführt werden.
Vom 2. postoperativen Tag an können die Kinder im Liegerollstuhl mobilisiert werden. Mit BBF-(Becken-Bein-Fuß)Gips versorgte Kinder mit ausreichender Rumpfkontrolle werden frühzeitig an das Stehbrett gewöhnt. Das aufrechte Stehen beginnt mit einer Schräge von circa 45–60° und wird auf 90° gesteigert. Die axiale Belastung auch im Gips vermindert die sonst drohende Demineralisierung des Knochens. Dadurch ist das Risiko für einen Beinbruch nach Gipsabnahme vermindert. Der aufrechte Stand ist vorteilhaft für die behinderten Kinder, er eröffnet neue Perspektiven beim Spielen, Basteln und Essen.
Sollte postoperativ auf Gipsruhigstellung verzichtet werden, so ist es Aufgabe des Pflegepersonals, auf eine korrekte Lagerung zu achten. Richtiges Lagern bedeutet hier Abspreizung der Beine, soweit dies der Patient toleriert, symmetrische Beinposition und Fersenfreilagerung. Hilfreich erweist sich die sogenannte Pörnbacher Schiene, die eben diese „richtige" Lagerung unterstützt und auch nach Gipsabnahme für zu Hause verordnet werden kann. Auch im Liegerollstuhl und später beim Sitzen ist auf genügend Abspreizung zu achten.

**Ablösung der Spinamuskulatur,** wie M. sartorius, M. rectus, Einkerbung des Tensor fasciae latae zur Bekämpfung einer Hüftbeugekontraktur.
Eine **Verlängerung der Kniebeugesehnen** wird bei Kniebeugekontraktur vorgenommen.

> **Pflege bei Kniebeugesehnenverlängerung:** Die Kniebeugesehnenverlängerung dient beim großen Kind und Jugendlichen dem verbesserten Stehen und Gehen mit und ohne Hilfsmittel. Die postoperativ angelegten Gipsverbände müssen meist mehrfach im Abstand von 2–4 Tagen in Analgosedierung oder Narkose gewechselt werden. Durch dieses Etappengipsen werden Überdehnungen von Nerven und Gefäßen vermieden. Auf der Station wie auch später zu Hause während der Gesamtruhigstellung von 6 Wochen muss immer die Ferse über ein Fersenfenster kontrolliert werden. Die Wunde wird bis zum Fadenziehen nach 14 Tagen ebenfalls über ein Fenster im Gips kontrolliert. Auch die Eltern werden vom Pflegepersonal instruiert, wie Wunde und Fersen zu überwachen sind.
> Die Jugendlichen können anfangs nur schwer aufrecht sitzen. Die Überdehnung von Muskeln, Nerven und Gefäßen ist schmerzhaft. Die Mobilisierung im Liegerollstuhl hilft hier weiter. Auch die Verwendung eines Stehbretts ist hilfreich in der Klinik und zu Hause. Nach Beendigung der Ruhigstellung werden Nachtlagerungsschalen angewendet, auch hierbei sind Druckstellen zu vermeiden.

Die **Achillotenotomie** ist indiziert bei hemiplegischem Spitzfuß. Bei Spitz-Klumpfuß-Deformität im Rahmen einer Hemiplegie wird gelegentlich in Ergänzung zur Achillotenotomie eine Lateralverlagerung der Tibialis posterior-Sehne die Balancierung des Fußes erreichen.
Der verlagerte Tibialis posterior vermag durch Training eine neue Funktion zu lernen, nämlich zu pronieren. Bei Diplegie und beidseitiger Spitzfußstellung die sich bei gebeugten Knien fast korrigieren lässt, empfiehlt es sich, keine Achillotenotomie durchzuführen. – Hier ist die **Operation nach Vulpius** (Einkerbung des Sehnenspiegels des Triceps surae) schonender und vermeidet eine Überkorrektur mit nachfolgender Hackenfußstellung.

> **Pflege nach Fußkorrekturen:** Nach einer Achillotenotomie, Tibialisverlagerung oder Grice-Operation erhalten die Patienten einen Ober- oder Unterschenkelgips. Wenn das Kind über ausreichende motorische Fähigkeiten verfügt und nur ein Bein operiert wurde, kann am 2. postoperativen Tag an Gehstützen mobilisiert werden. Sind dagegen beide Beine zu operieren gewesen, bietet ein Rollstuhl die Möglichkeit der Mobilisierung außerhalb des Bettes.
> Über ein Wundfenster im Gips wird die Operationswunde auf Rötung, Schwellung und Sekretion überprüft. Da die meisten fußoperierten Kinder am 4.–5. Tag post OP die Klinik verlassen, werden die Eltern instruiert, wie zu Hause die Wunden unter aseptischen Kautelen zu pflegen sind. Die Gipsruhigstellung erfolgt zwischen 4 und 6 Wochen. Zum Erhalt der operativ erreichten Korrektur wird nach der Gipsabnahme eine Nachtlagerungsschale ausgeliefert, die zwischendurch bei einem Gipswechsel abgegossen worden war. Sie wird für etwa ein Jahr nach dem Eingriff getragen.

**Medikamentös** wird eine Minderung der Spastizität und der athetoiden Bewegungen angestrebt. Tranquilanzien und Muskelrelaxantia kommen zum Einsatz. Neuerdings wird das schon seit Jahren bekannte Prinzip der Injektion von Botulinumtoxin zur Bekämpfung der Spastizität wieder aufgegriffen. Im Rahmen einer bundesweiten Studie versucht man, randomisiert Ergebnisse zu zeitigen und die Wirksamkeit der Injektion von „Botox" auf die Waden- oder Adduktorenmuskulatur auf längere Sicht zu belegen.

## 6.3 Muskeldystrophie

Synonym: Morbus Duchenne, Dystrophia musculorum progressiva

Die progressive Muskeldystrophie ist eine familiär vererbte Erkrankung der quergestreiften Muskulatur. Sie trifft nur Jungen und wird von gesunden Müttern auf ihre Söhne übertragen. Mehrere Söhne innerhalb einer Familie können betroffen sein.

**Pathologische Anatomie:** Der Mangel an Dystrophin lässt die Muskulatur atrophieren. Anschließend wird Fett in den degenerierten Muskelzellen eingelagert.

**Klinik:** Ab etwa dem 3. Lebensjahr beginnt das Kind eine Schwäche im Bereich der Beine zu entwickeln. Gleichzeitig erkennt man eine überdurchschnittlich dicke Wade (Gnomenwaden), die von der fettigen Degeneration der Muskelfasern herrührt. Das Kind bekommt Schwierigkeiten beim Aufstehen aus der Hock- oder Sitzhaltung. Das „Mit-den-Händen-an-sich-hochklettern" (Gowers' Manöver) ist typisch. Ein zunehmender Spitzfuß zeigt sich, ebenso eine Kniebeugenkontraktur und auch eine Hüftbeugefehlhaltung. Das Gehen wird mühsamer, später sogar das Stehen und natürlich das Treppensteigen. Schließlich muss meist zwischen 10 und 12 Jahren ein Rollstuhl angeboten werden. Durch die Schwäche der Bauchmuskulatur entwickelt sich ein vermehrtes Hohlkreuz (Lordose), und mit dem Älterwerden, etwa zum Zeitpunkt der Pubertät eine rasch progrediente Skoliose. Diese wiederum führt zur Atembeeinträchtigung und limitiert die Lebensaussichten.

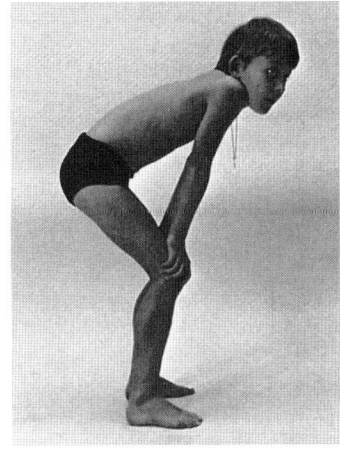

**Abb. 22:** Progressive Muskeldystrophie
Der Junge klettert mit den Händen an den Beinen hoch. Starke Waden.

**Labor:** Schon vor den ersten klinischen Zeichen der Krankheit zeigen sich stark erhöhte Muskelfermente im Blut. Die exzessiven Werte der Creatininkinase im Serum sind diagnosebestimmend.

**Elektromyogramm:** Im Elektromyogramm zeigt sich reichlich pathologische Spontanaktivität. Damit können benignere Formen von Muskelerkrankungen vom Vollbild der Duchenne'schen Muskeldystrophie abgegrenzt werden.

**Therapie:** Für Duchenne-Erkrankte wurde in den letzten 2 Jahrzehnten von dem Franzosen Rideau ein differenziertes Operations- und Rehabilitationsprogramm erarbeitet. Durch frühzeitige operative Entspannungen der sich verkürzenden Sehnen kann die Gehfähigkeit um 1–3 Jahre länger erhalten werden, das Kind kommt damit unter

Umständen erst mit 13 Jahren in den Rollstuhl. Die fast immer drohende Skoliose wird frühzeitig durch eine Stabilisierung vor dem Auftreten einer zu großen Krümmung behandelt. Damit bleiben die Atemfunktionen länger erhalten. Die Lebenserwartung, aber vor allem auch die Lebensqualität kann so entscheidend verbessert werden.

## 6.4 Multiple Sklerose

Die Multiple Sklerose ist eine Erkrankung des Zentralnervensystems, die durch verstreute Degenerationsherde an Rückenmark und Hirn gekennzeichnet ist. Die Ursache der Erkrankung ist bis heute unbekannt. Nicht selten stellt der Orthopäde als erster die Diagnose, wenn sich eine Fußheberschwäche, Gehschwierigkeiten oder Spastizität als erste Krankheitszeichen einstellen. Die Multiple Sklerose nimmt ihren Lauf mit schubweise fortschreitender Lähmung. Bei langsam zunehmender Hilflosigkeit tritt schließlich nach Jahren der Tod über einen interkurrenten Infekt ein.

Therapie: Physiotherapeutische Maßnahmen und Selbsthilfetraining versuchen so lange wie möglich, die Selbständigkeit des Patienten zu sichern. Apparative Hilfsmittel und eventuell eine Rollstuhlversorgung können die ansonsten durch den Neurologen gesteuerte Therapie ergänzen.

## 6.5 Querschnittslähmung

Synonym: Paraplegie, Tetraplegie
Pro Jahr muss in der Bundesrepublik Deutschland mit etwa 800–1200 neu hinzukommenden Querschnittslähmungen gerechnet werden. Als Ursachen kommen in Frage:

- Die **traumatische Verletzung der Wirbelsäule** mit Markschädigung
- Die Entzündung (**Myelitis**)
- Tumoren des Rückenmarks
- **Gefäßerkrankungen** der das Rückenmark versorgenden Gefäße
- Die **angeborene Paraplegie** *(siehe Kapitel 6.6 – Spina bifida cystica).*

Man unterscheidet **komplette** von **inkompletten Querschnittslähmungen**. Bei einer kompletten Querschnittslähmung bleiben unterhalb des betroffenen Rückenmarksegmentes keinerlei Willkürfunktionen erhalten, bei inkompletten Lähmungen sind dagegen gewisse Restfunktionen und auch zum Teil eine Rückbildung der Lähmung zu erwarten.

### 6.5.1 Klinik

Anlässlich einer traumatischen kompletten oder inkompletten Querschnittslähmung, z. B. nach einer Luxationsfraktur mit Unterbrechung des Rückenmarkes, kommt es zur **Ausbildung des spinalen Schocks** im unterhalb des betroffenen Rückenmarksabschnitts gelegenen Körper mit

- schlaffer Lähmung
- Arreflexie
- Atonie von Blase und Mastdarm
- Verlust sämtlicher sensibler Eigenschaften.

Der spinale Schock dauert 2–6 Wochen. Danach übernehmen **spinale Reflexbögen** ihre Funktion:

- Die motorische Lähmung wird spastisch
- Blase und Mastdarm können einen eigenen Entleerungsmechanismus entwickeln

- Die Reflexe werden lebhaft.

In der Frühphase der Querschnittslähmung, der Zeit des spinalen Schocks, drohen dem Patienten **Gefahren**:

- **Druckschädigung** durch den Sensibilitätsverlust und die Störung des Gefäßmuskeltonus. Tiefe Druckgeschwüre führen zu Eiweißverlust, Osteomyelitis und Sepsis
- Die **Lähmung der Blase** zwingt zur Benutzung eines Katheters. Ein Dauerkatheter sollte möglichst vermieden werden, da es hierdurch bald zu einer aufsteigenden Infektion kommt. Unter sterilen Kautelen wird 2- bis 3mal täglich katheterisiert, bis sich nach Abklingen des spinalen Schocks ein **Blasenautomatismus** einstellt. Sonst drohen die Folgen einer Blaseninfektion: Nierenbeckenentzündung, Steinbildung, Hydronephrose und schließlich die Urämie
- **Thrombophlebitis**: Durch die fehlende Vasokonstriktion und Immobilisierung des Patienten kommt es zu Thrombosen und Venenentzündungen. Diese kann dann über eine **Lungenembolie** zu einer plötzlichen Todesursache beim Querschnittsgelähmten werden
- **Lebensbedrohliche Ateminsuffizienzen** entstehen bei Tetraplegie, bei der die Intercostalmuskulatur gelähmt ist und die Atemfunktion allein über das von Segment C 4 innervierte Zwerchfell aufrechterhalten wird. Lungenentzündungen, Atelektasen (Ausschaltung gewisser Lungenbezirke von der Beatmung) und Bronchitiden sind die häufigen Folgen.
- **Kontrakturen** können sich bei ungünstiger Lagerung und aufgrund der eintretenden Spastizität ausbilden. Neben der Überwachung der Hautverhältnisse ist die Aufrechterhaltung der Gelenkfunktionen durch eine qualifizierte physiotherapeutische Behandlung notwendig
- **Paraossale Ossifikationen** können sich wie bei anderen neurologischen Störungen ausbilden. Diese Muskel- und Bindegewebsverknöcherungen in Gelenknähe bedingen schwere Kontrakturen.

### 6.5.2 Therapie und Pflege

Ein aktives chirurgisches Vorgehen bei der frischen traumatischen Querschnittslähmung beschleunigt die Rehabilitation. Die früher immer wieder geübte Entlastung des Rückenmarks durch Laminektomie ist bei primär kompletten Lähmungen kaum erfolgversprechend. Durch eine versteifende Instrumentierung der gebrochenen Wirbelsäule kann ebenso wie bei der Fraktur ohne Lähmung eine rasche Aufrichtung und Belastung im Sitzen erzielt werden. Die operative Stabilisierung der Luxationsfraktur der Hals- wie der Brust- und Lendenwirbelsäule ist heute anerkannter Standard.

Der frisch verletzte Para- oder Tetraplegiker wird in speziellen Betten, z. T. auch Sandwichbetten, druckfrei gelagert. Von geschultem Personal wird der Patient alle 3–4 Stunden umgelagert, um Druckstellen zu vermeiden. Nach vorübergehender Anwendung einer Crutchfield-Klammer bei Halsmarkverletzung wird die instabile Wirbelsäule so bald wie möglich operativ stabilisiert. Nach Überwindung der zunächst immer vorhandenen orthostatischen Beschwerden erlernt der Patient unter **krankengymnastischer Anleitung** die Sitzbalance. Die **Beschäftigungstherapeutin** leitet zum Selbsthilfetraining an. So lernt der Patient sich selbständig anziehen, das Umsetzen vom Rollstuhl auf eine andere Sitzgelegenheit, das Essen, Trinken, Telefonieren usw. Später wird der Paraplegiker im Stehbett und schließlich in Schienen aufgestellt und kann bei nicht zu sehr ausgedehnten Lähmungen im Vierpunktegang oder Zuschwunggang begrenzte Strecken zurücklegen lernen. Notwendige Voraussetzung für dieses Gehen eines Querschnittsgelähmten ist ein bestmöglicher Trainingszustand der Arm-, Schulter- und Rückenmuskulatur.

Der **Sport** ist integrierter Bestandteil der aktiven Rehabilitation. Schwimmen, Bogenschießen, Tischtennis, Basketball, Kugelstoßen werden betrieben. Alljährlich finden internationale Sportwettbewerbe für Querschnittsgelähmte statt.

### 6.5.3 Fortpflanzung

Die Querschnittlähmung kann, muss aber nicht mit einer Beeinträchtigung der Libido einhergehen. Beim querschnittsgelähmten Mann liegen häufig eine Impotentia generandi, nicht selten auch eine Impotentia coeundi vor. Bei der Frau ist die Fortpflanzungsfunktion erhalten, da Eierstock und Gebärmutter nicht von Rückenmarksfunktionen abhängig sind. So können normale Schwangerschaften ablaufen.

### 6.5.4 Wiedereingliederung

Vor der Entlassung aus der stationären Behandlung und der Rückkehr in die häusliche Umgebung sind zahlreiche Fragen zu klären. Anzustreben ist eine ebenerdige Wohnung, ein Wohnungsumbau mit rollstuhlbedienbarer Küche, Toilette, Bad, ein geeignetes Kraftfahrzeug mit Handautomatik, schließlich die Wiedereingliederung in den Beruf.

## 6.6 Spina bifida

### 6.6.1 Formen

#### Spina bifida occulta

Der nicht vollständige Bogenschluss im Bereich der Lendenwirbelsäule wird als Spina bifida occulta bezeichnet. Die darüberliegende Haut zeigt nicht selten eine Eindellung oder eine vermehrte Behaarung. Neurologische Ausfälle bestehen in der Regel nicht. Diese angeborene Fehlbildung findet sich bei Kindern unter 6 Jahren noch in über 50% der Fälle und auch bei Erwachsenen noch bei 15–20 %. Sie ist klinisch praktisch ohne Bedeutung.

#### Spina bifida cystica

Es handelt sich um eine Spaltbildung der unteren Wirbelsäulenabschnitte mit gleichzeitiger Aussackung des Rückenmarks und der weichen Häute (**Myelomeningozele**) oder nur der weichen Häute (**Meningozele**). Dieses Krankheitsbild hat in den letzten Jahren zunehmend an Bedeutung gewonnen. Wir wissen heute, dass Kinder mit angeborener Spina bifida cystica und den daraus resultierenden Lähmungen fast ebenso häufig anzutreffen sind, wie Kinder mit einer infantilen Zerebralparese (1‰ der Lebendgeburten). Die Myelomeningozele wird so früh wie möglich mikrochirurgisch verschlossen. Sobald als notwendig wird ein den überschüssigen Liquor ableitendes Ventil eingesetzt. Damit kann der Druck in den Ventrikeln vermindert und die Flüssigkeit in den Bauchraum abgeleitet werden, wo sie mühelos resorbiert werden kann. Nach dem operativen Eingriff ergeben sich folgende Resultate:

- Die **Meningozele** hinterlässt nach ihrer Abtragung in der Regel keine neurologischen Ausfälle und geht auch

nur ausnahmsweise mit einem Hydrozephalus einher
- Die **Myelomeningozele** hinterlässt auch nach sorgfältiger Abtragung immer neurologische Ausfälle im Bereich der unteren Gliedmaßen, fast immer Störungen an den ableitenden Harnwegen und einen **Hydrozephalus**.

## 6.6.2 Klinik

Je nach Lokalisation der Myelomeningozele bleiben unterschiedliche Lähmungen im Bereich der unteren Gliedmaßen zurück, die verschiedenartige Deformitäten zwangsläufig nach sich ziehen. Wir unterscheiden drei Gruppen:

---
Übersicht 4: Lähmungen bei Spina bifida cystica
- Thorakale Lähmung
- Lumbale Lähmung
- Sakrale Lähmung

---

### 6.6.2.1 Thorakale Lähmung

Bei einer Myelomeningozele mit einer Spina bifida, die bis in den Thorakalbereich hinaufreicht, kann eine komplette Beinlähmung zurückbleiben. Die Lähmung ist schlaff, sofern unterhalb der Myelomeningozele kein funktionsfähiges Rückenmark erhalten geblieben ist. Falls jedoch funktionsfähiges Rückenmark distal der Myelozele übrigbleibt, kann über einen Reflexbogen eine spastische Aktivität im Bereich der Beine oder einzelner Muskelgruppen auftreten.
Bei einer kompletten schlaffen Lähmung resultiert eine Abduktions-Außenrotations-Fehlhaltung in den Hüften und eine Kniebeugekontraktur (Froschhaltung).

**Therapie:** Durch passive gymnastische Übungen ist in einem solchen Fall der volle Bewegungsradius der Hüften, der Knie und der Füße zu erhalten, um das Kind frühestens mit 2 Jahren mit Hilfe eines Stützapparates aufzustellen *(Abb. 24 a auf Seite 72)* und dann später an Stockstützen auch gehen lernen zu lassen.

Bei Reflexaktivität im Bereich der Beine kann eine Adduktionskontraktur oder eine Kniebeugekontraktur oder auch eine Spitzfußstellung resultieren. Diese wird durch operative Maßnahmen beseitigt, um dann das Kind, ebenso wie bei der schlaffen Lähmung, im entsprechenden Alter von 2–4 Jahren im Stützapparat aufstellen zu können. Das Hauptfortbewegungsmittel für alle Spinabifida-Patienten mit thorakaler Lähmung ist der Rollstuhl.

Besonders Kinder mit thorakaler Lähmung und solche mit Halbseitenformen (Hemimyelozele) entwickeln eine Skoliose. Aktive Stehübungen in Schienen können helfen, aber die Progredienz nur wenig bremsen. Durch operative Aufrichtung und Stabilisierung der Wirbelsäule von vorn und hinten ist die Sitzbalance zu verbessern. Die dafür angebotenen Verfahren z. B. nach Cotrell-Dubousset (CD) können, unter strenger Indikation durchgeführt, segensreich sein.

### 6.6.2.2 Lumbale Lähmung

Liegt die Myelomeningozele im unteren Lumbalbereich oder oberen Sakralbereich der Wirbelsäule, so kann eine Teillähmung des Beines resultieren. Am häufigsten findet man die Lähmung unterhalb der Lumbalsegmente L 3/4. Bei diesen Kindern sind zwar die Hüftbeuger, Adduktoren und Kniestrecker funktionsfähig, die Hüftstrecker, Adduktoren und Kniebeuger sowie sämtliche Muskeln unterhalb der Knie haben keine Funktion. Daraus resultiert eine Hüftbeugeadduktionskontraktur und ge-

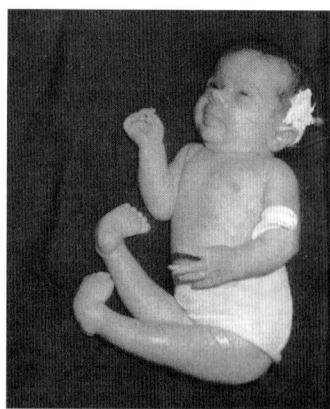

**Abb. 23:** Kind mit Myelomeningozele und Lähmung unterhalb L 3/4, Lähmungsklumpfuß sowie Hüftbeugeanspreizkontraktur.

setzmäßig, durch das Muskelübergewicht, eine Lähmungsluxation *(Abb. 23)*.

**Therapie:** Die paralytische Luxation unterliegt nicht den üblichen Regeln der Luxationsbehandlung mit konservativer oder operativer Reposition mit anschließender Schienung. Bei beidseitiger Luxation und nur geringer Beugekontraktur befürwortet man heute eine Abstinenz von chirurgischen Hilfen. Das Kind lernt in Schienen das Gehen. Bei beidseitiger Luxation und Beuge-Adduktionskontraktur führen wir seit vielen Jahren eine Iliopsoastransposition gemeinsam mit der operativen Reposition, vielleicht auch in Kombination mit einer Beckenosteotomie durch. Dadurch wird das muskuläre Ungleichgewicht zwischen Beugern und Streckern zum Teil ausgeglichen. Ein aufrechtes Gehen in kurzen Schienen wird ermöglicht. Eindeutig ist die Operationsindikation bei einseitigen Luxationen dieses Lähmungstyps. Hier ist die Einrenkung wegen der Beckensymmetrie essentiell.

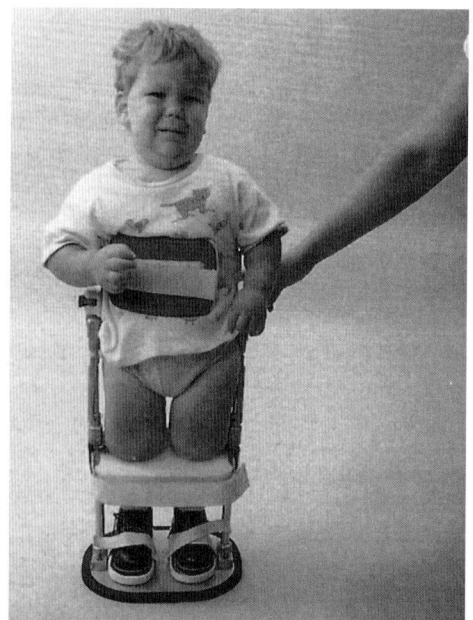

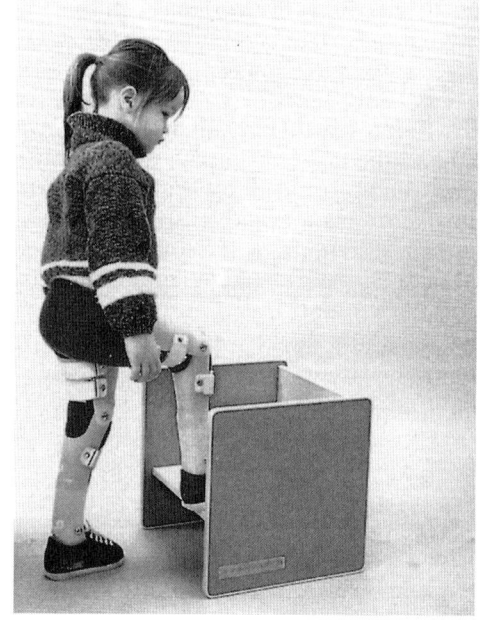

**Abb. 24:** Spina bifida
a) Parapodium für Spina bifida-Kind mit Lähmung unterhalb Th 10. Erste Stehübungen beginnen im Parapodium.

b) 4jähriges Kind mit Lähmung unterhalb L 5/S 1 gehfähig in einer Ferrari-Schiene.

### 6.6.2.3 Sakrale Lähmung

Bei den sakralen Lähmungen durch Spina bifida cystica handelt es sich um solche, die lediglich Ausfälle im Bereich der Fußmuskulatur zurücklassen. Zahlenmäßig am häufigsten finden wir den Lähmungsklumpfuß, den Lähmungshackenfuß und den Lähmungsknickfuß.

#### Lähmungsklumpfuß

Bei Ausfall der Peronaeussehnen liegt ein Übergewicht der Fußsupinatoren vor. Das äußere Bild unterscheidet sich nicht grundsätzlich von einem angeborenen Klumpfuß, jedoch ist die Lähmung der Peronaeusmuskulatur für die Deformität verantwortlich. Therapeutisch empfiehlt es sich, frühzeitig durch eine konsequente Redression und Gipsfixation eine plantigrade Fußstellung zu erzielen. Zur dauerhaften Sicherung des Ergebnisses wird zu Beginn des Gehalters durch eine Achillotenotomie und gleichzeitige Tibialis anterior-Verpflanzung auf die Fußaußenseite das Muskelgleichgewicht hergestellt. Hierdurch sind die Kinder anschließend in der Lage, mit Schuhen und Einlagen sicher gehfähig zu werden.

#### Lähmungshackenfuß

Diese Deformität findet sich vor allem bei Lähmungen unterhalb des Lumbalsegmentes L 5 und im Sakralsegment S 1. Im Vordergrund steht der Ausfall des M. triceps surae. Die erhaltenen Fußextensionen sowie der vorhandene Tibialis und Peronaeus ziehen beim Gehen den Fuß ständig hoch. Die Belastung auf der Hacke bedingt ein Gangbild mit gebeugten Knien und gebeugter Hüfte (Gangbild mit weichen Knien). Die Kinder lernen erst mit 3–4 Jahren verspätet gehen. Bei schnellem Marsch tritt die Behinderung besonders zutage.

**Therapie:** Die Verstärkung der schlaffen Achillessehne wird angestrebt. Am ehesten hilfreich ist die Rückverlagerung der Tibialis anterior-Sehne durch die Membrana interossea auf den Achillessehnenansatz am Kalkaneus. Das ruhige Stehen (für Kinder mit Hackenfuß sehr mühsam) wird ebenso wie das Gehen erleichtert.

#### Lähmungsknickfuß

Wir finden eine solche Fehlstellung insbesondere bei Fällen mit einem Ausfall der Tibialis anterior- und posterior-Muskulatur. Das Fußgewölbe knickt an der Innenseite ab, es kommt zu einer völligen Luxation des Sprungbeins auf dem Kahnbein.

**Therapie:** Neben einer Versorgung mit Einlagen und evtl. mit orthopädischen Schuhen bleibt als operative Maßnahme die extraartikuläre Arthrodese nach Grice, wobei ein Knochenspan an der Fußaußenseite zimmermannsmäßig eingesetzt wird und somit ein Umknicken des Fußes verhindert wird.

### 6.6.3 Gesamtrehabilitation

Die orthopädische Behandlung des an Spina bifida erkrankten Kindes geht Hand in Hand mit einer qualifizierten pädiatrisch-urologischen Betreuung. Die Blasenlähmung ist oft von einer Blaseninfektion und auch einer aufsteigenden Nierenbeckeninfektion gefährdet. Eine regelmäßige Katheterisierung ist günstiger als der früher geübte Crédé'sche Handgriff zur Blasenentleerung. In einzelnen Fällen hoher thoracaler Lähmung kann über einen vorhandenen Reflexbogen ein Blasenautomatismus durch Klopfreiz erzielt werden. Eine Prophylaxe der Harnwegsinfektion erfolgt durch die Antibiotikum-Gabe.

Von wesentlicher Bedeutung für die Entwicklung aller Spina bifida-Patienten ist die Beherrschung der Hydrocephalus-Probleme. Auch noch nach Jahren kann eine sog. Ventil-Krise auftreten, die die Rehabilitationsanstrengungen gefährdet. Eine gute Dauerüberwachung durch den Neurochirurgen in Absprache mit Kinderarzt und Orthopäden werden am ehesten Begleitschutz ins Erwachsenenalter hinein bringen. Nur so kann der Weg des schwerbehinderten Jugendlichen in Familie, Schule und Beruf geebnet werden. Nicht wenige der erwachsenen Spina bifida-Betroffenen stehen trotz Querschnittlähmung und Rollstuhlabhängigkeit beruflich ihren Mann bzw. ihre Frau.

---

**Pflege bei Spina bifida cystica:** Im Vordergrund der orthopädischen Pflege von Kindern mit Spina bifida steht die Querschnittlähmung. Die Gefahr einer Ventilkrise bei Hydrozephalus, die Probleme der Blasen- und Stuhlinkontinenz und der Harnwegsinfektion sind ebenso wichtig. Die Harnwegsinfektion droht nach einem operativen Eingriff und der damit zusammenhängenden Bettruhe. Um einer Blasenentzündung vorzubeugen, sollte auf ausreichende Flüssigkeitszufuhr geachtet und der Urin auf Entzündungszeichen untersucht werden. Es ist auch wichtig die Eltern auf die Gefahren nosokomialer Infektionen hinzuweisen. Das Katheterisieren muss unter sterilen Bedingungen erfolgen. Die bei großen Eingriffen verwendeten Dauerkatheter werden möglichst bald wieder entfernt. Gegebenenfalls sind die Eltern bzw. ältere Kinder selbst während des Aufenthalts auf der orthopädischen Station zum intermittierenden Einmal-Katheterisieren anzuleiten.
Die Stuhl- wie die Harnentleerung kann durch den postoperativen Gips erschwert werden. Katheterisieren sich die Jugendlichen selbst, so kann dies durch die postoperative Bewegungseinschränkung unmöglich sein. Auch die Stuhlentleerung kann nicht in gewohnter Weise erfolgen. Beim Kind im BBF-Gips wird die Seitenlage – das operierte Bein nach oben abgespreizt – die Möglichkeit zum Abführen, notfalls zum Ausräumen bieten.
Die Empfindsamkeit des Kindes und Jugendlichen ist allzeit zu respektieren, wenn über den physischen Zustand oder über die Körperfunktion (z. B. Katheterisieren und Stuhlentleerung) gesprochen wird. Die Intimsphäre muss gewahrt werden.
Wenn nach Hüftoperationen ein BBF-Gips notwendig wird, soll der Genitalbereich zum Wickeln ausgespart sein. Es empfiehlt sich eine kleine Windelgröße, wobei die Enden unter den Gips zu stecken sind. Damit wird der Gips möglichst wenig mit Stuhl und Urin beschmiert. Reicht eine kleine Windel nicht aus, so kann man, sobald der Gips trocken ist, eine zusätzliche große Windel um den Gips herum befestigen.
Spina bifida-Kindern drohen Gefahren wegen Fehlens der Sensibilität. Am Tag der Operation müssen bei Verwendung von Beingipsen Fersenfenster geschnitten werden. Die dekubitusgefährdete Ferse muss sorgfältig überwacht werden. Ebenso ist die Durchblutung der Zehen zu beachten. Der Gips darf nicht für das postoperative Anschwellen der Gliedmaße zu eng werden, notfalls ist er zu spalten.
Der Gipssteg über dem Steiß wird mit einem „Durchzieher" (Schaumstoff in Trikot-Schlauch) abgepolstert *(Abb. 21 a auf S. 64)*. Der Durchzieher

muss täglich, manchmal mehrfach täglich gewechselt werden, wenn er durch Schwitzen, Urin oder Waschen feucht geworden war. Der Steiß wird dabei regelmäßig mit Auge und Hand kontrolliert!
Frühzeitiges Aufstellen des im Gips befindlichen Kindes im Stehbrett ist wegen der Gefahr der Osteoporose sehr wichtig. Bei Nichtbeachtung des „Max und Moritz-Prinzips" (Stehen im Gips wie Max und Moritz in der Bäckerei) drohen bald nach Gipsabnahme pathologische Frakturen. Diese heilen zwar rasch, verzögern aber die Rehabilitation.

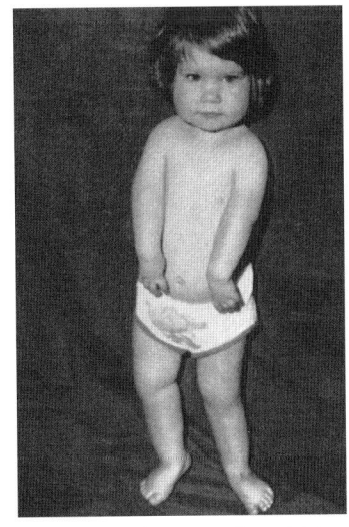

**Abb. 25:** Arthrogryposis multiplex congenita mit gestreckten Armen und Fingern, Spitzfüßen.

## 6.7 Arthrogrypose

Synonym: Gelenkversteifung
Unter der Arthrogryposis multiplex congenita (AMC) versteht man eine mangelnde Ausbildung der Skelettmuskeln, aber auch der Gelenkkapseln mit damit verbundener Starre in Streck- oder Beugestellung.

**Klinik:** Die angeborene Gelenksteife kann nur die oberen oder unteren Gliedmaßen, in anderen Fällen auch den ganzen Körper betreffen. Typisch sind Klumpfußstellungen, Hüftbeugekontrakturen und durch die embryonale Entwicklung bedingte teratologische Hüftgelenkluxationen. Die Kontrakturen sind kapselbedingt, die Weichteile darüber fühlen sich hart an. An der Haut sieht man typische grübchenförmige Vertiefungen. Die Ätiologie ist noch weitgehend unbekannt. Ein Fruchtwassermangel während der Schwangerschaft spielt bei einem Teil der Arthrogrypose-Patienten eine Rolle.

**Therapie:** Durch die schon im Säuglingsalter einsetzende Krankengymnastik und Instruktion der Eltern in die Möglichkeiten der Therapie, wird man versuchen, den Kontrakturen entgegen zu arbeiten. Der arthrogrypotische Klumpfuß, der das selbständige Gehen unmöglich macht, wird durch einen ausgedehnten operativen Eingriff, oft auch in Verbindung mit einer Astragalektomie (Entfernung des Talus) korrigiert. Rezidive der arthrogrypotischen Klumpfußdeformität treten relativ oft auf, so dass Nachkorrekturen erforderlich werden. Bei Kniestreckkontrakturen sollten chirurgische Maßnahmen nur dann angeboten werden, wenn eine genügende Kraft zur aktiven Kniestreckung vorhanden ist, da ansonsten das gehfähige Kind mit gestreckten Knien besser dran ist, als eines mit beugefähigen Knien, die ohne Hilfsmittel nicht aktiv stabilisiert werden können. Bei der Behandlung der teratologischen Hüftgelenksluxation des Arthrogrypose-Kindes ist darauf zu achten, dass eine vorhandene Beweglichkeit durch die chirurgischen Maßnahmen der Reposition des Hüftgelenkes nicht verschlechtert wird. Die üblichen konservativen Maßnahmen mit Extension und kontinuierlicher Reposition funktionieren nicht, nur die offene blutige Einstellung des Hüftgelenkes hat Aussicht auf Erfolg. Die Rehabilitationsanstrengungen bei den Arthrogrypose-Kindern sind besonders lohnend, da in der Regel eine völlig normale Intelligenz vorliegt.

---

**Pflege:** Kinder mit AMC leiden nach Operationen meist stärker und länger unter Schmerzen als z. B. die Spina bifida-Patienten, da sie völlig erhaltene Sensibilität haben. Die aufwendigen Korrekturen an Sehnen und Gelenken werden als extrem schmerzhaft erduldet. Hier sind anaesthesiologisch vorbereitete Schmerzpumpen, auch Kaudalkatheter mit Karbostesin hilfreich. Nicht selten dauern die Schmerzzustände über mehrere Tage an. Die Pflegekraft muss diese Schmerzen ernst nehmen und auf die Bedürfnisse eingehen. Gipswechsel werden in starker Analgosedierung oder in Narkose durchzuführen sein.
Sind die Hände bei AMC mitbetroffen, sollte die Pflegekraft auf die vorhandenen Fähigkeiten und Bedürfnisse des Kindes eingehen. Die Aktivitäten des täglichen Lebens wie Essen, Trinken, Körperpflege, Toilette, Anziehtraining und Spielen verlangen die Zusammenarbeit von Kind, Eltern, Pflegekraft und Ergotherapeuten.

---

## 6.8 Armplexuslähmungen

Lähmungen des Armplexus können durch Schuss- oder Stichverletzungen, aber auch durch stumpfes Trauma erzeugt werden. Druck von einem wachsenden Tumor, Kallus nach einer Fraktur können ebenfalls für eine Armplexuslähmung verantwortlich werden. Typisch sind die **Plexusausrisse** bei **Unfällen,** insbesondere bei verunglückten Motorradfahrern. Zahlenmäßig am bedeutendsten ist die **Armplexuslähmung** als Folge eines **Geburtstraumas.**
Je nach Ausfall der peripheren Nerven des Plexus brachialis unterscheiden wir eine totale Plexuslähmung, eine obere und eine untere Plexuslähmung.

### Totale Plexuslähmung

Der vollständige Plexusriss ist typisch bei Motorrad- oder Fahrradverletzungen beim Sturz über die Lenkstange, gelegentlich bei Schussverletzungen.

**Klinik:** Alle Schulter- und Armmuskeln sind ausgefallen. Lediglich der weiter kranial innervierte Muskel des Trapezius funktioniert. Der Arm hängt schlaff herab, es liegen Sensibilitätsstörungen, Änderungen der Trophik und der Schweißsekretion vor. Im Laufe der Zeit kann es zu einer Teilregeneration sensibler, aber auch motorischer Fasern kommen.

**Therapie:** Nach der frischen Verletzung, z. B. nach einem Unfall, ist das Ausmaß der Lähmung genau festzustellen. Durch mikrochirurgische Nerveneingriffe können gelegentlich Teilbesserungen erzielt werden. Bei veralteten Fällen kann unter Umständen durch eine Schultergelenksversteifung ein besserer Aktionsradius erzielt werden.

### Erb-Lähmung

Dies ist die typische Geburtslähmung mit Ausfall des oberen Plexus.

**Klinik:** Da der obere Anteil des Armplexus mit der 5. und 6. Spinalwurzel gedehnt ist, ist der Oberarm zum Teil gelähmt. Betroffen sind insbesondere der Delta, der Supraspinatus, der Bizeps und

## 6.8 Armplexuslähmungen

der Brachialis sowie der Brachioradialis und die Handgelenksextensoren. Die sensiblen Ausfälle sind bei der Erb-Lähmung nicht sehr ausgeprägt. Der Arm hängt in Innenrotations-Adduktionsstellung schlaff herab. Der Unterarm ist leicht gebeugt und proniert (auswärtsgedreht). Im Laufe des Wachstums bleibt der Arm zurück und ist somit verkürzt. Finger und Hand sind beweglich *(Abb. 26)*.

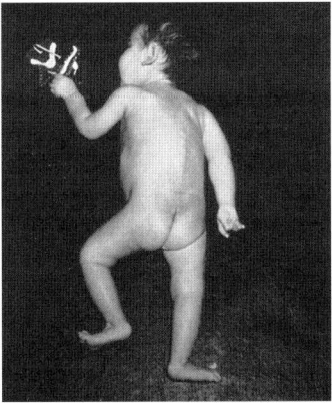

**Abb. 26:** Erb-Lähmung rechts

**Therapie:** Bei der Erb'schen Lähmung beginnt man frühstmöglich mit einem täglichen krankengymnastischen Programm z. B. nach der Methode von Vojta. Innerhalb von 6–10 Monaten ist eine fortschreitende Rückkehr der Nervenfunktion zu erwarten. Unterstützt wird die Krankengymnastik durch eine Lagerung in Beugung und Abspreizung, oder einfach im Desaultverband, bei der der Arm über die Brust geführt wird. Zusätzlich kann man durch eine Elektrostimulation versuchen, die Muskelfunktionen bis zum Wiedereintritt der Nervenfunktion zu erhalten. Von einer operativen Revision des Plexus wird bei der Erb'schen Lähmung eher abzuraten sein. Bei Kontrakturen im Schultergelenk als Rest nach Erb'scher Lähmung kann operativ vorgegangen werden, um insbesondere bei fixierter Innenrotation und Adduktionsfehlstellung durch muskelplastische Maßnahmen an der Schulter eine Besserung zu erreichen. Nach Abschluss des Wachstums bleibt lediglich die Arthrodese, um eine bessere Funktion zu erhalten.

### Klumpke-Lähmung

Ebenfalls durch ein Geburtstrauma entsteht die **untere Plexuslähmung** mit schlaffer Paralyse der kleinen Haut- und Fingermuskeln und gleichzeitiger Sensibilitätsstörung an der Ellenseite von Hand und Unterarm. Auch hier ist krankengymnastische Übungsbehandlung empfehlenswert. Die Prognose ist gut. Bei verspätet einsetzender Therapie kann es zu bleibenden Lähmungen und Kontrakturen kommen.

**Therapie:** Man versucht eine Schienenlagerung in Entspannungsstellung der Muskeln; durch eine Übungsbehandlung wird eine bestmögliche Funktion angestrebt.

# 7 Skelettanomalien

## 7.1 Ostitis deformans

Synonym: Morbus Paget
**Klinik:** Diese Krankheit wurde erstmals 1877 von Paget beschrieben. Es handelt sich um einen auf mehrere Knochen übergreifenden Knochenabbau, der mit Anbauvorgängen gekoppelt ist. Insgesamt erscheint so der Knochen verdickt, die Tragfähigkeit der Struktur ist jedoch vermindert. Der Verlust an Stabilität führt leicht zu Verbiegungen. Das Schienbein biegt sich unter der Körperlast nach vorne durch und bildet eine sog. **Säbelscheidentibia**. Auch der Femur biegt sich unter der Belastung durch und bildet eine Coxa vara bzw. eine **Hirtenstabform** *(Abb. 27)*. Der **Schädelumfang nimmt zu** (der Paget-Kranke braucht einen größeren Hut). Die Wirbelsäule ist nicht selten befallen, insbesondere deren unter Abschnitte. Typisch ist die Rarefizierung der Spongiosa unter gleichzeitiger Verdickung der Corticalis, so dass ein **Fischwirbel** zustande kommt. Durch Raumbeengung kann es auch zu Lähmungen kommen. Am Becken ist das tiefe Eintreten von Hüftkopf mit Pfanne in das Becken, die **Protrusio acetabuli**, typisch. Es kann auch zu einer malignen Entartung der Paget-Krankheit kommen. Überschießende Kallusbildung nach einer pathologischen Fraktur muss auf eine bösartige Degeneration verdächtig sein.

**Labortest:** Laborchemisch findet man eine erhöhte **alkalische Phosphatase** als Zeichen für den erhöhten Knochenumbau. Dagegen sind die Werte von Serumcalcium und Serumphosphor im Bereich der Norm. Die Kalkausscheidung im Urin kann besonders bei bettlägerigen Patienten erhöht sein, so dass es zu Nieren- und Uretersteinbildung kommen kann.

**Therapie:** Eine Therapie ist immer dann angezeigt, wenn der erhöhte Knochenumbau und die daraus resultierende Fehlbelastung Schmerzen auslöst. Ziel der medikamentösen Therapie ist die Unterdrückung des erhöhten Knochenumbaus. Dafür stehen heute das Hormon der Nebenschilddrüse Calcitonin und Diphosphonate zur Verfügung. Bei sekundären Arthrosen sind durch Korrekturoperationen oder endoprotheti-

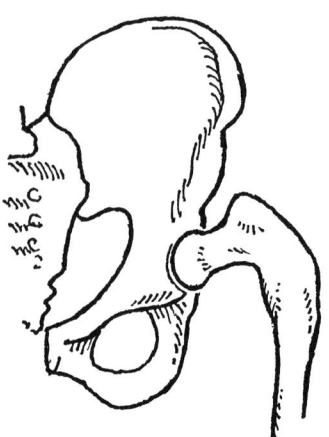

**Abb. 27:** Hirtenstabform des coxalen Femurendes bei Morbus Paget.

schen Ersatz erfreuliche Verbesserungen der Lebensqualität zu erzielen.

## 7.2 Fibröse Dysplasie

Synonym: Morbus Jaffe-Lichtenstein
Charakteristisch für die fibröse Knochendysplasie ist der Ersatz lokalisierter Knochenbezirke durch ein dichtes fibröses Gewebe. Die Ursache der Erkrankung ist nicht bekannt. Der Beginn liegt meist im Kindesalter oder im frühen Erwachsenenalter. Die fibröse Dysplasie kann einen oder mehrere Knochen betreffen.

**Klinik:** Man findet eine Verbiegung der betroffenen Knochen wie des Femur oder der Tibia. Pathologische Frakturen können auftreten und als Folge davon nicht selten eine Beinlängendifferenz.
In Kombination einer mehrere Knochen betreffenden fibrösen Dysplasie mit Hautpigmentierung und sexueller Frühreife ist der Begriff **Albright-Syndrom** eingebürgert. Die frühe sexuelle Reifung führt zu einem vorzeitigen Epiphysenschluss und somit zu einem kurzen Körperbau.

**Röntgenuntersuchung:** Radiologisch finden sich zystische Aufhellungen des Knochens mit Verlust der normalen Struktur sowie die schweren Verbiegungen und Ermüdungsbrüche. An der Hüfte kann es zur Ausbildung eines Hirtenstabfemur kommen.

**Differentialdiagnostisch** muss die fibröse Dysplasie gegenüber Knochentumoren abgegrenzt werden. Bei nicht ganz typischen Bildern kann nur die Probeexzision Auskunft geben.

**Therapie:** Eine ursächliche Behandlung der fibrösen Dysplasie gibt es nicht. Problematisch sind Schenkelhalsfrakturen, die – unter Verwendung von Winkelplatten – die einer sorgfältigen Aufrichtung bedürfen. Auch Gammanägel und dynamische Hüftschrauben können notwendig sein. Im Unterschenkel sind elastische Nägel hilfreich bei der Stabilisierung von pathologischen Frakturen im von der fibrösen Dysplasie geschwächten Knochen.

## 7.3 Achondroplasie

Synonym: Chondrodystrophie
Es handelt sich um eine angeborene Aufbaustörung des knorpelig vorgebildeten Skelettes. Die Schädigung betrifft sämtliche Wachstumsfugen. Hieraus resultieren Störungen des Längenwachstums.

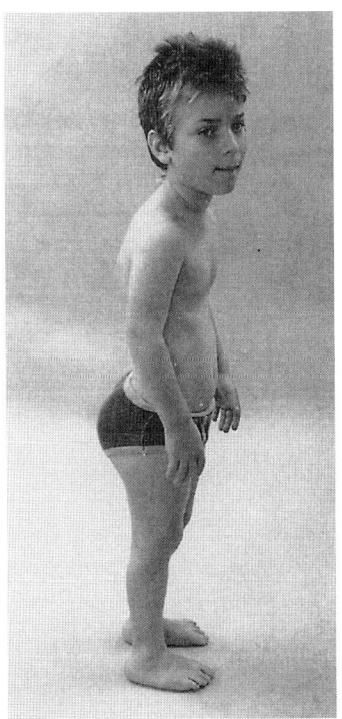

**Abb. 28:** Achondroplasie
12jähriger Junge, 1,26 m groß vor der Beinverlängerung bds. mit dem Orthofixgerät.

**Klinik:** Schon beim Neugeborenen fällt der unproportionierte Zwergwuchs auf. Die Gliedmaßen sind im Verhältnis zum Rumpf zu kurz, der Kopf erscheint übermäßig groß, die Nase ist sattelförmig eingedrückt. An den unteren Gliedmaßen findet man eine starke O-Bildung und Coxa vara-Stellung mit Trochanterhochstand. Eine Verformung am Becken kann beim weiblichen Geschlecht zu einer Einengung des Beckenrings und zu einem Geburtshindernis führen. Der Radius ist kürzer und stärker gekrümmt als die Ulna, der 4. und 5. Finger steht etwas ab und bildet so die typische Dreizackform der Hand.

Der **Erbgang** ist **dominant**, ganze Familien können eine Achondroplasie oder eine leichtere Form, genannt „Hypochondroplasie" aufweisen. Abgesehen vom Minderwuchs ist eine harmonische Reifung zu erwarten. Eine normale, oft sogar eine erhöhte Intelligenz, ist nicht selten. Die positive Grundhaltung der Betroffenen hat schon früher zur Funktion eines Hofnarren oder zum Auftreten in Artistenkreisen und im Zirkus geführt.

**Therapie:** Falls durch Verformungen der Beine statische Probleme auftreten, können Korrekturoperationen helfen, eine bessere Belastung sicherzustellen. Wie bei anderen Minderwüchsigen gibt es einzelne Erkrankte, die sich eine Verlängerung der unteren Gliedmaßen wünschen. Mit Verlängerungsoperationen an Ober- und Unterschenkel lässt sich die Endgröße von erwarteten 1,30 m auf besser akzeptierte 1,50 m erhöhen. Allerdings sind diese Verlängerungsverfahren relativ aufwendig und nehmen insgesamt etwa 2 Jahre in Anspruch. Die soziale Integration und Berufsaussichten können damit verbessert werden.

## 7.4 Enchondrale Dysostosen

Es handelt sich um **genbedingte Knorpelschäden,** die ein Längenwachstum gestatten, aber mit Störungen in der Verknöcherung der Epiphysen einhergehen. Die Abflachung der Epiphysen bedingt einen Minderwuchs. Das Leiden macht sich noch nicht bei der Geburt bemerkbar, sondern erst dann, wenn das gestörte Wachstum der Knochenkerne im Alter von 2–3 Jahren in Erscheinung tritt. Es handelt sich zum Teil um dominant, zum Teil um rezessiv vererbbare Leiden.

- **Morbus Ribbing:** Die Epiphysenwachstumsstörung ähnelt aseptischen Knochennekrosen, so dass die Diagnose oft nur bei doppelseitigem Auftreten und histologischem Befund gestellt werden kann
- **Morbus Morquio-Brailsford:** Klinisch findet sich ein unharmonischer Minderwuchs mit Skoliose und Kyphose der Wirbelsäule und überlangen Ar-

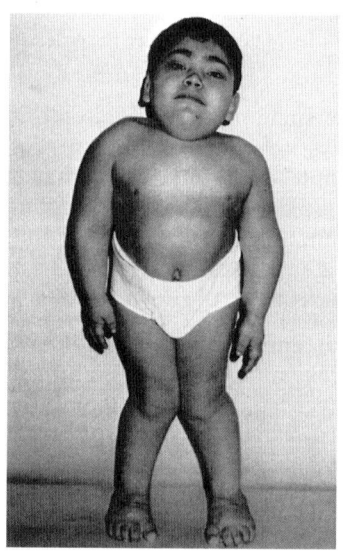

**Abb. 29:** Enchondrale Dysostose, Typ Morquio-Brailsford.

men. Der Erbgang ist rezessiv. Therapeutisch bedeutend ist die Entlastung und Stabilisierung der Halswirbelsäule bei starker Kyphose-Knicktendenz mit Gefahr einer Querschnittlähmung. Auch Skoliosekorrekturen können sehr hilfreich für die Lebensqualität der Patienten sein.
- **Morbus Pfaundler-Hurler:** Es liegt ein disproportioniertes Skelettwachstum vor. Gleichzeitig kommt es aufgrund einer Stoffwechselstörung zu Einlagerungen in das Gewebe, insbesondere in die Hornhaut. Meist liegen Intelligenzstörungen vor. Typisch ist das sog. Wasserspeiergesicht.

## 7.5 Osteogenesis imperfecta

Synonym: Glasknochenkrankheit
Charakteristisch für die Osteogenesis imperfecta sind unterwertige Osteoblasten mit ungenügender Bildung von Zwischenzellsubstanz. Dies verursacht die erhöhte Brüchigkeit und führt zur Verformung der Knochen. Zum Krankheitsbild gehören eine typische Physiognomie, oft blaue Skleren, eine unzureichende Zahnkonsistenz (Dentogenesis imperfecta) und nicht selten eine Beeinträchtigung der Innenohrfunktion. Das Leiden tritt familiär auf, wird aber auch als Spontanmutation beobachtet. Die Ausprägung kann sehr unterschiedlich sein. Die Einteilung erfolgt nach Sillence:

Typ 1:  Relativ viele Brüche, blaue Skleren, gute Rehabilitationschance
Typ 2:  Schwerste Form, meist als Totgeburt oder mit sehr kurzer Lebenszeit
Typ 3:  Schwere Form mit ausgeprägter Verbiegung und Weichheit der Knochen, begrenzte Rehabilitation, extremer Minderwuchs unter 1,00 m Endgröße
Typ 4:  Relativ viele Brüche, blasse Skleren, gute Rehabilitationschancen.

**Klinik:** Je früher die Knochenbrüchigkeit in Erscheinung tritt, desto schwerer ist in der Regel der Krankheitsverlauf. Ein Teil der Kinder mit schon intrauterin vorhandener Osteogenesis imperfecta ist nicht lebensfähig. Auf der anderen Seite gibt es sehr leichte Formen, die erst in der späten Kindheit oder Jugend in Erscheinung treten und oft nur als Zufallsbefund entdeckt werden. Die leicht auftretenden Spontanfrakturen können zu schweren Verbiegungen, insbesondere im Bereich der langen Röhrenknochen führen. Entsprechend dem Muskelzug kommt es zu bogenförmiger Umkrümmung der Arme, der Ober- und Unterschenkel. Die Frakturen heilen bei geringer Kallusbildung aus.

**Therapie:** Große Probleme bereiten die Brüche und Verformungen der langen Röhrenknochen, insbesondere des Femur und der Tibia, manchmal auch des Humerus und der Unterarme. Eine Markraumschienung bei Schaftbrüchen hat sich dabei bewährt. Häufiges Stehen mit axialer Belastung ist oft nur mit Unterstützung von Schienen möglich. Mit 3–5 Jahren bei genügender Schaftdicke haben sich Teleskopnägel bewährt. Diese werden im Gelenkknorpel entfernt von der Belastungszone verankert. Mit dem Knochenwachstum zieht sich der Nagel im Teleskopverfahren auseinander, er „wächst" sozusagen mit. Die Teleskopnägel aber auch intramedulläre elastische Nägel, ermöglichen den meisten Patienten ein selbständiges Gehen *(Abb. 30 a und b auf S. 82)* und vor allem Schutz vor immer wieder auftretenden schmerzhaften Frakturen. Ein großes Handicap bleibt für die Patienten die erreichbare Endgröße, die auch nach großen rehabilitativen Anstrengungen eher bei 1,50 m und bei den Typ 3-Fällen meist nur bei etwa 1,00 m liegt. Die

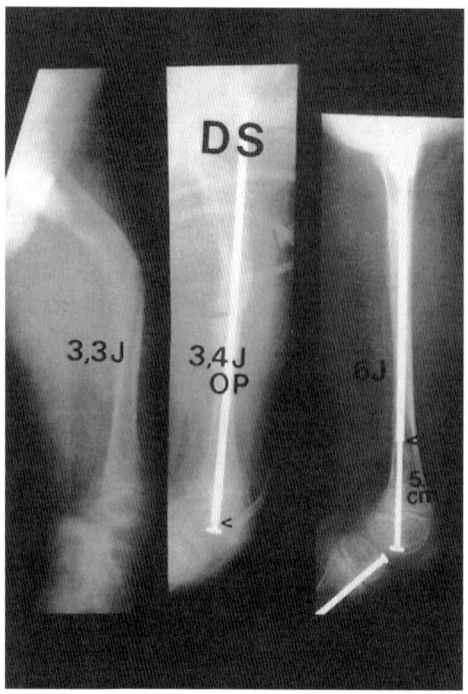
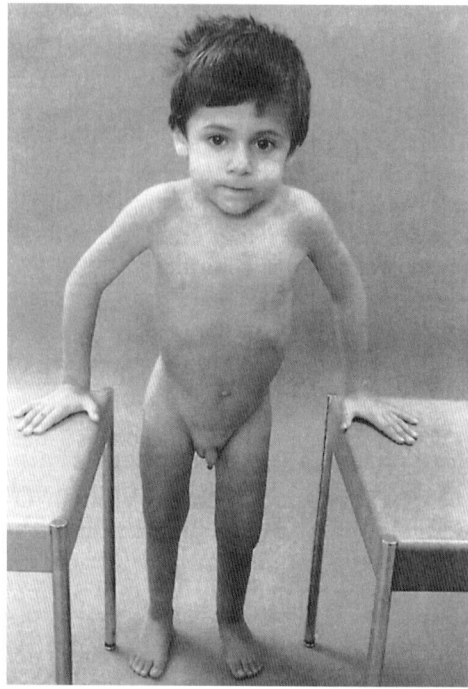

**Abb. 30:** Osteogenesis imperfecta
a) Röntgenbild eines Femur eines Buben im Alter von knapp 3½ und 6 Jahren zeigt die Funktion des implantierten Teleskopnagels am Femur mit Extension während des Wachstums. Mit 6 Jahren ist noch zusätzlich ein Tibia-Teleskopnagel implantiert.

b) 6jähriger Junge mit Osteogenesis imperfecta stehfähig nach vorausgegangener Versorgung mit Teleskopnagel an Ober- und Unterschenkel bds.

intellektuelle Leistungsfähigkeit ist bei Glasknochenpatienten in der Regel nicht beeinträchtigt.

## 7.6 Marmorknochenkrankheit

Synonym: Albers-Schoenberg-Krankheit. Die außerordentlich seltene Marmorknochenkrankheit ist durch dicke, im Röntgenbild dichte Knochen charakterisiert. Diese Knochen enthalten kein Mark, so dass die Blutbildung erheblich gestört ist. Zum Ausgleich sind Milz und Leber monströs vergrößert. Die Knochenverdickung verengt schon früh den Sehkanal, so dass meist eine erworbene Blindheit hinzukommt. Der dicke und dichte Knochen bricht relativ leicht und bedarf der orthopädischen Hilfe.

Therapie: Bei frühzeitiger Erkennung gelingt es heute durch eine Knochenmarkstransplantation den Krankheitsverlauf zu stoppen. In anderen Fällen ist der Schutz vor Frakturen und die Ausheilung derselben Aufgabe des Orthopäden. Die schulische Betreuung erfolgt entsprechend der Sehschwäche oder Blindheit.

## 7.7 Rachitis

Synonym: Englische Krankheit

Die Rachitis ist auf einen Vitamin-D-Mangel zurückzuführen. In den Entwicklungsländern ist hierfür vor allem eine vitaminarme Ernährung verantwortlich. In den Ländern Zentraleuropas ist dagegen die an Sonnenlicht arme Aufzucht der Kinder für die Rachitis verantwortlich zu machen.

Durch den **Vitamin-D-Mangel** kommt es zu einer **starken Beeinflussung** der enchondralen, der periostalen und der endostalen **Verknöcherungen**. Die Osteoblastentätigkeit und somit der Knochenaufbau sind nur wenig gestört, der neugebildete Knochen wird aber nicht verkalkt und bleibt als unreifes Osteoid liegen. Der Knochenabbau ist nicht gestört. Während somit reifes Knochengewebe normal abgebaut wird, kommt es zum Ersatz durch unreifes, unverkalktes, weiches Knochengewebe. Die Knochenwachstumsstörungen an den Epiphysenfugen führen zu einer Hemmung des Längenwachstums. Dies kann in schweren Fällen zum **rachitischen Zwergwuchs** führen.

Auch der Muskelaufbau wird durch den Vitamin-D-Mangel ungünstig beeinflusst. Die **quergestreifte Muskulatur ist tonusarm**, die Gelenke lassen sich überstrecken, die Haut und das Unterhautgewebe sind welk. Die **glatte Muskulatur ist träge**. Dies führt zur Verstopfung, Meteorismus und einem rachitischen Froschbauch.

### 7.7.1 Klinische Zeichen

- **Kraniotabes:** Die seitlichen und oberen Hinterhautpartien sind eindrückbar und federn wie ein Zelluloidball zurück. Die Fontanellen bleiben lange offen
- **Rosenkranz:** Auftreibung der Knorpel-Knochen-Grenze an den Rippen
- **Harrison-Furche:** Hühnerbrustartige Thoraxdeformierung
- **Sitzbuckel:** durch Muskelhypotonie der Rückenstreckmuskulatur und Eindellung der weichen Wirbelkörperdeckplatten erzeugt
- **O-Beine:** Varusdeformität meist mit gleichzeitiger Innendrehung und Verkürzung der Beine *(Abb. 31)*
- **Knick-Senk-Spreizfuß:** Durch Fußgewölbeschwäche hervorgerufen.

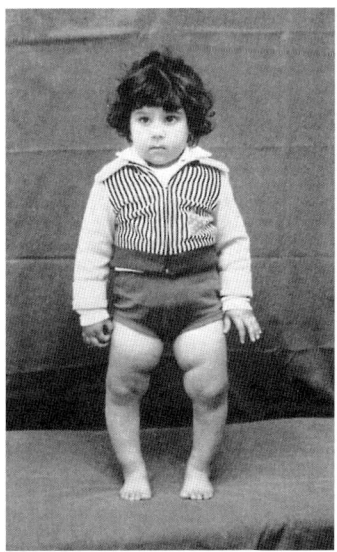

**Abb. 31:** Floride Rachitis mit O-Beinen bei 14 Monate altem Mädchen.

### 7.7.2 Diagnose und Differentialdiagnose

**Röntgenuntersuchung:** Die enchondrale Ossifikationsstörung führt zu einer Erweiterung der Epiphysenfugen, die **Metaphysen** sind **becherförmig** verbreitert. Die Bildung der **Knochenkerne** und Epiphysen an Hand- und Fußwurzel ist **verzögert**.

**Labortest:** Der Kalksalzgehalt des Blutes ist vermindert, der Phosphatgehalt, stark reduziert, die **alkalische Phosphatase,** das von den Osteoblasten gebildete Enzym zur Umwandlung des Osteoids in reifen Knochen, ist im Serum **stark erhöht.** Die Calciumausscheidung im Harn ist bei der Rachitis deutlich verringert.

**Differentialdiagnostisch** sind O-Beine anderer Genese abzugrenzen; da es sich bei der Rachitis immer um eine Allgemeinerkrankung handelt, tritt die Seitverbiegung gleichseitig auf, einseitige Beinverbiegungen sind niemals rachitischer Natur. Es ist auch zu merken, dass Kleinkinder physiologisch O-Beine aufweisen, die sich erst mit 2–3 Jahren zu dem dann physiologischen X-Bein wandeln.

### 7.7.3 Therapie

Durch eine regelmäßige Vitamin-D-Zufuhr in der Nahrung und ausreichende Sonnenbestrahlung wird das Vitamindefizit ausgeglichen. Gleichzeitig muss bei der Behandlung einer floriden Rachitis auch Calcium zugeführt werden.

**Beachte:** Die Überdosierung von Vitamin D kann zu schweren Vergiftungserscheinungen führen. Die Zufuhr von Vitamin D ohne gleichzeitige Gabe von Calcium kann zur Hypocalzämie und somit zur **Spasmophilie = Tetanie** führen.
Als **Rachitisprophylaxe** gibt man entweder 400 internationale Einheiten pro Tag in Tropfenform (Vigantol®) oder eine Vitamin-D-Stoßtherapie von 300 000 Einheiten in der 6. Woche und im 6. Monat. Die orthopädische Behandlung rachitischer Deformitäten: Der rachitische Sitzbuckel und die Skoliose werden parallel zur medikamentösen Therapie gymnastisch behandelt.
Operative Korrekturen sind nur ausnahmsweise indiziert. In der Regel graden sich die rachitischen O-Beine parallel zur medikamentösen Therapie von allein aus. In seltenen Fällen wird zusätzlich eine Pendel-Osteotomie oder eine supramalleoläre Korrekturosteotomie notwendig sein.

## 7.8 Neurofibromatose

Synonym: Morbus von Recklinghausen, Fibroma molluscum multiplex, Elephantiasis neuromatodes
Die Neurofibromatose (NF) zählt zu den „Phakomatosen", neuro-ektodermalen Syndromen, die mit Gefäßanomalien einhergehen. Die NF wird autosomal dominant vererbt. Über den ganzen Körper verteilte Neurofibrome, Pigmentanomalien, die sogenannten Café au lait-Flecken, Veränderungen des Augenhintergrunds und Skelettanomalien wie Skoliosen sind zu beobachten. Orthopädisch bedeutungsvoll ist die bei Kindern mit Neurofibromatose beobachtete Tibia vara congenita bzw. die angeborene Tibia-Pseudarthrose.

**Tibia vara congenita (angeborene Tibiapseudarthrose)**

Manchmal schon bei der Geburt, in der Regel erst innerhalb der ersten Lebensmonate bricht die schon vorher im Varussinn verbogene und verdünnte Tibia. Der Bruch heilt weder in Gipsruhigstellung, noch durch Drahtung, Nagelung oder Verplattung. Es kommt zur Pseudarthrose. In der Folge bleibt der Unterschenkel in seinem Längenwachstum zurück, Muskeln und Sehnen sind durch mangelndes Belasten geschwächt.

**Therapie:** Konventionelle Methoden der Bruchbehandlung versagen. Als erfolgreich hat sich nach Herausnahme des veränderten Knochens im Bereich der Pseudarthrose die Anbringung eines

## 7.9 Osteomalazie

Bei der Osteomalazie handelt es sich um eine **minderwertige Kalzifizierung der Knochenmatrix**. Die Osteoblastentätigkeit und der Knochenaufbau gehen regelrecht vonstatten, dagegen bleibt die Mineraleinlagerung in die neugebildete Knochengrundsubstanz aus oder ist ungenügend. Die Knochenbildung bleibt auf der Stufe des Osteoids stehen. Die Ursachen der Osteomalazie im Erwachsenenalter ähneln denen der Rachitis im Kindesalter, da ein **Vitamin-D-Mangel** mindestens in einem Teil der Fälle dafür verantwortlich zu machen ist. Chronische Durchfallerkrankungen mit Fett- und Eiweißmangelernährung und **Fettresorptionsstörungen** sind ursprünglich hierfür verantwortlich zu machen (Vitamin D ist fettlöslich). Bevorzugt befallen sind Frauen besonders während der Schwangerschaft und während des Wochenbetts.

**Klinik:** Die Patienten klagen über diffuse Schmerzen in den langen Röhrenknochen. Die Knochen sind empfindlich und können sich unter der Belastung durchbiegen. Osteomalazische Veränderungen finden sich wie folgt:

- An der Wirbelsäule, wodurch es zu Wirbelzusammenbrüchen und zu einer fixierten Kyphose kommen kann
- Am Beckeneingang bildet sich die für die Osteomalazie typische Kartenherzform aus. Sie entsteht durch das Tiefersinken des Promontorium ossis sacralis (Vorwölbung des Kreuzbeins) aufgrund der Weichheit der Beckenknochen und Verbiegung der Seitenwände des Beckens nach innen durch den Druck der Oberschenkel
- Aufhellungszonen mit Pseudofrakturen, die sog. Looser-Umbauzonen an den langen Röhrenknochen, am Schenkelhals und dem Schulterblatt.

**Labortest:** Die alkalische Phosphatase ist bei der vermehrten Osteoblastentätigkeit im Serum deutlich erhöht.

**Therapie:** Durch Vitamin-D-Gabe und eine adäquate Diät muss unter internistischer Überwachung eine Regulierung des Stoffwechsels angestrebt werden. Beim Auftreten von Looser-Umbauzonen und Pseudofrakturen muss durch Schonung und evtl. Entlastung eine Deformität verhindert werden. Bei fortschreitender Wirbelsäulenveränderung kann durch ein reklinierendes Gipsbett und ein Stützmieder eingeschritten werden. Operative Maßnahmen sind nur nach Ausgleich der Stoffwechselstörung möglich, da sonst bei der gestörten Knochenneubildung auch die Kallusformation gestört ist und somit eine Osteotomieabheilung nicht regelrecht erfolgen kann.

## 7.10 Osteoporose

Bei der Osteoporose liegt eine **Störung des Gleichgewichts zwischen Knochenaufbau und Knochenabbau** zugunsten des Knochenabbaues vor. Die Qualität des Knochengewebes ist bei der Osteoporose im Gegensatz zur Osteomalazie normal, die Quantität aber ist vermindert. Man findet die Osteoporose bevorzugt bei älteren Patienten; sie ist dort für das gehäufte Auftreten von Wirbelkompressionsfrakturen und Schenkelhalsfrakturen verantwortlich. Ähnliche Veränderungen findet man auch bei jüngeren Patientinnen nach der Menopause. Eine lokalisierte Osteoporose kann zu jedem Zeitpunkt auftreten, wenn z. B. eine Gliedmaße im Gipsverband ruhiggestellt war (**Inaktivitätsatrophie des Knochens**). Bei einer Störung des vasomotorischen Gleichgewichts kann es zu einer sog. Reflexatrophie des Knochens kommen, der sog. Sudeck-Dystrophie (siehe Kapitel Erkrankungen des Handgelenkes und der Hand).

Die genaue Ursache für eine allgemeine Osteoporose ist nicht bekannt. Endokrine Faktoren können vorliegen. So wird die Störung des Gleichgewichts zwischen anabolen und katabolen Hormonen in der Zeit nach der Menopause für die Osteoporose verantwortlich gemacht.

Die langandauernde Gabe von Nebennierenrindenhormonen erzeugt eine **Steroidosteoporose**. Auch eine ungenügende Diät kann für eine Osteoporose verantwortlich gemacht werden. Die verminderte Aktivität älterer Patienten, die lange andauernde Immobilisation nach einer Fraktur oder durch eine chronische Krankheit führt zur Demineralisation des Knochens.

**Klinik:** Der Beginn einer Osteoporose ist in der Regel symptomarm. Bei älteren Menschen ist das Fortschreiten der Krankheit nicht selten die Ursache für Kreuzschmerzen. Die Lendenlordose flacht zusehends ab. Es bildet sich eine fixierte Brustkyphose aus. Der Thorax sitzt dem Becken dicht auf. Die Atemkapazität des Brustkorbes wird herabgesetzt.

**Röntgenuntersuchung:** Erst mit fortschreitender Osteoporose zeigt die Röntgenuntersuchung die Rarefikation des Knochens. Die Deck- und Grundplatten bleiben deutlich gezeichnet, dagegen weisen die Wirbelkörper selbst eine vermehrte Transparenz auf. Die Wirbelkörper verformen sich konkav an der oberen und unteren Deckplatte. Als Folge entstehen osteoporosebedingte Kompressionsfrakturen und keilförmige Deformierungen der Wirbelkörper.

**Labortest:** Sowohl Calcium- wie Phosphorwerte im Serum sind im Bereich der Norm. Die alkalische Phosphatase ist ebenfalls normal oder erniedrigt. Die Calciumausscheidung im Urin ist in der Regel etwas erhöht als Folge der Ausschwemmung von Calcium aus dem Skelettsystem.

**Therapie:** Am günstigsten ist die Therapie mit **anabolen Hormonen** in der gereinigten Form ohne die unerwünschten Nebenwirkungen der einfachen Sexualhormone. Gleichzeitig soll eine gut abgewogene krankengymnastische Behandlung mit schonender Massage sowie

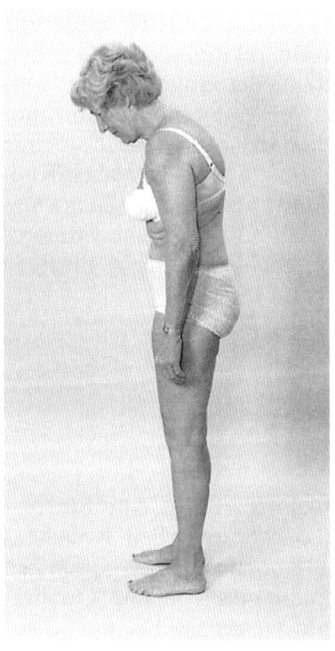

**Abb. 32:** Osteoporosebedingter Rundrücken bei 63jähriger Frau.

## 7.10 Osteoporose

Schwimmen zur Linderung der Schmerzen und zum allgemeinen Wohlbefinden beitragen. Die Gabe von Kalkpräparaten oder Vitamin D ist wenig sinnvoll, da bei der echten Osteoporose keine Störung der Kalkeinlagerung vorliegt. Eiweißreiche Ernährung ist zu befürworten. Nur in Ausnahmefällen bei stärkerem Haltungsverfall wird man gleichzeitig ein leichtes Stützmieder geben. Beim Auftreten keilförmiger Kompressionsfrakturen der Wirbelkörper und von Schenkelhalsbrüchen in fortgeschrittenem Alter sind lange Liegezeiten mit Gipsverbänden wegen der Gefahr der hinzukommenden Inaktivitätsatrophie möglichst zu vermeiden. Bei der Schenkelhalsfraktur bevorzugt man deshalb ein operatives Vorgehen mit Nagelung, Plattenosteosynthese oder totalem Gelenkersatz.

# 8 Erkrankungen des Halses

## 8.1 Untersuchung der Halswirbelsäule

Der Hals ist häufige Quelle orthopädischer Leiden. Angeborene Fehlbildungen, Verletzungen und insbesondere degenerative Veränderungen bilden Ursachen für Beschwerden.
Die genaue Inspektion gibt Auskunft darüber, ob bestimmte abnorme Bewegungen im Halsbereich ausgeübt werden, ob eine Neigung oder ein Drehfehler besteht. Die Konturen der Muskulatur werden palpiert. Der gleitende Finger tastet die Dornfortsätze ab, befühlt den Sternocleidomastoideus und tastet die supraclaviculare Grube zum Ausschluss vergrößerter Lymphknoten. Brachialis- und Radialispuls werden getestet.
Die **Beweglichkeit** des Halses wird geprüft bei der Neigung nach vorne, bei der vollen Überstreckung, bei der Seitwärtsneigung und bei der Drehbewegung. Hierbei ist darauf zu achten, inwieweit bei bestimmten Bewegungen Schmerzen angegeben werden, wo sie genau lokalisiert sind, wohin sie ausstrahlen.
Die **neurologische Untersuchung** der oberen Gliedmaßen ist wichtig, besonders die Überprüfung der Sehnenreflexe. Die Muskulatur des Schultergürtels und die der Arme wird daraufhin angesehen, ob Atrophien oder Muskelschwächen vorliegen. Die Hirnnerven werden ebenso überprüft wie das vegetative Nervensystem. Auf das Vorhandensein eines **Horner-Symptomenkomplexes** wird geachtet (Ausfall des Halssympathikus mit Ptosis, Miosis und Enophthalmus, hängendem Lid, Engstellung der Pupille, tiefliegendem Auge).

**Röntgenuntersuchung:** Sie umfasst eine Aufnahme der Halswirbelsäule im anteroposterioren Strahlengang sowie eine im seitlichen Strahlengang, zusätzlich zur Beurteilung der Interspinalforamina schräge Aufnahmen. In besonderen Fällen wird noch eine Funktionsaufnahme bei maximaler Vorwärtsneigung des Halses sowie bei maximaler Streckung des Halses notwendig sein, um Luxation oder Subluxationen erkenntlich zu machen.
**Computertomogramm und Kernspintomogramm** erlauben eine exakte Darstellung der knöchernen Komponenten der Halswirbelsäule in Relation zu Bandscheiben, Bändern und vor allem Rückenmark samt abgehenden Wurzeln sowie die Beurteilung der Gefäßsituation (im MR). Insbesondere die MR-Untersuchung ist heute zum Standarduntersuchungsverfahren bei Verdacht auf Tumoren bzw. Bandscheibenvorfälle an der Halswirbelsäule geworden.

## 8.2 Kindlicher Schiefhals

**Klinik:** Der muskuläre kindliche Schiefhals entsteht durch eine Kontraktur des M. sternocleidomastoideus an einer Seite. Dadurch ist der Kopf auf die Seite des verkürzten Muskels geneigt und das Gesicht zur Gegenseite rotiert *(Abb. 33)*.

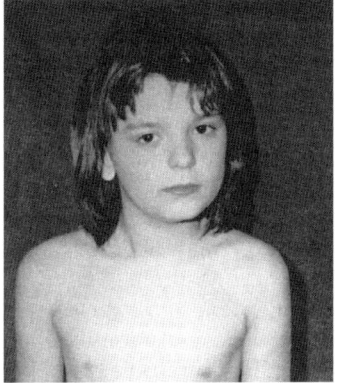

**Abb. 33:** Schiefhals rechts

Inwieweit intrauterine Fehllagerungen mit Zerrungen und Einblutungen verantwortlich zu machen sind, ist bis heute nicht bekannt. Ein Vererbungsfaktor ist wahrscheinlich, es gibt „Schiefhalsfamilien".
In jedem Fall muss **differentialdiagnostisch** ein durch die Augen (**oculärer Schiefhals**) oder durch eine Hörstörung bedingter Schiefhals ausgeschlossen werden. Weiterhin kann eine knöcherne Keilwirbelbildung als Ursache für einen Schiefhals in Frage kommen (**ossärer Schiefhals**).

**Therapie:** Die Behandlung des muskulären Schiefhalses soll früh einsetzen. Die gymnastische Dehnung des verkürzten Kopfnickens beginnt im Säuglingsalter. Die neurophysiologische Behandlung nach Vojta hat sich besonders bewährt. Die leichteren Formen können damit zum Verschwinden gebracht werden. Die gleichzeitig meist vorhandene Gesichtsasymmetrie (Gesichtsskoliose) wird weniger beeinflussbar sein. Die Ausgradung des Halses ist deshalb so wichtig, da die dauerhafte Schiefhaltung insbesondere negative Auswirkungen auf das Gleichgewichtsorgan zeitigt. Daraus können chronischer Schwindel und Kopfschmerzen resultieren.

Bei therapieresistenten Fällen wird möglichst noch vor der Einschulung der Musculus sternocleidomastoideus am Mastoid und am unteren Ansatz an Brustbein und Schlüsselbein operativ abgetrennt. Postoperativ wird die Korrekturstellung mit einer Halsstütze, bei älteren Kindern oder Rezidiven mit einem Diademgips weiter korrigiert gehalten. Die qualifizierte postoperative Gymnastik soll das chirurgisch Erreichte sichern und die symmetrische Haltung des Kopfes auf Dauer sichern.

> **Pflege bei Schiefhals-Operation:** Postoperativ erhalten die Kinder eine passgerechte Halsstütze. Sensibilität und Motorik werden geprüft mittels Pfeifen und „Aah-Sagen", um eine Irritation des Fazialisnerven nicht zu übersehen. Pflegepersonen und Eltern sollen das Kind von wechselnden Seiten ansprechen, Dinge reichen, Spiel anbieten.
> Nach Entfernung der Drainage setzt die krankengymnastische Behandlung ein. Wenn Kinder über 6 Jahren oder nach Rezidiveingriff einen Diademgips erhalten, müssen sie zur Gipsanlage etwa eine Stunde stehen. Sie dürfen erst sitzen, wenn der Gips trocken ist. Gute Hautpflege ist beim Diademgips wichtig, da Juckreiz und Schwitzen ein Problem bereiten, auch die Haare für 5 Wochen nur notdürftig gewaschen werden können. Die psychische Belastung kann sehr groß sein. Dies veranlasst dazu, die postoperative Gipsversorgung nur unter strengen Kriterien anzubieten.

## 8.3 Halsrippe

Es handelt sich um einen zusätzlich ausgebildeten Rippenansatz im Bereich des 7. Halswirbelkörpers. In der Regel ist die Halsrippenbildung einseitig, sie kann nur rudimentär angelegt sein oder aber voll ausgebildet Kontakt mit der ersten Thorakalrippe aufnehmen.

Die Halsrippe kann zu Drucksymptomen im Bereich des Gefäßnervenbündels des Halses führen und so die Ursache für in Schulter und Arm ausstrahlende Schmerzen sein. Hierbei findet man gleichzeitig Schwächen und eine Atrophie der Interossei. Beim Abduzieren und Anheben des Armes kann die Hand kalt und zyanotisch werden, der Radialispuls wird durch den Druck auf das Gefäßbündel verschwinden.

**Therapie:** Eine konservative Behandlung mit Massage, Dampf und Analgetika ist angezeigt. Falls sich der Kompressionsschmerz eindeutig herausstellt, bleibt die **Resektion** der Halsrippe als Methode der Wahl. Es ist jedoch zu berücksichtigen, dass etwa 90 % aller Halsrippen ohne klinische Symptome verlaufen und meist nur zufällig bei einer Röntgenuntersuchung entdeckt werden.

## 8.4 Uncovertebralspondylose

Degenerative Veränderungen im Bereich der Processus uncinati der Halswirbelkörper führen zu Zackenbildungen. Diese ragen in die Foramina interspinalia hinein und können so die A. vertebralis verdrängen und dort verlaufende sympathische Geflechte irritieren. Es kann zur Ausbildung anfallsartiger Nacken-Kopfschmerzen kommen (**Migraine cervicale**). Andererseits können die Uncovertebralspondylosen und die dabei entstehenden Exostosen auch die im Zwischenwirbelkanal verlaufenden spinalen Wurzeln irritieren. Dies führt zur Ausbildung eines **Schulter-Arm-Syndroms.**

## 8.5 Schulter-Arm-Syndrom

Voraussetzung für die Ausbildung eines Schulter-Arm-Syndroms ist die osteochondrotische Einengung der Zwischenwirbellöcher. Auch mechanische Insulte, Ödem und eine reaktive Entzündung in der Umgebung der Spinalwurzeln können zu einer Irritation führen. Endogene Faktoren bedingen eine gesteigerte Ansprechbarkeit des Vegetativums. Schon bei geringer Reizung durch im Röntgenbild harmlose Zacken kann über dem Halssympathikus eine vegetative Störung ausgelöst werden. Im Bereich der Halswirbelsäule führt die Irritation der Spinalnerven anfangs zu einer Steifheit und Schmerzen im Nacken, später zu ausstrahlenden Schmerzen in das Schulter-Arm-Gebiet. Wenn der Schwellenwert der mechanischen Reizung überschritten ist, kommt es zu einer typischen **Neuralgie. Periphere sensible Ausfälle** entsprechen dem Dermatom des irritierten Spinalnerven. **Motorische Störungen** im entsprechenden Segment gehen mit einer Tonusminderung der Muskulatur, mit einer Reflexanomalie und später auch mit einer Parese und Atrophie einher. Bei durch Knochenzacken bedingten Verengungen bessern sich die Schmerzen bei der Neigung des Kopfes nach der gesunden Seite und verschlechtern sich bei der Neigung nach der veränderten Seite.

Röntgenaufnahmen sind bei der Diagnosestellung nur zum Teil hilfreich. **Computertomografie** und insbesondere **Kern-**

spintomografie helfen hier weiter. Andererseits gehen manchmal massive Einengungen der Foramina interspinalia ohne jeglichen klinischen Befund einher, wohingegen geringe Einengungen bei entsprechender Disposition größere Auswirkungen haben können. Differentialdiagnostisch müssen intradurale Tumoren, eine verklebende Arachnitis mit Irritation des Spinalnerven, eine Neuritis und vor allem ein cervikaler Bandscheibenvorfall ausgeschlossen werden.

**Therapie:** Durch Bettruhe und Wärme im akuten Stadium kann die mechanische Irritation vermindert werden. Erleichterung bringt oft die Lordosierung der Halswirbelsäule durch einen Schanz-Watteverband und eine Extension. Bei heftigen Schmerzen (Nackenschuss) empfiehlt es sich, durch Novocaininjektionen im Wurzelbereich reflektorisch eine Besserung herbeizuführen. Antirheumatika wie Phenylbutazon und Cortison, aber auch Ultraschall und Röntgenreizbestrahlung versprechen Erleichterung. Ein operatives Angehen der verengten Foramina interspinalia ist selten angezeigt. Es ist immer zu befürchten, dass nach einer operativen Weiterung des Knochenkanals später durch reaktive Narbenbildung erneut eine Verengung eintritt.

## 8.6 Cervikaler Bandscheibenvorfall

Das Heraustreten des knorpeligen Kerns einer Bandscheibe im Sinne eines Bandscheibenvorfalls tritt wesentlich seltener auf, als an der Lendenwirbelsäule. Am ehesten treten die Vorfälle in den Segmenten C 5 oder C 6 und C 7 auf. Das laterale Herauswandern des Nucleus pulposus erzeugt Schmerzen, sensible und motorische Ausfälle durch Druck auf die abgehenden Spinalwurzeln. Bei akuten Vorfällen können Lähmung und Schmerzen dramatisch sein.

**Diagnose:** Die Röntgenaufnahme der Halswirbelsäule zeigt das Problem nicht, dafür sind **Computertomografie und Kernspintomografie** bei akuten Armlähmungen und entsprechenden segmentalen Schmerzen angezeigt.

**Therapie:** Bei geringen Ausfällen kann zunächst eine konservative Therapie mit Gymnastik, Wärmeanwendung, Tragen einer Halskrawatte und antiphlogistischer Medikation versucht werden. Bei massiven Ausfällen, die immer auch mit segmentalen Schmerzen einhergehen, ist eine operative Entlastung indiziert. Bevorzugt von einem ventralen Zugang wird der Prolaps ausgeräumt, meist gleichzeitig eine Stabilisierung dieses Segmentes durch eine zusätzliche Spondylodese angeboten.

*(Weitere Einzelheiten siehe im 10. Kapitel – Erkrankungen der Schulter unter 10.4 Impingement-Syndrome, S. 111)*

# 9 Erkrankungen der Wirbelsäule

## 9.1 Untersuchung

Zur Untersuchung der Wirbelsäule muss der Patient voll entkleidet sein. Schon der Akt des Ausziehens und Anziehens, die Art und Weise, wie die Schuhe gebunden werden, wie sich der Patient hierfür auf den Stuhl setzt, geben Hinweise auf die Art der vorliegenden Behinderung.
Zunächst wird der Patient stehend inspiziert. Man achtet auf die Anordnung der Dornfortsätze, die Stellung des Schultergürtels zum Rumpf, Auffälligkeiten in der Rippenwölbung und sieht nach dem Vorhandensein der physiologischen Schwingungen der Halslordose, der Brustkyphose und der Lendenlordose (Abb. 34). Man fällt das Lot vom Occiput zur Rima ani, um evtl. Seitüberhänge und Seitausschwingungen der Wirbelsäule zu testen. Weiterhin wird das Trendelenburg-Zeichen überprüft (siehe unten).

Es folgt die **Bewegungsprüfung** bei der Vorwärtsneigung, der Streckung, der seitlichen Biegung und der Drehung nach rechts und links. Es wird registriert, wie weit das Bewegungsausmaß gegenüber einem Gesunden reduziert ist und wie weit solche Bewegungen Schmerzen verursachen. Bei der Vorwärtsneigung des Rumpfes mit gestreckten Knien wird der Fingerspitzen-Bodenabstand gemessen. Weiterhin wird die Beweglichkeit der gelenkigen Verbindung zwischen Rippen und Wirbeln geprüft, indem man den Brustkorbumfang bei voller Inspiration und voller Exspiration misst.

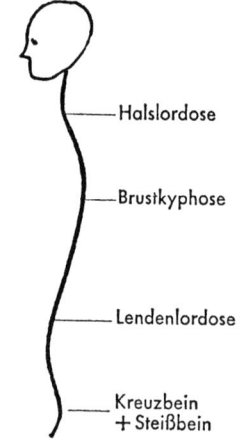

**Abb. 34:** Physiologische Schwingungen der Wirbelsäule.

Die Abtastung von Hals, Brust und Abdomen gibt Hinweise auf Weichteileinlagerungen, Tonusveränderungen und Atrophien. Ein neurologischer Status der Gliedmaßen wird erhoben, das Lasègue-Zeichen geprüft und auf Beinlängendifferenzen geachtet. Es wird beobachtet, wie der Patient sich von der Rücken- in die Bauchlage wendet. Die Dornfortsätze und die Rückenstreckmuskulatur werden abgetastet, um eine bestimmte Empfindlichkeit festzustellen und den Muskeltonus zu prüfen. Bei der Anhebung von Kopf und Schultern unter Fixation der Beine prüft man die Kontraktionsfähigkeit des M. rectus spinae.

**Röntgenuntersuchung:** Röntgenaufnahmen in 2 Ebenen genügen im Routinefall. Schrägaufnahmen können bei Verdacht auf Wirbelgleiten weiterhelfen. Die Kreuz-Darmbeinfuge sollte bei Verdacht auf Morbus Bechterew erfasst werden. Die Kontrastmitteldarstellung des Rückenmarks (Myelografie) ist praktisch verlassen worden, da durch **Computertomografie** und vor allem **Kernspintomografie** differenzierte Darstellungen des Rückenmarks in Relation zum knöchernen Skelett und zu den Bandscheiben möglich ist.

## 9.2 Skoliose

### 9.2.1 Klinik

Die Skoliose ist eine Seitverbiegung der Wirbelsäule, die meist mit einer Teilversteifung und einer Torsion wechselnden Ausmaßes einhergeht. Die Versteifung charakterisiert den Dauerzustand, somit den **Formfehler**. Im Gegensatz dazu liegt bei einer Wirbelsäulenseitverkrümmung, die sich aktiv vollkommen ausgleichen lässt und bei der noch keine Veränderungen der Wirbelkörper vorliegen, ein **Haltungsfehler** vor.

Die Wirbelsäulenseitverkrümmung kann **C-förmig** sein und die ganze Wirbelsäule betreffen (Totalskoliose), sie kann sich aus den Krümmungen und Gegenkrümmungen zusammensetzen, die sogenannte **S-förmige** Skoliose.

Die Wirbelsäulenseitverkrümmung zieht Deformierungen des Schädels, des Thorax und des Beckens nach sich (**Schiefwuchs**). Insbesondere bedingt die Torsion der Wirbelkörper eine Verdrehung des Thorax und der Rippen. Der dadurch entstehende **Rippenbuckel** entsteht von hinten gesehen auf der konvexen Seite der Skoliose, von vorn gesehen auf der Konkavseite. Diese Verdrehung der Wirbelsäule mit Ausbildung des Rippenbuckels täuscht eine Kyphosierung der Wirbelsäule vor.

**Merke:** Die Skoliose geht in der Regel mit einer Lordosierung der Wirbelsäule und nicht mit einer Kyphosierung einher. Der Begriff Kyphoskoliose ist deswegen, mit wenigen Ausnahmen, falsch.

Durch die Wirbelsäulenseitverkrümmung werden die Zwischenwirbelscheiben auf der Innenseite des Bogens verschmälert, auf der Außenseite verbreitert. Der Nucleus pulposus der Bandscheibe wandert zur konvexen Seite des Bogens. Auf der Konkavseite entstehen schon bei Jugendlichen Randleistenwucherungen. Die kleinen Wirbelgelenke an der Innenseite des Bogens werden vermehrt aufeinandergepresst und verengt. Dies führt zu frühzeitigen Knorpeldefekten und somit zur **Früharthrose**.

### 9.2.2 Ätiologie

#### Congenitale Skoliose

Bei Anlage eines Keilwirbels findet man schon im Säuglingsalter eine Wirbelsäulenseitverkrümmung. Die sich darauf aufbauende kurzbogige Skoliose neigt erfahrungsgemäß nur selten zur Progredienz, und zwar dann, wenn es sich um Keilwirbel im cerviko-dorsalen oder thoraco-lumbalen Übergang handelt. Andere Ursachen der congenitalen Skoliose sind lumbo-sakrale Übergangsstörungen oder Entwicklungsstörungen in einer Beckenhälfte mit daraus resultierender Verdrehung des Beckens, des Kreuzbeins und der darauf sich aufbauenden Wirbelkörper. Bei diesen angeborenen Skoliosen wird häufig das sog. Siebener-Syndrom angetroffen: Skoliose, lumbo-dorsale Kyphose, Schädelasymmetrie, Schiefhaltung des Kopfes, Hüftdysplasie, Beckenasymmetrie, Klump- und Hackenfuß.

**Therapie:** Kongenitale Keilwirbel im Lenden- oder Brustwirbelsäulenbereich können zunehmende Skoliosen provozieren. Bei Keilwirbeln an der Lendenwirbelsäule werden frühzeitige Resektionen mit kurzstreckiger Versteifung durchgeführt. An der Brustwirbelsäule sind konvexseitige Epiphyseodesen (= Blockaden der Wachstumsfuge) hilfreich bei der Vermeidung einer zunehmenden Verkrümmung.

### Säuglingsskoliose

Die Säuglingsskoliose ist meist C-förmig, seltener S-förmig. Sie ist im Gegensatz zur Adoleszentenskoliose fast immer rechtskonvex. Jungen sind so oft betroffen wie Mädchen (im Gegensatz zur Skoliose der Jugendlichen, bei der Mädchen stark überwiegen). Die Diagnose wird klinisch gestellt durch exakte Beobachtung des entkleideten Kindes in Bauchlage, selbstverständlich im warmen Raum und bei ruhigem Vorgehen. Die Harmonie der Dornfortsätze bei der Biegung nach links und rechts wird beurteilt. Bei Säuglingen und Kleinkindern wird nur geröntgt, wenn an eine knöcherne Fehlbildung zu denken ist. Wichtig ist es, bei einer Wirbelsäulenasymmetrie des Säuglings an eine Dysplasie der Hüfte zu denken. Durch Ultraschall wird sich ein pathologischer Befund am Hüftgelenk ausschließen oder bestätigen lassen.

**Therapie:** Die frühkindliche Skoliose wird ausschließlich krankengymnastisch behandelt. Auch unbehandelt heilen 95 % der frühkindlichen Wirbelasymmetrien spontan aus. Es ist nicht voraussehbar, welche Kinder später eine progrediente Adoleszentenskoliose entwickeln. Säuglinge mit einer fixierten Skoliose sollten möglichst wenig sitzen und nicht auf den Armen herumgetragen werden. Eine aktive Korrektur kann durch eine Bandagenbehandlung und insbesondere durch eine Säuglingsgymnastik erzielt werden. Die **Säuglingsgymnastik** mit Aufrichteübungen aus der Bauchlage und Kriechübungen ist hoch zu bewerten. Ein Bauchliegebrett dient zur Kräftigung der Rückenstreckmuskulatur. Bei etwas älteren Kindern dient ein Schede-Rollbrett dazu, trotz des Bauchliegens genügend Bewegungsfreiheit zu geben.

### Idiopathische Skoliose

90 % der behandlungsbedürftigen Wirbelsäulenverbiegungen gehören zur Gruppe der idiopathischen Skoliose. 4 von 5 Betroffenen sind Mädchen. Die Verkrümmung beginnt gelegentlich schon im Kindergarten- und Grundschulalter (**Infantile Skoliose**), meist jedoch erst nach dem 10. Lebensjahr. Die Entwicklung der **Adoleszentenskoliose** kann vor und während der Pubertät progredient sein. Als übergeordneter Faktor wird eine Dysharmonie des innersekretorischen Systems, aber auch eine asymmetrische Innervation angenommen. Ein bestimmter Konstitutionstyp ist nicht betroffen. Die erbliche Anlage spielt eine Rolle. Nicht selten kennen Mütter und Töchter dasselbe Problem. Der Name „idiopathisch" zeigt an, wie unzureichend das Wissen über die Entstehung der Infantilen und Adoleszentenskoliose ist.

**Klinik:** Regelmäßige und gewissenhafte Schuluntersuchungen, vor allem in der Altersgruppe 10–12 Jahre sollten dazu führen, dass alle idiopathischen Skoliosen rechtzeitig entdeckt werden. Vor allem die Inspektion des harmonisch nach vorne gebeugten Rückens des entkleideten Schulkindes wäre wichtig als Screening-Methode für diese gar nicht so seltene Erkrankung.

Die Untersuchung erfolgt zunächst im Stehen, die Dornfortsätze werden markiert, ebenso die Schulterblätter und die Kreuzbeinhöcker. Bei der Beugung

## 9.2 Skoliose

**Abb. 35:**
a) Idiopathische Skoliose bei 14jährigem Mädchen mit Rippenbuckel, Schulterblatthochstand, asymmetrischem Taillendreieck.
b) Bei der Vorwärtsneigung wird der Buckel noch deutlicher sichtbar.

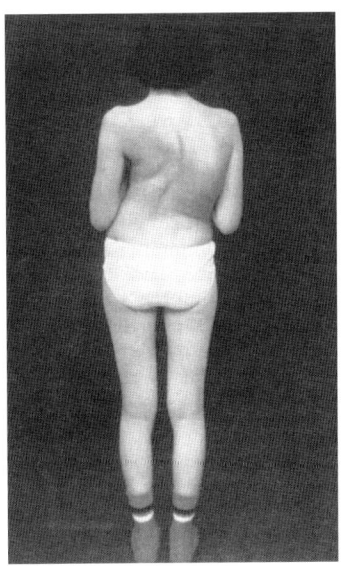
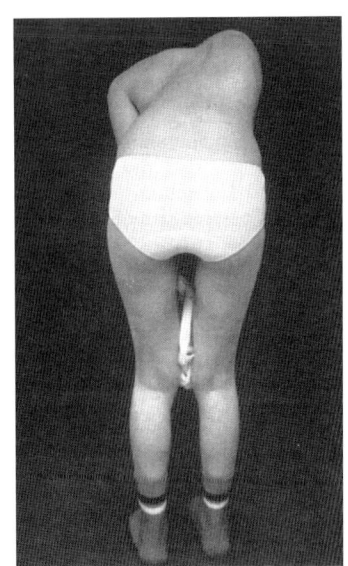

nach vorn kommt die Torsion zum Ausdruck *(Abb. 35)*. Bei der Seitwärtsbeugung zeigt es sich, ob ein Haltungsfehler oder ein wirklicher Bewegungsausfall mit Teilversteifung der Wirbelsäule vorliegt. Es ist wichtig, einen Beckenschiefstand auszuschließen, damit nicht eine harmlose statische in eine progrediente Skoliose übergeht. Es wird festgestellt, ob ein **Schulterblatthochstand** vorliegt, der **Hüftvorsprung** wird geprüft, ein ungleichmäßiges **Taillendreieck** und ein mit dem Lot geprüfter **Körperüberhang** geben weitere Hinweise. Der **Rippenbuckel** wird bei der Neigung nach vorne in Zentimetern gemessen.

Durch eine Untersuchung mit **Extension** vom Kopf her erhält man Aussagen über die Ausgleichbarkeit der Skoliose.

**Röntgen:** Die Wirbelsäulenganzaufnahme im Stehen einschließlich Halswirbelsäule und zumindest des oberen Beckenrandes gibt Auskunft über die Wirbelsäulenverkrümmung, und ob die WS im Lot steht. Durch Seitaufnahme im Stehen erhält man Informationen über den Verlauf der Lendenlordose und der Brustkyphose. Sogenannte „Bending"-Aufnahmen informieren über die Ausgleichbarkeit von pathologischen Krümmungen.

**Therapie:** Nach Bestätigung der Diagnose einer idiopathischen Skoliose ist Krankengymnastik zu verordnen. Die Methode von Lehnert-Schroth und Klapp, auch die neurophysiologische Therapie nach Vojta haben sich bewährt. Bei starker Progredienz trotz Gymnastik wird eine Korsettversorgung erforderlich. Als Grenzwert des Skoliosewinkels (nach Cobb gemessen) werden 20–25° angesehen. Bevorzugtes Korsett hierzulande ist das von Chêneau angegebene. nach ein- bis mehrjährigem Tragen des Chêneau-Korsetts *(Abb. 37 auf S. 97)* erreichen die Patienten mit moderater Krümmung das Erwachsenenalter. Eine spätere Verschlechterung ist nur in geringem Maß zu erwarten.
Bei etwa 10% der idiopathischen Skoliosen ist die Progredienz der Verkrümmung auch durch die Krankengymnastik und Korsettversorgung nicht aufzuhalten. Bei Krümmungen ab 40–50° im Thorakalbereich mit entsprechendem

Rippenbuckel werden operative Verfahren zu empfehlen sein. In Spezialabteilungen wie Karlsbad, Bad Wildungen, Cuxhaven werden Korrektureingriffe mit Versteifung vorgenommen. Über viele Jahre war die Methode von Harrington am meisten verbreitet, später die von vorne durchgeführte Derotationsspondylodese nach Zielke. In den letzten 10 Jahren hat das Verfahren von Cotrel und Dubousset (CD-Verfahren) die meisten Anhänger gewonnen. Die sehr stabile Korrektur erlaubt eine frühzeitige Mobilisierung und Belastung, die früher üblichen monatelangen Krankenhausaufenthalte haben sich auf eine etwa zweiwöchige stationäre Zeit verringert.

## Lähmungsskoliose

Die Lähmungsskoliose entwickelt sich bei einer Lähmung der Rückenstreckmuskulatur. Je nach Sitz der Parese kann sich eine C-förmige oder S-förmige Skoliose ausbilden.

**Ätiologie:** Es kommen die Kinderlähmung, die angeborene Querschnittslähmung durch Myelomeningozele, die erworbene kindliche Paraplegie, sowie die infantile Zerebralparese in Frage.
Man kann die Lähmungsskoliosen bei schlaffen Lähmungen von solchen bei spastischen Lähmungen unterscheiden. Zu den spastisch bedingten Skoliosen zählen die, welche im Rahmen einer infantilen Zerebralparese oder einer Querschnittslähmung auftreten.

**Therapie:** Für Lähmungsskoliosen insbesondere bei infantiler Zerebralparese oder Spina bifida stehen heute effektive Korrekturoperationen zur Verfügung. Durch von hinten und zum Teil von vorne eingebrachte Stäbe und Schrauben (Instrumentierung) lässt sich eine Aufrichtung der Wirbelsäule erzielen, mit gleichzeitiger Versteifung in der korrigierten Stellung. Insbesondere die dorsale Instrumentierung nach Cotrel-Dubousset hat sich bewährt.

## Skoliose bei Systemerkrankungen

Bei der **Neurofibromatosis Recklinghausen** findet man meist eine minderwertige Wirbelsäulenanlage. Die Skoliose gehört zu diesem Krankheitsbild ebenso wie die milchkaffeebraunen Flecken, die Naevi und Fibrome. Die Skoliose bei Neurofibromatose ist fast immer mit einer Kyphose vergesellschaftet. Die Progredienzneigung während der Pubertät ist erheblich. Die Behandlungsmaßnahmen entsprechen denen bei idiopathischer Skoliose.

## Narbenskoliose

Bei Schrumpfungsprozessen im Bereich einer Thoraxhälfte kommt es zur Ausbildung einer Narbenskoliose (**cicatricielle Skoliose**). Ausgedehnte Narben entstehen vor allem nach Thorakoplastiken und Pneumothoraxbehandlung bei einer Lungentuberkulose. Auch Narbenschrumpfungen nach einer tuberkulösen Rippenfellentzündung können eine cicatricielle Skoliose erzeugen.

## Posttraumatische Skoliose

Nach einer Luxationsfraktur der Wirbelsäule kann es zu einer einseitigen Einstauchung eines Wirbelabschnittes kommen und sich darauf aufbauend eine kurzbogige Skoliose entwickeln. Häufiger ist jedoch nach einer Luxationsfraktur die Ausbildung eines Gibbus anzutreffen (Gibbus = Wirbelsäulenverkrümmung in der Sagittalebene).
Zu den **Destruktionsskoliosen** zählen vor allem die Wirbelsäulenseitverkrümmungen nach Zusammenbruch eines tuberkulösen oder von einem Tumor durchsetzten Wirbelkörpers. Auch hier kommt es eher zur Ausbildung eines Gibbus als einer Skoliose (**Pott-Buckel**, S. 29).

## 9.2 Skoliose

**Abb. 36:** Idiopathische rechtskonvexe Skoliose mit Hauptkrümmung im Thorakalbereich
a) Vor Korsettversorgung. Hauptkrümmung 42 Grad.
b) Nach Korsettversorgung mit Halsteil. Hauptkrümmung 14 Grad.

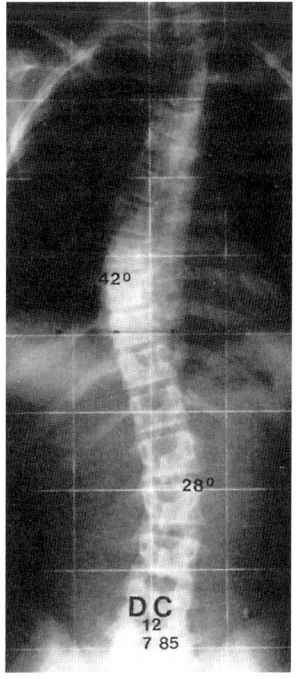
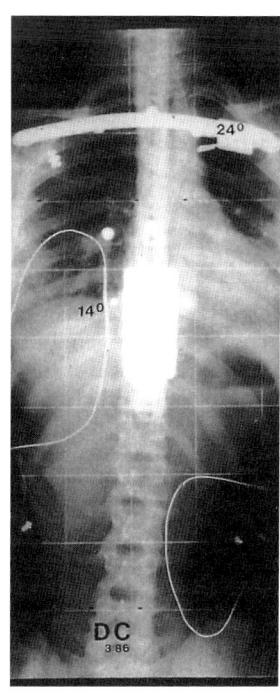

### Statische Skoliose

Bei Verkürzung oder Verlängerung eines Beines entsteht eine Schiefhaltung des Beckens, dies führt zu einer statischen Skoliose. Auch bei einer einseitigen Oberarmamputation kommt es zu einer ungleichen Belastung der Wirbelsäule vom Schultergürtel her und somit zu einer statischen Skoliose im oberen Thorakalbereich.

Beinverkürzungen von über 1 cm sollen beim noch Wachsenden ausgeglichen werden, um einen Schiefwuchs und se-

**Abb. 37:** 13jähriges Mädchen mit idiopathischer Skoliose
a) Chêneau-Korsett von vorne. Die Pelotten korrigieren aktiv die Fehlhaltung.
b) Chêneau-Korsett von hinten. Die Wirbelsäule wird in die gewünschte Korrekturstellung gebracht. Die Öffnungen lassen Raum für Entwicklung in die gewünschte Korrekturrichtung.

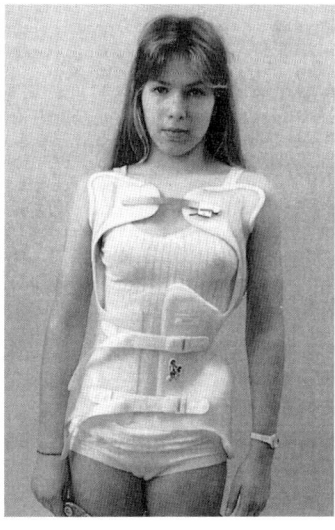
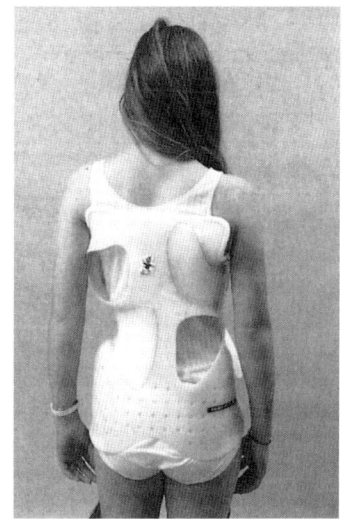

kundäre Skoliose zu vermeiden. Die nicht ausgeglichene Beinlängendifferenz führt im Erwachsenenalter nicht selten zu Rückenbeschwerden, eventuell auch zu Kopfschmerzen.

Für die Entstehung der statischen Skoliose ist es belanglos, ob die Schiefhaltung des Beckens auf einer realen oder funktionellen Beinverkürzung beruht. Eine **funktionelle Beinverkürzung** kommt durch Beuge-, Ab- oder Adduktionskontraktur im Hüftgelenk, aber auch durch eine Fehlstellung im Knie- und Sprunggelenk zustande.

**Reelle Beinverkürzungen** können entstehen durch angeborene oder erworbene Wachstumshemmungen eines Beines, durch eine traumatische Verkürzung nach in Fehlstellung verheiltem Bruch, durch eine einseitige Coxa valga oder Coxa vara, durch eine Hüftgelenksluxation, gelegentlich durch ein überschießendes Epiphysenwachstum nach einer Entzündung in der Nähe der Epiphysenfuge.

### Schmerzskoliose

Bei einseitigen Schmerzzuständen an Hals, Rumpf oder Becken, bei Muskelverspannungen und insbesondere bei Wurzelirritationen der Spinalnerven kommt es zur Ausbildung einer skoliotischen Fehlhaltung. Am bekanntesten ist die **Ischiasskoliose**, die durch den einseitigen Zug der reflektorisch verkrampften Muskulatur bei einer Reizung der lumbosakralen Nervenwurzel entsteht. Die Scoliosis ischiadica ist ein **wichtiges Symptom des lumbalen Bandscheibenprolapses**. Da es sich bei der Ischiasskoliose um eine Fehlhaltung und nicht um eine Fehlform handelt, darf sie im strengen Sinn nicht zu den Skoliosen gezählt werden. Bleibt sie jedoch längere Zeit bei Jugendlichen bestehen, so kann sich aus der Schonhaltung ein echter Formfehler, eine echte Skoliose, entwickeln *(Siehe S. 104).*

### Hysterische Skoliose

Auch die hysterische Skoliose ist primär lediglich eine Fehlhaltung aufgrund eines psychischen Verwirrungszustandes. Nur bei langdauerndem Fortbestehen dieser Fehlhaltung kann sich hieraus auch eine Fehlform entwickeln.

**Röntgenuntersuchung:** Die Wirbelsäulenganzaufnahme im Stehen einschließlich der unteren Kopfpartie und des gesamten Beckens geben Auskunft über das Ausmaß der Wirbelsäulenseitverkrümmung. Zusätzlich zur Stehaufnahme empfiehlt es sich, eine Hängeaufnahme anzufertigen. Dies gibt eine Orientierung über die Ausgleichbarkeit der Verkrümmung. Bei Kleinkindern und Säuglingen werden zusätzlich Funktionsaufnahmen der Wirbelsäule angefertigt, um die Fixierung bestimmter Segmente festzustellen und damit therapeutische Hinweise zu erhalten.

## 9.2.3 Skoliosebehandlung beim Schulkind

Das Wichtigste ist eine regelmäßige und konsequente Wirbelsäulengymnastik, z. B. nach der Methode von Lehnert-Schroth oder Klapp. Bei starker Progredienz ist zuweilen schon mit 8 eher aber mit 10–12 Jahren die Versorgung mit einem Korsett erforderlich. Als Anhaltspunkt für eine notwendige Korsett-Versorgung gilt ein Skoliosewinkel von 20°. Durch die kombinierte Korsett- und Gymnastik-Therapie lassen sich heute 90% der Skoliosepatienten ins Erwachsenenalter bringen, ohne dass ein chirurgischer Eingriff notwendig wird. Als bevorzugte Korsetts gelten heute die aktiv redressierenden Anordnungen von Chêneau *(Abb. 37 auf S. 97)* und Hall (Boston-Korsett). Auf diese Weise bleiben nach Abschluss des Wachstums kosmetisch kaum ins Gewicht fallende Verkrümmungen der Wirbelsäule von 10–25° zurück, die auch im Erwachsenenalter nicht mehr wesentlich zunehmen. Nur bei 10% der idiopathischen Skoliosen ist heutzutage, sofern ein Krümmungswinkel von über 50° vorliegt, ein operatives Verfahren angezeigt.

## 9.3 Spondylolisthesis

Synonym: Wirbelgleiten

**Ätiologie:** Das Wort Spondylolisthesis wird gebildet aus Spondylos (Wirbel) und Olisthesis (das Gleiten). Es gleitet allerdings nicht der gesamte Wirbel, sondern nur der Wirbelkörper, die Bogenwurzel und die oberen Gelenkfortsätze sowie die hiermit verbundene gesamte darüberliegende Wirbelsäule. Die unteren Gelenkfortsätze und der Dornfortsatz verbleiben in der dorsalen Fluchtlinie des Achsenskelettes *(Abb. 38)*.

Als Ursache für die Spondylolisthesis gilt eine Lyse in der Interartikularportion (**Spondylolyse**). Die Tatsache, dass sich das Wirbelgleiten in der überwiegenden Mehrzahl am lumbo-sakralen Übergang abspielt, und die häufige Kombination mit einer Spina bifida occulta an eben demselben Segment wird als Bewies für eine angeborene Schwäche dieser Region angesehen. Es gibt Verfechter einer traumatischen Entstehung der Spondylolisthesis. Zum Beispiel wird das gehäufte Vorkommen dieser Erkrankung bei Eskimos, die angeblich häufig auf dem Eis ausrutschen und hinfallen, als Stützung angeführt. Das Wirbelgleiten ist auch bei Leistungssportlern mit extremer Wirbelsäulenbelastung wie Wasserspringern und Turnern gehäuft anzutreffen.

**Klinik:** Das klinische Leitsymptom ist der in das Gesäß und in die Beine ausstrahlende Kreuzschmerz. Nur selten

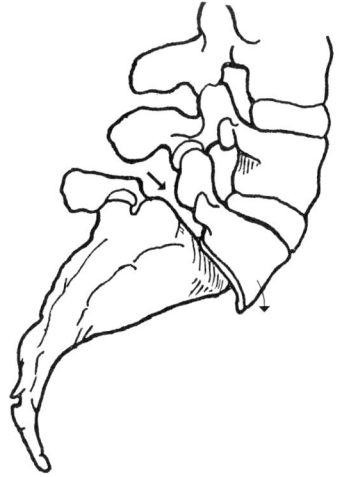

**Abb. 38:** Spondylolisthesis L 5/S 1 mit Spondylolyse in der Interartikularportion (Unterbrechung der Interartikularportion). Der 5. LWK ist vor das Sakrum gerutscht.

finden sich schwerwiegende neurologische Ausfälle, wie Reflexanomalien, Motilitäts- und Sensibilitätsstörungen. Man palpiert eine reflektorische Muskelverspannung paravertebral, meist auch im Bereich der Glutäen und Ischiocruralmuskeln. Der gleitende Finger tastet das „Sprungschanzenphänomen" an der Stelle der Ventralverschiebung der Dornfortsätze.

**Differentialdiagnostisch** ist das Bild einer echten Spondylolisthesis aufgrund einer Spondylolyse von einer **Pseudospondylolisthesis** abzugrenzen. Die Pseudospondylolisthesis beruht auf einer Bandscheibendegeneration und dem Verschleiß der kleinen Wirbelgelenke. Hiernach kann ebenfalls ein Gleiten nach vorne zustande kommen, ohne dass eine Unterbrechung der Interartikularportion vorhanden ist. Auf jeden Fall muss auch eine Bandscheibendegeneration mit Bandscheibenprolaps differentialdiagnostisch abgegrenzt werden.

**Röntgenuntersuchung:** Die Röntgenaufnahme im anteroposterioren Strahlengang zeigt bei ausgeprägten Fällen den sogenannten umgekehrten Napoleonshut als Projektion des abgeglittenen Wirbelkörpers. Bei der Aufnahme im seitlichen Strahlengang zeigt sich die Spondylolisthesis bevorzugt bei L 5 über S 1, weniger häufig bei L 4 über L 5 oder L 3 über L 4. Die Unterbrechung der Interartikularportion erkennt man am „Halsband des Hundes". Man unterscheidet je nach Abkippungsgrad eine Spondylolisthesis Grad I–IV. Die völlige Abkippung wird als **Spondyloptose** bezeichnet. In therapeutisch-prognostischer Hinsicht kann man den Schweregrad nach zwei Kriterien beurteilen:

- nach dem Ausmaß der Kreuzschmerzen bzw. der radikulären Symptome
- nach dem röntgenologisch dokumentierten Ausmaß des Gleitvorgangs.

Aufgrund größerer Untersuchungsserien nimmt man an, dass die Schwäche in der Interartikularportion von vornherein besteht und dass dann im Kindes- und Jugendalter der Gleitvorgang abläuft. Dieser Gleitvorgang ist in der Regel mit 20 Jahren abgeschlossen. 80% der Fälle werden erst jenseits des 20. Lebensjahres diagnostiziert.

**Therapie:** Die Therapie richtet sich im wesentlichen nach den Beschwerden; das röntgenologisch festgestellte Ausmaß des Wirbelgleitens ist von untergeordneter Bedeutung. Grundsätzlich soll jede festgestellte Spondylolisthesis zunächst konservativ behandelt werden, bei jüngeren Patienten mit gymnastischen Übungen zur Kräftigung des Rumpf- und Rückenstreckapparates. Durch Dampfapplikation und Massage wird eine Lockerung der häufig verspannt gefundenen Muskeln des überlasteten Rückenstreckapparates erreicht. Bei stärkeren Insuffizienzerscheinungen älterer Patienten, die sich gegenüber einer konsequenten und intensiven Physiotherapie resistent erweisen, empfehlen wir das Tragen eines halbelastischen **Mieders**. Nur bei einem geringen Kontingent der an Wirbelgleiten leidenden Patienten wird man sich zu einem operativen Vorgehen entschließen. Kriterien hierfür sind sowohl durch Funktionsaufnahmen zu beweisende Instabilitäten, die mit starken Kreuzschmerzen einhergehen, als auch progrediente periphere Nervenirritationen.

Bei Wurzelirritation durch Spondylolisthesis und einen zusätzlichen Bandscheibenvorfall genügt es, den Bogen zu öffnen und den Prolaps zu entfernen.

Die operative Reposition des abgeglittenen Wirbels ist nicht ganz einfach. Dabei dürfen auf keinen Fall die dort abgehenden Nervenwurzeln zu Schaden kommen. Die Reposition erfolgt über einen vorderen Zugang. Die anschließende Blockierung mit nachfolgender Versteifung gelingt mit implantierten Schrauben eines Fixateur intern.

Die Pseudospondylolisthesis der älteren Menschen wird symptomatisch behandelt und nur selten reponiert. Gelegentlich wird die wirbelgleitenverursachte Enge durch einen Bandscheibenvorfall verstärkt. Bei Schmerzen und Lähmung durch diese Kombination kann eine Entlastungsoperation notwendig sein.

## 9.4 Angeborene Trichterbrust

Das untere Ende des Brustbeins ist bogenförmig der Wirbelsäule genähert. Hierdurch entsteht eine trichterförmige Einziehung des Thorax. Die Trichterbrust ist als endogene Hemmungsmissbildung anzusehen. Eine Rachitis kommt ursächlich nur ausnahmsweise in

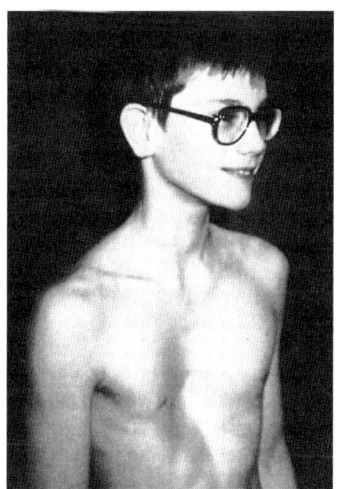

**Abb. 39:** Trichterbrust bei 14jährigem Jungen.

Frage. In ausgeprägten Fällen beträgt der Abstand zwischen Wirbelsäule und Brustbein nur wenige Zentimeter. Eine Beeinträchtigung der Funktion der inneren Organe ist aus diesem Grund zu erwarten.

**Therapie:** Die Wirbelsäulengymnastik und Atemgymnastik sind bei leichteren Formen ausreichend. In schweren Fällen muss der Trichter operativ angehoben werden, die knorpelig-knöchernen Trichterwände werden mobilisiert und in Korrekturstellung fixiert.

## 9.5 Degenerative Erkrankungen

Viele primär nicht degenerativen Erkrankungen beeinflussen in ungünstiger Weise die mehr oder weniger physiologischen Alters- und Verschleißerscheinungen an der Wirbelsäule. Oft ist dieser Einfluss so erheblich, dass eine Unterscheidung vom degenerativ bedingten Anteil kaum möglich ist. Es besteht ein fließender Übergang von noch Physiologischem zu schon Pathologischem. Dies führt zu einer erheblichen Diskrepanz zwischen dem Röntgenergebnis und dem klinischen Befund.

**Anatomie:** Zwischen zwei Wirbelkörpern liegt jeweils eine Bandscheibe. Diese besteht aus einem Anulus fibrosus (Kollagen), einem Anulus lamellosus (Faserknorpel) und einem Nucleus pulposus (im Jugendalter schleimig, später fibrös). Die herausgenommene Bandscheibe nimmt auf Grund ihres Turgors eine Kugelform an. Zusammengedrückt wirkt sie als elastischer Puffer. Es besteht eine enge Beziehung zwischen Wirbelsäulenskelett und Wirbelsynchondrosen. Die **Wirbelsynchondrosen** bestehen aus der Bandscheibe und der Verankerung derselben an der Randleiste des Wirbelkörpers. Aus diesem Grund betreffen Veränderungen an der Wirbelsynchondrose immer auch die Wirbelkörper und umgekehrt.

An der gesamten Wirbelsäule ist der Alterungsprozess fortschreitend. An Stellen örtlicher Belastung kommt es zu zusätzlichen Schädigungen der Wirbelsynchondrosen, und zwar

- an den Abschnitten der Wirbelsäule, die am meisten zu tragen haben (die untere Lendenwirbelsäule)
- an den Wirbelsäulenabschnitten, die am meisten beansprucht werden, die sog. Kulminationspunkte der Wirbelsäule, die Stellen, an denen besonders bewegliche Gebiete der Wirbelsäule in starre übergehen (untere Halswirbelsäule, untere Lendenwirbelsäule).

In diesen Gebieten kommt es dann zu einer Beschleunigung des physiologischen Alterns. Andere mögliche Beschleunigungsfaktoren sind Entzündungen, Giftstoffe oder rheumatische Veränderungen.

## 9.5.1 Osteochondrose

Bei Verschleißvorgängen an der Bandscheibe spricht man von einer Chondrosis intervertebralis. Da eine sehr enge Beziehung zu den Randleisten der Wirbelkörper besteht, kommt es in der Folge zu einer Degeneration an den Grund- und Deckplatten der Wirbelkörper (Osteochondrosis vertebrae).

Klinische Erscheinungen kommen nicht allein durch die Gewebsänderung (Turgorverlust, Risse und Spalten) zustande, sondern auch durch eine innere Unordnung: Der Kapselapparat der kleinen Wirbelgelenke wird gezerrt, der Bandapparat wird verzogen und entsprechende Schmerzrezeptoren werden irritiert. So wird der Schmerz vertebragen, d. h. von den Wirbeln ausgehend, ausgelöst und führt daraufhin zur reflektorischen Verspannung der Muskulatur. Am häufigsten lokalisiert sich die Osteochondrose zwischen C 5 und C 6, d. h. am cerviko-dorsalen Übergang, außerdem zwischen L 5 und S 1, d. h. am lumbo-sakralen Übergang.

Bei einem Verschleiß der knorpeligen Deckplatte kommt es zum Austritt von Bandscheibenanteilen in die Wirbelkörper hinein, es entstehen Schmorl-Knorpelknötchen.

Bei der Chondrosis intervertebralis sind immer auch die kleinen Wirbelgelenke in Mitleidenschaft gezogen, die Fehlstellungen der artikulierenden Flächen führen zu einem Verschleiß des Knorpelüberzuges (**Spondylarthrose**).

## 9.5.2 Spondylose und Spondylarthrose

Die Spondylose und Spondylarthrose sind schicksalsmäßig ablaufende Verschleißerkrankungen der Wirbelsäule. Die Spondylosis deformans betrifft primär das Gebiet der Wirbelsynchrondrosen, während sich die Spondylarthrose bevorzugt an den kleinen Wirbelgelenken abspielt.

Der unphysiologische Zug- und Dehnungsreiz am Periost der Wirbelkörper, der durch den Schub der arthrotisch veränderten Zwischenwirbelscheiben erzeugt wird, führt zu einer Proliferation von neuem Knochengewebe. Sobald dieses verknöchert, wird die Randzacke als Osteophyt im Röntgenbild sichtbar.

**Klinik:** Die Chondrosis intervertebralis und Osteochondrose werden als Krankheitsursache oft überbewertet. Im Laufe des Lebens kommt es praktisch immer zu röntgenologisch erkennbaren Veränderungen. Beschwerden entstehen meist erst jenseits des 50. Lebensjahres, bei Frauen aufgrund der Umstellung der hormonalen Situation meist früher. Als **Leitsymptome** finden wir **Funktionsstörungen.** Die Instabilität aufgrund des Knorpelverschleißes und der Bandscheibendegeneration wird zunächst durch den Bandapparat und die Muskulatur kompensiert. Diese stehen unter Dauerspannung und werden schließlich insuffizient. Daraus resultieren eine Lockerung und ein weiterer Verschleiß. Deshalb kommt es nach Bettruhe oder Krankheit meist zu Schmerzen bei schon vorher bestehender Osteochondrose, da durch Krankheit und Bettruhe die Insuffizienz des Muskel- und Bandapparates zugenommen hat.

Die **Schmerzen** entstehen reflektorisch durch die chronische Irritation der Rezeptoren am Kapsel-Band-Apparat, zum Teil sind es reine Insuffizienzschmerzen bei geschwächter Rückenstreckmuskulatur. In anderen Fällen kann es sich auch um echte vertebragene Schmerzen handeln.

Die Patienten klagen über eine schmerzhafte Lenden- bzw. Nackensteife mit Hypertonus bzw. Hartspann der anliegenden Muskulatur. Die Hals- oder Lendenwirbelsäule ist steilgestellt und wird schmerzreflektorisch fixiert. Sind die Schmerzen durch eine Chondrosis intervertebralis ausgelöst, so treten sie vor allem bei Belastung auf und verschwinden in Ruhe. Treten Beschwerden im Bereich der Lendenwirbelsäule akut auf, so spricht man von einer **akuten Lumbago**. Eine akut auftretende reflektorische Verspannung an der Halswirbelsäule wird als **akuter Schiefhals** bezeichnet.

Bei älteren Menschen führt die Knorpeldegeneration mit Verschleiß der Wirbelsynchondrosen zu einer vorderen Verschmälerung des Zwischenwirbelraums und somit zu einer kyphotischen Haltung. Dieser im Laufe der Jahre sich fixierende Rundrücken wird als **Altersrundrücken** bezeichnet *(vgl. Abb. 32 auf S. 86)*.

Bei einer Irritation des N. intervertebralis kommt es zum Auftreten eines halbseitigen und anfallsartigen Auftreten von Nacken- und Hinterkopfschmerzen, die nicht selten mit Störungen an Ohr und Auge einhergehen: die „migraine cervicale". Diese radikulären Erscheinungen werden bei bestimmten Bewegungen der Halswirbelsäule verstärkt oder abgeschwächt *(siehe die Uncovertebralspondylose und das Schulter-Arm-Syndrom in Kapitel 8 – Erkrankungen des Halses)*.

**Röntgenuntersuchung:** Die Chondrosis intervertebralis zeigt über lange Zeit röntgenologisch keinen besonderen Befund. Erst in fortgeschrittenen Stadien erkennt man kalkdichte Schatten in den Bandscheibenräumen. Dagegen findet man bei der Osteochondrosis vertebrae schon relativ früh eine Verschmälerung einzelner Zwischenwirbelräume mit einer Sklerosierung der Grund- und Deckplatten. Veränderungen an den kleinen Wirbelgelenken (Spondylarthrose) lassen sich röntgenologisch nur in sehr fortgeschrittenen Fällen demonstrieren. Die Lockerung einzelner Wirbelsäulensegmente erkennt man am besten in Funktionsaufnahmen bei starker Kyphosierung und starker Lordosierung. Man bezeichnet solche Lockerungen von Bewegungssegmenten als **Pseudospondylolisthesis**. Diese geht im Gegensatz zu einer echten Spondylolisthesis nicht mit einer Spondylolyse einher.

**Therapie:** Eine völlige Wiederherstellung der normalen Funktionen ist weder bei der Spondylose noch bei der Osteochondrose und Spondylarthrose zu erzielen. Man wird sich darum bemühen, die subjektiven Beschwerden zu bessern, die gestörte Funktion wiederherzustellen und ein Fortschreiten des Leidens zu verhindern.

**Medikamentös** helfen entzündungshemmende Mittel (Antiphlogistika) wie Derivate der Salizylsäure (Aspirin®), Diclofenac (Voltaren®) oder Indomethacin (Amuno®). Bei einer akuten Lumbago (Hexenschuss) kann durch eine Hydrokortisongabe eine Entquellung und Entlastung erreicht werden. Lindernd wirken lokale Umflutungen der schmerzhaften Muskelansätze und der Wirbelgelenke.

**Physikalische Anwendungen** wie Fangopackungen, heißer Dampf, das hydroelektrische Stangerbad sowie Massagen helfen gegen die Beschwerden.

**Krankengymnastik** führt zur Kräftigung der insuffizienten Rückenmuskulatur. Seit langem bewährt hat sich die isometrische Rückengymnastik, bekannt ist die Rückenschule nach Brügger.

**Chiropraktische Handgriffe** werden bei reflektorischem Block im Bereich der kleinen Wirbelgelenke eingesetzt. Die Manualmedizin hat bei den weit verbreiteten Abnutzungserscheinungen der Wirbelsäule ein breites Betätigungsfeld gefunden.

## 9.6 Bandscheibenvorfall

**Pathogenese:** Als Hauptursache für Kreuzschmerzen kommt prolabiertes Bandscheibengewebe in Frage. Eine echte Hernie des Nucleus pulposus gibt es nur bei jungen Menschen. Häufiger sind zermürbtes Bandscheibengewebe und Faserringreste ausgetreten und nur von paravertebralem Bindegewebe umgeben. Steht das prolabierte Gewebe noch mit dem Bandscheibeninneren in Verbindung, so kann es unter bestimmten Bedingungen zurückschlupfen (**pendelnder Prolaps**). Ist die Kontinuität zwischen Prolaps und Bandscheibe völlig durchtrennt, dann ist das Zurückschlupfen nicht mehr möglich. Der Prolaps bleibt als irritierender Faktor bestehen (**sequestrierter Prolaps**).

Während beim Bandscheibenprolaps Bandscheibengewebe durch den Faserring austritt, bleibt bei der **Bandscheibenprotrusion** der äußere Faserring intakt. Dieser Faserring wird samt Bandapparat der Wirbelsäule durch das vordringende Nukleusgewebe überdehnt und vorgewölbt *(Abb. 40)*. Die Bandscheibenprotrusion ist reversibel, solange nicht eine reflektorische Dauerkontraktur der Rückenmuskulatur den erkrankten Abschnitt fixiert.

Da das dorsale Längsband in der Mitte den Anulus fibrosus der Bandscheibe unterstützt, kommt es nur ausnahmsweise zu einem **medialen Bandscheibenvorfall**. Sowohl Protrusion wie Prolaps gehen fast immer in Richtung des Zwischenwirbelkanals. Nicht selten können trotz massivem Prolaps klinische Symptome fehlen. Erst eine zusätzliche ödematöse Schwellung, unter Umständen nach einem Trauma, lässt dann plötzlich klinische Symptome auftreten. Bandscheibenprolaps und Bandscheibenprotrusion sind als Folge der Chondrosis intervertebralis anzusehen und führen im Wirbelkanal selbst oder in den Foramina intervertebralia zur Irritation der dort liegenden Nerven.

**Klinik:** Beim akuten Bandscheibenvorfall kommt es zu plötzlichen Schmerzen: Nackenschuss, Hexenschuss. Dieser akut klinische Befall kann beim Aufrichten aus einer gebückten Haltung, beim Aufheben einer schweren Last oder beim einfachen Umdrehen im Bett entstehen. Bei einem **pendelnden Prolaps** ver-

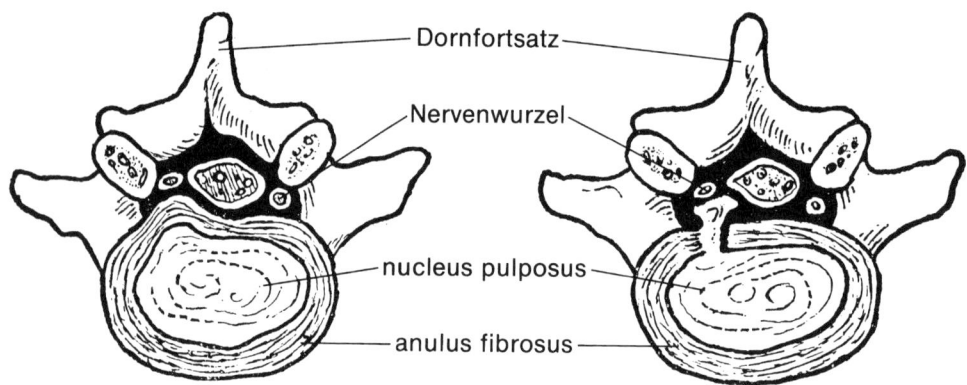

**Abb. 40:** Bandscheibenprotrusion und Bandscheibenprolaps (schematisch)
a) Bandscheibenprotrusion mit Vorwölbung des nucleus pulposus in Richtung Spinalkanal, ohne dass der Faserring durchbrochen ist.
b) Bandscheibenprolaps mit Austreten (Sequesterbildung) des nucleus pulposus in den epiduralen Raum.

## 9.6 Bandscheibenvorfall

schwinden die Schmerzen oft nach einfachen physikalischen Maßnahmen. Ist dies nicht der Fall, so bleibt eine schmerzhafte Bewegungseinschränkung zurück. Es bildet sich eine **Ischiasskoliose** aus *(siehe S. 98)*. Die Ischiasskoliose zeigt eine Konvexität nach der erkrankten Seite hin. Die neurologische Untersuchung klärt über segmentale Sensibilitätsstörungen auf. An der unteren Extremität sind die Segmente L 4/L 5 sowie L 5/S 1 am häufigsten betroffen *(Abb. 41 a)*.

Nachstehende Segmente werden folgendermaßen sensibel versorgt:

- Segment L 4: Vorderseite des Oberschenkels über Innenseite des Unterschenkels zum Innenknöchel und zur Großzehe
- Segment L 5: Außenseite des Beines zum äußeren Knöchel
- Segment S 1: Hinter- und Außenseite des Beines bis zum äußeren Fußrand und zur Kleinzehe.

Wichtig ist die Beobachtung einschießender Schmerzen beim Husten und beim Niesen. Das Lasègue-Zeichen (Anheben des gestreckten Beines aus Rückenlage) gibt Auskunft über den Ischiadicusdehnungsschmerz bei einer Wurzelirritation. Das Bragard-Zeichen (Dorsalflektion des Fußes zusätzlich zum Lasègue-Zeichen) gilt als weiterer Hinweis für einen Ischiadicusdehnungsschmerz.

**Reflexbild:** Bei fehlendem Patellarsehnenreflex ist eine Irritation des Segmentes L 3/4 zu vermuten, bei Fehlen des Achillessehnenreflexes ist eine Schädigung des Segmentes L 5/S 1 oder eines tieferen Segmentes anzunehmen.

**Motorische Ausfälle:** Eine M. quadriceps femoris-Schwäche oder eine Atrophie deutet auf eine Irritation des Segmentes L 3/4 hin. Eine Fußheberschwäche eher auf eine Irritation des Segments L 4/5, eine Fußsenkschwäche eher auf eine solche des Segmentes L 5/S 1.

**Abb. 41:** Bandscheibenvorfall
a) Ischiaskoliose beim 31jährigen Mann wegen großem lateralen Vorfall im Segment L 4/5 links.
b) Computertomogramm eines sequestrierten Bandscheibenvorfalls L 4/5 rechts mit Einengung der rechtsseitigen Spinalwurzel.

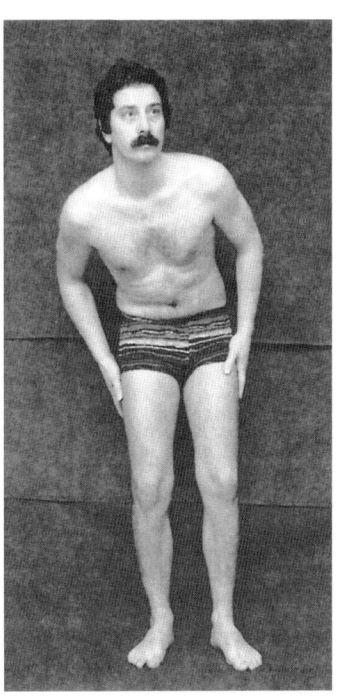
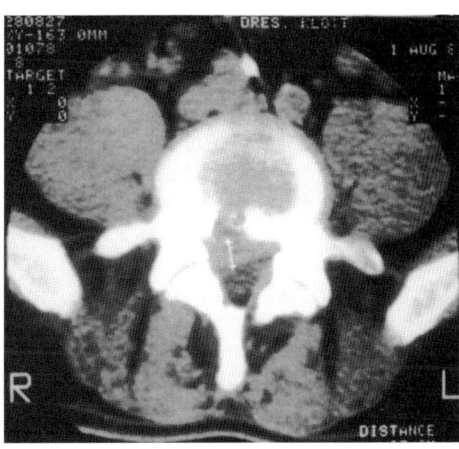

**Röntgen, CT, MR:** Die Röntgenuntersuchung der Lendenwirbelsäule hilft nur wenig bei der Diagnose eines Bandscheibenvorfalls, sie zeigt lediglich die Höhenminderung eines Zwischenwirbelraums an. Allerdings lassen sich durch die Röntgenaufnahme der Lendenwirbelsäule bei akuten Kreuzschmerzen andere wichtige Krankheiten ausschließen. Differentialdiagnostisch ist an eine Spondylitis bzw. Spondylodiszitis, aber auch eine Höhenminderung durch Osteoporosefraktur oder eine Wirbelveränderung z. B. durch eine Metastase zu denken.

Das Computertomogramm und zunehmend das Kernspintomogramm helfen bei der exakten Darstellung eines Nukleus pulposus-Prolapses weiter. In Quer- *(Abb. 41 b)* und Längsschichten ist die Ausdehnung des Prolapses auch in Relation zu dem Duralsack und den Wurzeln zu erkennen. Das früher übliche Myelogramm (Kontrastmittelinjektion in den Subarachnoidalraum) ist nur noch in seltenen Ausnahmen wie bei Rezidivprolapsen und Narbenbildung nach operativem Vorgehen indiziert.

**Therapie:** Wie bei der Spondylose und Spondylarthrose und der damit einhergehenden Lumbalgie wird im Regelfall einer Ischiasattacke zunächst **konservativ** vorgegangen: Bettruhe eventuell im Stufenbett, nichtsteroidale Antiphlogistika, eventuell Kortison, Muskelrelaxantien sowie isometrische Rückengymnastik und Extensionen am Schlingentisch sind indiziert. Nicht wenige Patienten verlieren danach wieder ihre Schmerzen, auch schon eingetretene Lähmungen können wieder verschwinden.

Bei Nichtansprechen auf konservative Maßnahmen, das heißt Fortbestehen von Schmerz und/oder Lähmung, ist die operative Entfernung des Bandscheibenvorfalls indiziert. Bei hochakuten Ischiasattacken, die schon initial mit heftigsten Schmerzen und/oder einer akuten Lähmung der Beinmuskulatur einhergehen und von einer Blasen- und Darmlähmung begleitet werden, wird die **Nuk-**

---

**Pflege nach Bandscheibenoperation:**
Nach der Bandscheibenoperation soll der Patient flach liegen oder aufrecht stehen. Das Aus-dem-Bett-Rollen wird vom Krankengymnasten und der Pflegeperson gleichermaßen dem Patienten beigebracht. Die Pflegekraft leistet vor allem am ersten Tag Hilfe beim Drehen vom Rücken in die Seitenlage. Falls die Blasenentleerung reflektorisch blockiert ist, kann durch das Laufenlassen von Wasserhähnen auch suggestive Hilfe und medikamentös (mit Doryl®) geholfen werden. Wenn all dies nicht fruchtet, wie z.B. nach Massenvorfall mit Durakompression, wird der Patient katheterisiert, bis die spontane Urinentleerung wieder funktioniert. Der Operierte wird frühzeitig zum Aufstehen animiert. Während der ersten postoperativen Tage wird das Sitzen vermieden, das Essen im Stehen angeboten. Bei jüngeren Patienten, insbesondere beim Jugendlichen (Teenage Disc Syndrom), wird das Sitzverbot für mehrere Wochen beibehalten, um eine zu rasche Sinterung des vom Prolaps befreiten Segments zu vermeiden. Pflegekräfte und Krankengymnasten helfen gleichermaßen bei der Wiedereingliederung in „normale" Lebensweise unter Vermeidung von Stress für den operierten Rücken. Starke Zerrungen der vom Prolaps befreiten Wurzel durch abruptes Hochheben des im Knie gestreckten Beines sind zu meiden. Die isometrische Rückengymnastik und Rückenschule nach Brügger hilft für die Zukunft.

leotomie geplant oder notfallmäßig durchgeführt. Mikrochirurgisch, das heißt unter mikroskopischer Kontrolle, wird – nach Fensterung des gelben Ligaments und Teilwegnahme des Bogens indiziert (Laminotomie) – der die Nervenwurzel drückende Prolaps herausgenommen. Nur bei zusätzlicher knöcherner Enge, einer sogenannten **Spinalstenose,** kommt eine zusätzliche Bogenresektion in Frage (Laminektomie).

80 % der vom Bandscheibenvorfall operativ befreiten Patienten sind schlagartig schmerzfrei, bei länger dauernder Vorgeschichte und schon chronischen Schmerzen ist die Entwicklung weniger günstig. Auch die präoperativen Lähmungen bilden sich großenteils zurück.

Insbesondere bei Bandscheibenprotrusionen, weniger bei sequestrierten Prolapsen, werden heute perkutane Absaugungen in Lokalanästhesie durchgeführt. Die Erfolgsquote bezüglich Schmerzfreiheit ist nicht ganz so gut wie nach offenen Entfernungen von Sequestern, dafür sind die Risiken der Narbenbildung mit erneuten Wurzelirritationen geringer. Die zeitweise ebenfalls populäre Injektion mit eiweißzersetzenden Medikamenten (**Chemonukleolyse**) werden heute nicht mehr angewendet, da zu viele schlecht kalkulierbare Risiken inkauf genommen werden mussten.

## 9.7 Morbus Bechterew

Synonym: Spondylarthritis ankylopoetica, Marie-Strümpell-Krankheit

Die Bechterew-Krankheit zählt zu den Kollagenosen und wird somit als **Autoaggressionskrankheit** eingestuft. Diese Entzündung unbekannter Ursache wird von einer fortschreitenden knöchernen Versteifung der Gelenke und der Wirbelsäule gekennzeichnet.

**Labor:** Im Blut ist das humane Lymphozyten-Antigen B 27 (HLA B 27) erhöht.

**Klinik:** Charakteristisch beginnt die Krankheit in den Kreuz-Darmbeinfugen und befällt von dort aufsteigend die Len-

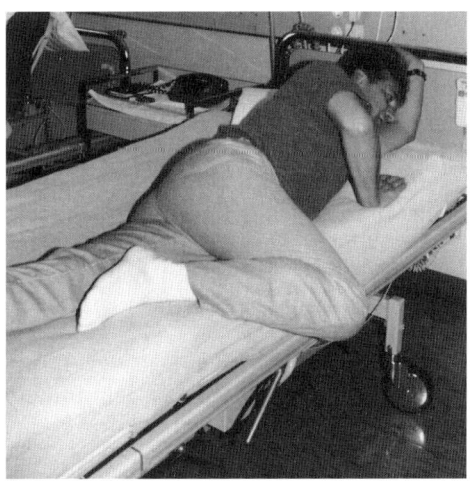
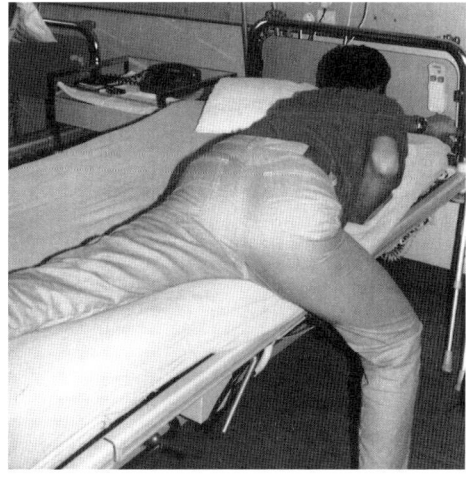

**Abb. 42:** Das Aufstehen nach Bandscheibenoperation
a) In Seitenlage rollt der Patient mit dem rechten Bein über die Bettkante.
b) Im weiteren Verlauf wird das rechte Bein auf dem Boden aufgestellt. Die Körperdrehung wird vollendet, bis auch das linke Bein aufgestellt wird und der Patient steht.

denwirbelsäule und schließlich die gesamte Wirbelsäule. Es kommt fortschreitend zu einer Verknöcherung des vorderen und hinteren Wirbelsäulenbandapparates. Die Kreuz-Darmbeinfugen sklerosieren.

Bevorzugt werden Männer befallen, die Krankheit beginnt selten vor dem 20. Lebensjahr. Anfangs klagen die Patienten über eine Steifigkeit und tiefe Kreuzschmerzen, die in das Gesäß und die Leisten ausstrahlen. Bei Ruhe lassen diese Schmerzen nach. Mit dem Fortschreiten der Erkrankung kommt es zu einer Kyphosierung, so dass der Kopf immer weiter vor der Brust getragen wird und der Patient ständig auf den Boden schauen muss. In schweren Fällen können diese Männer nur noch mit Mühe und starker Kniebeugung die Augen bis zur Horizonthöhe heben.

Die Bechterew-Krankheit verläuft schubartig über mehrere Jahre, bis schließlich durch Ausbrennen des Prozesses ein Stillstand eintritt. Die Krankheit hinterlässt dann unterschiedliche Endresultate von leichter Steifigkeit bis hin zur schwersten Behinderung durch eine völlig verkrümmte Wirbelsäule und versteifte Hüften.

**Röntgenuntersuchung:** Neben der Sklerosierung der Kreuz-Darmbeinfugen zeigen sich mit Fortschreiten der Krankheit deutlich die Verknöcherungen des Bandapparates. In klassischen Fällen bildet sich eine **Bambuswirbelsäule ohne Höhenminderung der Bandscheiben aus. Differentialdiagnostisch** müssen wegen des Wirbelsäulen-, Becken- und Hüftbefalls eine Spondylitis oder Coxitis tuberculosa, eine einfach Spondylose oder Coxarthrose sowie rheumatische Erkrankungen ausgeschlossen werden.

**Therapie:** Zur Bekämpfung der Autoaggressionserkrankung sollte eine Herdsanierung (Zahn, Mandeln usw.) erfolgen. Symptombesserungen sind durch eine antirheumatische Behandlung mit Acetylsalicylsäure, Phenylbutazon und Cortison, Schwefel- und Moorbädern, sowie radioaktiven Quellen zu erreichen. Die krankengymnastische Übungsbehandlung, Massagen, Bindegewebs- und Unterwassermassagen helfen zu einer Besserung der subjektiven Beschwerden.

In Ausnahmefällen wird bei stark ausgebildeter Kyphose und ausgebranntem Morbus Bechterew eine Korrekturosteotomie der Wirbelsäule, eine **Kolumnotomie,** indiziert sein. Bei schweren Hüftgelenksankylosen wird das Mittel der Wahl eine **Alloarthroplastik** sein (Einsetzung eines künstlichen Gelenks).

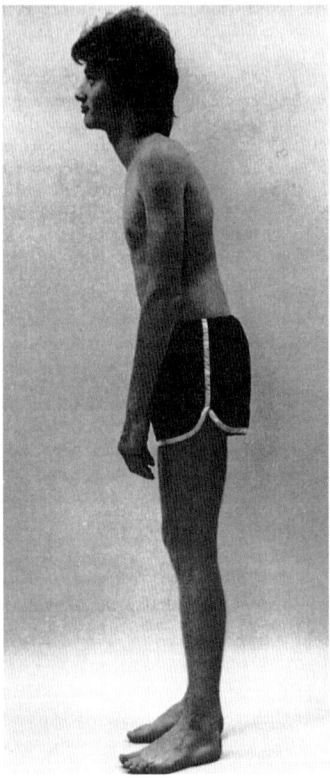

**Abb. 43:** Morbus Bechterew Frühform, fixierte Kyphose mit 18 Jahren, der Patient kann die Augen noch bis zur Horizonthöhe heben.

Prognostisch ist die Bechterew-Krankheit um so ungünstiger, je früher sie begonnen hat. Bekannt ist der Heilungswillen der Bechterew-Kranken. Dieser unterstützt sehr jegliche rehabilitative Maßnahme, so dass die meisten Patienten lange an ihrem Arbeitsplatz bleiben können.

## 9.8 Jleitis condensans

Bei dieser Krankheit unbekannter Ätiologie kommt es zu einer Sklerose der Kreuz-Darmbeinfugen. Bevorzugt werden junge Frauen nach der Entbindung vom ersten Kind befallen.

**Klinik:** Klinisch finden sich tiefe Kreuzschmerzen ohne Hinweis auf eine Verletzung. Die Diagnose wird durch den Röntgenbefund einer ein- oder beidseitigen Kreuz-Darmbeinfugensklerose geführt.

**Therapie:** Die Therapie kann lediglich symptomatisch sein. Ruhe, Wärme und Analgetika bessern die Beschwerden. In der Regel klingen die Symptome nach 1 bis 2 Jahren von allein ab.

## 9.9 Weitere Erkrankungen

Die Spina bifida cystica wurde bereits in *Kapitel 6 – Neurorthopädische Erkrankungen auf Seite 70* dargestellt, die Adoleszentenkyphose im *Kapitel 5 – Aseptische Knochennekrosen auf Seite 55*.

# 10 Erkrankungen der Schulter

## 10.1 Anatomie

Das große Bewegungsausmaß der Schulter wird erreicht durch das flache Schultergelenk selbst und durch die zusätzliche Bewegung im Schulterblatt gegenüber dem Thorax. Das flache Schultergelenk erlaubt zwar relativ viel Bewegung, neigt aber auch zur Instabilität und zur Verrenkung.

Bei der aktiven Anhebung des Armes muss muskulär das **Schulterblatt am Thorax** gehalten, der **Oberarmkopf in der Pfanne fixiert** und gleichzeitig genügend Kraft verbleiben, um den **Arm aktiv anzuheben**. Wenn einer dieser drei Faktoren ausfällt, z. B. durch eine Serratuslähmung, einen Abriss der Supraspinatussehne oder eine Lähmung des Deltamuskels, so wird die Anhebefähigkeit des Armes deutlich eingeschränkt sein.

Am häufigsten werden Schulterschmerzen nicht durch Veränderungen am Schultergelenk selbst, sondern durch pathologische Zustände an paraartikulären Gewebe hervorgerufen. Insbesondere eine Schleimbeutelentzündung der subacromialen Bursa (Bursitis), Sehnenentzündung (Tendinitis) oder eine Kapselentzündung (Capsulitis) verursachen schmerzhafte Bewegungeinschränkungen.

## 10.2 Untersuchung

Der Schultergürtel und die Brust müssen von Kleidungsstücken befreit sein. Der Patient wird im Stehen von vorn und hinten beobachtet. Die Haltung der Wirbelsäule wird beurteilt. Asymmetrien oder Muskelatrophien an der Schulter werden besonders beachtet.

Die aktive Abduktion, die aktive Beugung im Schultergelenk, die Streckung, die Innen- und die Außenrotation werden geprüft. Man achtet auf krepitierende Geräusche und auf etwaige Schmerzangaben bei bestimmten Bewegungen. Eine sorgfältige Untersuchung des Neurologie- und Gefäßstatus an den oberen Gliedmaßen ist oft hilfreich, da nicht selten Veränderungen an der Halswirbelsäule oder an den Händen für Schulterschmerzen verantwortlich sind.

**Röntgen:** Die Röntgenaufnahme in 2 Ebenen gibt Auskunft über Pathologika: Gelenkspaltverschmälerungen, Knochenwucherungen (Osteophyten), Humeruskopfveränderung bei habitueller Luxation nach Hill/Sachs, Pfannenranddefekte ebenfalls bei Schulterluxation nach Bankart, schließlich Humeruskopfnekrosen, Zysten und Verkalkungen des subakromialen Schleimbeutels.

**Sonografie:** Die Ultraschalluntersuchung zeigt Kapselveränderungen, Kalkeinlagerungen, Bursaveränderungen bei Impingement-Symdromen.

**Kernspintomografie:** Diese Untersuchung gibt genaue Auskunft über die Kapsel-, Gelenk- und Muskelverhältnisse im Bereich der Schulter. Das Ausmaß von Veränderungen der Rotatorenmanschette, Verengungen der subakromialen Bursa, Knorpel oder Veränderungen des Labrum genoidale bei habitueller Schulterluxation werden aufgedeckt. Das MR stellt ein wichtiges Hilfsmittel zur Diagnose einer Humeruskopfnekrose – z. B. als Folge von Kortisontherapie einer Leukämie – dar.

## 10.3 Sprengel-Deformität

Synonym: Congenitaler Schulterblatthochstand
Während der fötalen Entwicklung wandert der Schultergürtel von einer ursprünglich zervikalen Lage nach distal. Bei einer unzureichenden entwicklungsgeschichtlichen Wanderung bleibt das Schulterblatt zu hoch stehen.

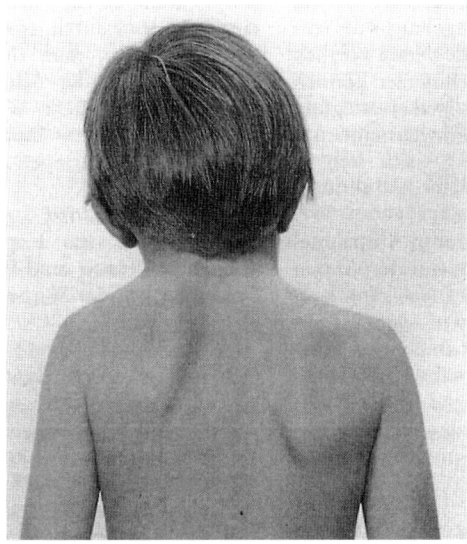

**Abb. 44:** Sprengel'sche Deformität mit Schulterblatthochstand links bei 6jährigem Jungen.

**Klinik:** Der Schulterblatthochstand führt zu einer Asymmetrie von Hals und Schulter. Die Fehlbildung ist in der Regel einseitig ausgebildet. Der Schulterblatthochstand führt zu einer Einschränkung der Rotationsfähigkeit des Schulterblattes am Thorax, wodurch das Bewegungsausmaß bei der Abduktion und Anhebung des Armes eingeschränkt wird. Meist besteht eine bandartige oder knöcherne Brücke zwischen Schulterblatt und unterer Halswirbelsäule. Die Sprengel-Deformität ist nicht selten mit anderen Wirbelsäulenfehlbildungen vergesellschaftet *(Abb. 44)*.

**Therapie:** Nur für Kinder und Jugendliche, bei denen die Schulterfunktion auf der von der Sprengelschen Deformität beeinflussten Seite stark reduziert ist, kommt eine operative Behandlung in Frage. Dazu gehört dann eine Resektion der knorpelig-knöchernen Verbindung zwischen Schulterblatt und Halswirbelsäule (os omo-vertebrale) sowie die Resektion des oberen Viertels des Schulterblatts. Damit wird die Schulterfunktion, vor allem das Armanheben gebessert, auch die Kosmetik der Schulterpartie gewinnt von diesem Eingriff.

## 10.4 Impingement-Syndrome

Synonym: Perarthritis humeroscapularis, Supraspinatus-Syndrom, Tendopathie der Rotatorenmanschette
**Definition:** Schmerzhafte Funktionsstörung der Schulter, bei der die Sehnen und Muskeln der Rotatorenmanschette unter dem Akromion, dem Akromion-Klavikulargelenk oder am Coracoid anstoßen. Das Impingementsyndrom kann durch angeborene Formveränderungen des Akromion (Schulterhöhe) entstehen, meist jedoch sekundär durch Knochen-

wülste (Osteophyten) am Akromionunterrand oder am AC-Gelenk. Eine weitere Ursache liegt im Ausfall der Humeruskopfherunterpressung wegen Rotatorenmanschettenruptur oder nach Ruptur der langen Bizepssehne.

**Klinik:** Schmerzen über dem vorderen Gelenkabschnitt und am Deltaansatz. Nächtliche Schulterschmerzen, Schmerzen bei Innenrotation und Abduktion, Schmerzen beim Werfen. Schmerzhafter Bogen zwischen 60 und 120°, danach schmerzarme weitere Anhebung möglich.
Die Verläufe sind unterschiedlich, man kennt schleichend zunehmende Beschwerden und Beschränkungen. In anderen Fällen treten die Schmerzen recht akut, dann meist im Zusammenhang mit einem Schultertrauma auf. Die Schmerzen können so stark werden, dass jede Bewegung ängstlich vermieden und aus einer anfänglichen Schonhaltung eine regelrechte Kontraktur wird.

**Bildgebende Verfahren:** In der Röntgenaufnahme lassen sich akromiale Knochensporne nachweisen. Im Ultraschall wird die Veränderung der Rotatorenmanschette dargestellt, auch Verdickungen der Sehnen sowie Veränderung der Echogenität der Schleimbeutel werden sichtbar. Kapsel- und Bursaveränderungen sind frühzeitig im Kernspintomogramm zu belegen.

**Therapie:** Beginnende Impingementsyndrome werden grundsätzlich konservativ behandelt. Dehnungen der Kapsel, krankengymnastische Übungen zur Dekompression, Vermeiden von schmerzauslösenden Schulterbewegungen. Hinzu kommen Eis- und Wärmeanwendungen. Bei ausgeprägtem Impingement-Syndrom ist die subacromiale Dekompression nach Neer angezeigt. Etwa vorhandene Osteophyten werden reseziert und die ligamentäre Verbindung gekappt.

Während der zweiwöchigen Verwendung eines Gilchrist-Verbandes werden assistierte Übungen durchgeführt. Kontinuierliche passive Schulterbewegungsschienen können Verwendung finden. Aktive Bewegungsübungen beginnen nach circa 3 Wochen und sollten über mehrere Monate fortgesetzt werden. In der Regel wird dauerhafte Beschwerdefreiheit oder zumindest -armut erreicht.

## 10.5 Rotatorenmanschettenruptur

**Definition:** Riss im Sehnenmantel der Rotatorenmanschette tritt selten traumatisch bei jüngeren Menschen als Begleitverletzung bei Schulterluxation auf. Meist ist sie degenerativ durch Abrieb bei Impingement, bei Rheuma und Gicht, nach Kortisoninjektionen. Entweder kommt es zu partieller oder kompletter Ruptur der Supraspinatussehne, als Folge entsteht ein Humerushochstand.

**Klinik:** Die Ruptur der Rotatorenmanschette erzeugt die klinischen Zeichen des schmerzhaften Impingement-Syndroms (siehe oben).

**Bildgebende Verfahren:** Durch Ultraschall und vor allem im **Kernspin**tomogramm lassen sich die Risse der Rotatorenmanschette nachweisen.

**Therapie:** Je nach Alter und Aktivität ist durch Schonung und Aussparung von bestimmten Bewegungen Beschwerdearmut zu erreichen. Angestrebt wird die Beseitigung des Impingements unter dem Akromion (Schulterhöhe). Traumatische Rupturen bei jungen Menschen, aber auch degenerative Rotatorendefekte bei körperlich sehr Aktiven werden mit transossären Nähten fixiert.

## 10.6 Tendinitis calcarea

Synonym: Kalzifizierende Tendopathie. Dies ist eine Durchblutungsstörung der Schulterrotatoren mit herdförmigen Verkalkungen.

**Röntgen, Ultraschall, CT und MR** führen zum Nachweis der Kalkeinlagerungen in den Rotatoren.

Die **Therapie** erfolgt konservativ insbesondere durch Bewegungstherapie, Wärme, Eisbehandlung, örtliche Injektion mit Kortison plus Lokalanaesthetikum. Spontanheilungen sind moglich. Operativ können die Kalkherde ausgeräumt werden, eventuell erfolgt die Zerstörung der Kalkherde mit extrakorporalen Stoßwellen.

## 10.7 Pathologische Ruptur der langen Bizepssehne

Ebenso wie der Supraspinatusausriss tritt der Abriss des langen Bizepskopfes in der Regel bei Patienten auf, die älter als 50 Jahre sind. Die Degeneration der Sehne spielt als prädisponierender Faktor eine wichtige Rolle. Die Ruptur des langen Bizepskopfes findet bevorzugt im Sulcus intertubercularis statt.
Ein schmerzhafter plötzlicher Ruck und danach Kraftlosigkeit bei der Armbeugung geben den klinischen Hinweis. Die Diagnose wird dann aufgrund der veränderten Kontur des Armes gestellt. Wenn der Patient den Bizeps anspannt, stellt sich im mittleren Oberarmbereich eine kugelige weiche Muskelgeschwulst dar. Außerdem kann man den fehlenden Bizepskopf tasten.

**Therapie:** Meist ist der Kraftverlust bei Fehlen des einen Bizepskopfes nicht nachhaltig. Eine konservative Behandlung mit Analgetika und die **frühzeitige Aufnahme funktioneller Übungen** sind aus diesem Grund indiziert. Nur bei stärkeren Ausfällen wird man sich zu einem operativen Vorgehen entschließen. Eine Reinsertion an der alten Stelle mit Durchführung der abgerissenen Sehne durch das Gelenk und Wiederanheftung am Pfannenrand ist praktisch nicht möglich. Es wird aus diesem Grund eher die Sehne am Rabenschnabelfortsatz befestigt. Es besteht auch die Möglichkeit, die abgerissene Sehne unter Spannung mit dem kurzen Bizepskopf zu verflechten. Wesentliche Funktionsbesserungen sind nach diesen Maßnahmen nicht zu erwarten.
**Differentialdiagnostisch** müssen Verletzungen der distalen Bizepssehne abgegrenzt werden. Sie sind selten und entstehen durch offene Hieb-, Stich- oder Schnittverletzungen.

## 10.8 Habituelle Schulterluxation

Die traumatische Luxation der Schulter geht mit einer Zerreißung der Gelenkkapsel und einer mehr oder weniger ausgedehnten Verletzung der Gelenkklippe (Labrum) einher. Auch eine knöcherne Pfannenrandverletzung (Bankart-Läsion) kann dabei entstehen. Vor allem nach ungenügender Primärbehandlung der ersten traumatischen Schulterluxation kann sich eine immer wieder auftretende „habituelle" Luxation einstellen. Im Extremfall kann es dann schon beim simplen Überkopfanziehen eines Hemdes oder beim Händeschütteln zu einem Luxieren der Schulter kommen. Die Luxation tritt in der Regel nach vorne unten ein, seltener nach hinten. Neben dieser posttraumatischen habituellen Luxation kennt man die angeborene Schulterschwäche mit Schulterluxations- oder

Subluxationsmechanismen. Diese Form nennt man **„konstitutionelle Schulterluxationsneigung"**.

**Therapie:** Die konstitutionelle Subluxationsneigung wird bevorzugt konservativ behandelt. Durch Vermeidung von Luxationsmechanismen und Muskelkräftigung kann man mit dem Älterwerden eine genügende Stabilität erzielen. Bei der typischen habituellen Luxation existieren konkurrierend mehrere Verfahren:

- Arthroskopische oder offene Labrumrefixation nach Bankart
- Pfannenrandplastik nach Eden-Hybinette
- Kapseldoppelung nach Putti-Platt
- Kapseldoppelung + Subskapularisverlagerung + Pfannenrandplastik nach Max Lange
- Rotationsosteotomie des Humerus nach innen nach Weber.

Für uns hat sich über viele Jahre die Methode von Max Lange bewährt.

Bis auf die Rotationsosteotomie nach Weber benötigen alle operativen Methoden eine postoperative Versorgung mit einer Abduktionsschiene oder einem Thoraxabduktionsgips. Die postoperative Körperpflege ist mit der Schiene und noch mehr mit dem Thoraxabduktionsgips erschwert. Eine frühe Mobilisierung ist durch gute Anleitung zum Umgang dennoch erreichbar. Nach der 3wöchigen Ruhigstellung erfolgt die gymnastische Auftrainierung der Muskelfunktionen und der Gelenkbeweglichkeit. Dem von seiner habituellen Luxation befreiten Patienten werden für mehrere Monate Kampfsportarten zu verbieten sein, ebenso abrupte Abduktions- und Außenrotationsbewegungen am Schultergelenk. Auf Dauer ist ein normales Bewegungsausmaß und Schmerzfreiheit zu erwarten. Das Risiko einer Reluxation ist vor allem bei der Max Lange-Methode minimal.

# 11 Erkrankungen des Ellbogengelenks

## 11.1 Anatomie

Das Ellbogenscharniergelenk erlaubt eine Beuge-Streckfähigkeit zwischen 45 und 180°. Hinzu kommt die Beweglichkeit im proximalen Radio-Ulnar-Gelenk, die eine Rotation des Unterarmes um 180° erlaubt. Bei voller Streckung im Ellbogengelenk zeigt sich eine physiologische Valgusstellung von 10°. Eine Verstärkung dieser Valgusstellung nennt man **Cubitus valgus** (nach auswärts geknickt), eine Verringerung **Cubitus varus** (O-förmig gebogen bzw. gekrümmt).

## 11.2 Angeborene radio-ulnare Synostose und angeborene Radiusköpfchenluxation

Es handelt sich um eine angeborene Fehlentwicklung des Ellbogengelenks. In Einzelfällen ist ein Zusammenhang mit einer Alkoholembryopathie zu sehen. Die Unterentwicklung der körpernahen Anteile des Radius und der Ulna führen zu einer Kontraktur, die weniger die Streckung und Beugung, als die Rotation beeinflusst. Häufig wird deshalb diese Fehlbildung erst spät entdeckt und dann vor allem nach einem Ellbogentrauma erkannt.

**Röntgen:** Es zeigt sich eine knöcherne Verbindung zwischen Radius und Ulna. Nicht selten ist der körpernahe Radius weit nach hinten verlagert und imponiert deshalb wie eine Luxation. Verwechslungen mit einem „Monteggia-Schaden" sind möglich.

**Therapie:** Eine operative Therapie der radio-ulnaren Synostose mit oder ohne Radiusköpfchenluxation ist nicht sinnvoll. Die Trennung der Synostose, die Rekonstruktion des nicht angelegten Ringbandes oder gar eine Radiusköpfchenresektion führen zu keiner Funktionsverbesserung. Die meisten Menschen mit radio-ulnarer Synostose und Radiusköpfchenluxation entwickeln Kompensationsmechanismen über das Schulter- und Handgelenk und kommen trotz der Rotationssteife des Unterarms im täglichen Leben ganz gut zurecht.

## 11.3 Pronatio dolorosa

Synonym: Morbus Chassaignac, Pseudolähmung, nurses elbow
**Differentialdiagnostisch** ist die angeborene oder echte traumatische Luxation von der harmlosen Pronatio dolorosa zu unterscheiden. Diese tritt im Alter zwischen Gehbeginn und Kindergarten (1 und 3 Jahren) auf. Durch einen plötzlichen Zug am Arm, z. B. beim Sichlosreißen des Kindes kann das Radiusköpf-

chen zum Teil unter dem Ringband zurückschlupfen. Dies verursacht plötzliche Schmerzen, der Arm wird geschont, die Hand verharrt in Pronationsstellung hängend und erscheint wie gelähmt (Pseudolähmung).

**Röntgen:** In der Regel ist bei der typischen Vorgeschichte eine Röntgenaufnahme nicht erforderlich. Nur bei unklarer Anamnese und möglichem Sturz auf den Arm wird geröntgt. Die Subluxation des Radiusköpfchens unter dem Ringband ist dabei nicht zu erkennen. Die Röntgenaufnahme dient dann zum Ausschluss einer Fraktur vor dem geplanten Repositionsmanöver.

**Therapie:** Eine Hand kontrolliert mit dem Daumen den Ellbogen, die andere Hand führt den in Streckstellung und Pronation verharrenden Arm in Beugung und Supination über. Dabei tastet und hört man das klickende Geräusch der Reposition. Abrupt ist die schmerzfreie Wiederaufnahme der Armfunktion zu erwarten. Das Kind greift mit der vorher „gelähmten" Hand nach einem Gegenstand, z. B. einem Bonbon. Eine anschließende Ruhigstellung ist nicht erforderlich. Kinder haben gelegentlich mehrere Pronationsvorfälle durchgemacht, dennoch sind Dauerbeeinträchtigungen nicht zu befürchten.

## 11.4 Epicondylitis humeri

Synonym: Tennisellenbogen
**Klinik:** Der Patient klagt über Schmerzen an der Außenseite (Epicondylitis radialis humeri) oder an der Innenseite (Epicondylitis ulnaris humeri) des Oberarms. Meist sind wiederholte eintönige Aktivitäten wie Stricken, Mähen, Tennisspiel usw. vorausgegangen. Die Greiffähigkeit der Hand ist behindert, selbst ein Händedruck kann Schmerzen am Epicondylus auslösen.

**Pathologie:** Es handelt sich um eine degenerative Erkrankung der Sehneneinstrahlung der Handgelenksstrecker Epicondylitis radials) oder der Handgelenksbeuger (Epicondylitis ulnaris). Neben dem Begriff einer Tendopathie wird auch der einer Periostose gewählt, da die Schmerzen an der Knochenhaut des Sehnenursprungs auftreten.

**Therapie:** An erster Stelle steht die vorübergehende oder dauernde Unterbrechung einer eintönigen die Sehnen reizenden Tätigkeit. Eine Verbesserung der Ergonomie wie die Veränderung des Handgriffs für Tennisspieler oder die ergonomische Tastatur für eine Sekretärin können die Beschwerden zum Abklingen bringen. Örtliche Wärmeanwendungen und durch die Haut wirksame antientzündliche Mittel in Form von Einreibungen haben sich bewährt. Die vorübergehende Ruhigstellung in einer Oberarmschale aus Gips oder Kunststoff kann helfen. Bei ausgeprägtem Lokalbefund hilft die Injektion mit Kortikosteroiden. Nur beim Versagen der erwähnten konservativen Schritte ist ausnahmsweise eine Operationsindikation zu sehen: Durch die Umschneidung des Sehnenursprungs nach Hohmann in Kombination mit der Denervierung nach Wilhelm lässt sich bei etwa 80 % der Betroffenen Beschwerdebefreiung von der Epicondylitis erzielen.

## 11.5 Bursitis olecrani

Eine Entzündung des Schleimbeutels über dem Olecranon findet man häufig als Folge wiederholter Traumatisierung der Ellbogenspitze. Es kommt rasch zu einer schmerzlosen Schwellung des Schleimbeutels, manchmal bis zu Orangengröße. Der Schleimbeutel ist mit Blut oder blutig tingierter Synovialflüssigkeit gefüllt. Die Bursitis olecrani kommuniziert nicht mit dem Ellbogengelenk.

**Therapie:** Therapeutisch empfiehlt es sich, den Erguss abzusaugen, lokal Kortikosteroide zu injizieren und anschließend einen Druckverband anzulegen. Falls durch eine solche Behandlung eine Abheilung nicht erzielt wird, kann die Bursa operativ exstirpiert werden.

# 12 Erkrankungen des Handgelenks und der Hand

## 12.1 Untersuchung

Farbe, Falten, Narben und normale Konturen werden überprüft. Palpatorisch sucht man nach Stellen vermehrter Empfindlichkeit oder Schwellung. Wichtig ist insbesondere die Inspektion des Daumenballens (Thenar) und des Kleinfingerballens (Hypothenar).

Das **Bewegungsausmaß** im Handgelenk wird überprüft. Normalerweise ist eine Dorsalflexion bis 90° und eine Volarflexion bis 50° aus der Neutralposition möglich. Während die ellenwärtige Abspreizung bis 40° gelingt, ist die speichenwärtige Abspreizung normalerweise im Handgelenk nur bis 25° möglich. An den Mittelhandfingergelenken ist die Beugung bis 90° üblich, eine Überstreckung bis annähernd 20°. An den Interphalangealgelenken (zwischen den Finger- und Zehengelenken) der Finger sollte jeweils eine Beugung von 90° möglich sein. Im Daumensattelgelenk erwartet man eine Beugefähigkeit um 50°.

Die **aktive Fingerfunktion** wird überprüft. Die dorsalen Interossei erlauben eine Spreizbewegung, wohingegen die volaren Interossei das Zusammenpressen der Finger ermöglichen. Die Fingerflexoren und Fingerextensoren werden ebenso in ihrer Funktion überprüft, wie die Lumbricales. Während die oberflächlichen Fingerflexoren die körpernahen Langfingergelenke beugen, sind die tiefen Fingerflexoren für die Beugung in den Endgelenken zuständig. Die Beugefunktion der Lumbricales betrifft die Langfingergrundgelenke, wobei zur ausschließlichen Überprüfung die Finger gestreckt gehalten werden müssen.

Man wird immer auch einen Vergleich der groben Kraft zwischen rechts und links anstreben. Dies ist ebenso wichtig wie ein Vergleich feiner Bewegungen und des Spitzgriffes. Eine genaue neurologische Untersuchung zum Ausschluss von Sensibilitätsstörungen im Bereich des Nervus radialis, ulnaris und medianus rundet die Untersuchung ab.

## 12.2 Angeborene Fehlbildungen

### 12.2.1 Dysmelien

**Ursachen der Missbildung**

Von einer Missbildung spricht man, wenn es zu einer Abweichung im anatomischen Bau eines Organs kommt, die sich im Laufe des fötalen Lebens eingestellt hat. Diese kann von der Erbmasse bedingt oder intrauterin erworben sein. Auch wenn Missbildungen bei Geschwistern auftreten, ist dies noch nicht als Beweis dafür anzusehen, dass ein Erbleiden vorliegt. Es können auch hier exogene Ursachen, wie z. B. ungünstige Verhältnisse in utero in Frage kommen. Folgende Ursachen für menschliche Missbildungen sind bekannt:

## 12.2 Angeborene Fehlbildungen

- endogen: Erbmasse, Spontanmutation
- intrauterine Schädigung durch $O_2$-Mangel, Virusinfektionen, hormonale Störungen, Vitaminmangel, physikalische Insulte, Medikamente.

Die Gliedmaßenfehlbildungen wurden bisher als Erbleiden aufgefasst, da ein gehäuftes Auftreten bei Verwandtenehen bekannt war. In den Jahren 1959–1962 wurden plötzlich vermehrt Fehlbildungen an Gliedmaßen festgestellt. Man fand heraus, dass ein Schlafmittel (Contergan®, internationaler Name: Thalidomid) in einer bestimmten Zeit der Schwangerschaft eingenommen, solche Missbildungen hervorrufen könnte. Die **Thalidomidembryopathie** kombiniert Fehlbildungen an den Gliedmaßen wie Phokomelie und Ektromelie mit Störungen des Wirbelsäulenaufbaus, des Herzens, der Ohren und der Augen.

### Amelie

Fehlen der gesamten Gliedmaße. Ein Mensch mit fehlenden Armen ist gezwungen, eine außerordentliche Geschicklichkeit in seinen Beinen und Füßen zu entwickeln. Der Beinlose wird zur Erlangung seiner Gehfähigkeit prothetisch versorgt werden.

### Peromelie

Das äußere Bild entspricht dem Zustand wie nach einer Amputation (Spontanamputation). Eine Prothesenversorgung wird je nach Stumpflänge an den oberen und unteren Gliedmaßen ausgeführt. Bei einer Peromelie am Arm erfolgt die Versorgung mit einem aktiven Greifarm frühzeitig, um ein beidhändiges Hantieren zu ermöglichen.

### Phokomelie

An den Schultern oder am Becken sitzen rudimentäre Hand-, Ober- oder Unterarm- bzw. Unterschenkel- oder Fußreste an (Robbengliedrigkeit). Die prothetische Versorgung für Phokomelien der oberen Gliedmaßen erfolgt wie bei der Amelie. Die Situation ist günstiger, da die phokomelen Stummel häufig aktive Beweglichkeitsreste haben, womit z. B. eine pneumatische Prothese gesteuert werden kann. Gliedmaßenreste dürfen deswegen aus kosmetischen Gründen nur dann amputiert werden, wenn nach genauer Prüfung keine Funktion damit ausgeübt werden kann.

### Ektromelie

Es handelt sich um teilweise oder ganze Defekte an den Röhrenknochen, wie z. B. am Oberarm, an der Speiche oder der Elle.

- Der totale Humerusdefekt ist selten, häufiger finden sich Verkürzungen oder Teildefekte. Wichtig ist eine differentialdiagnostische Abgrenzung gegenüber einer geburtsbedingten Schädigung oder einer Säuglingsosteomyelitis. Bei angeborenem Humerusdefekt erübrigt sich meist eine prothetische Versorgung, da die Behinderung in der Regel gering ist.
- Der angeborene Radiusdefekt, die **radiale Klumphand,** geht mit Verkürzung der Speiche in allen Variationen einher. Die Verkürzung dieses Unterarmknochens führt immer zu Funktionsbehinderungen und Fehlstellungen im Bereich der Hand, der radialen Klumphand *(Abb. 45 auf S. 120).*
Bei der kompletten Aplasie fehlt meist auch das Kahnbein, das große Vieleckbein und der Daumen, somit die ganze radiale Handpartie. Die Minusvariante der Speiche bedingt **speichenwärtige Abweichungen im Handgelenk,** die um so hochgradiger sind, je stärker der Radiusdefekt ausgebildet ist. In Extremfällen kann es sich um rechtwinklige, unter Umständen sogar um spitzwinkelige Abknickungen der

Hand radialwärts handeln. Bei solchen hochgradigen Defekten fehlt die Gelenkfläche für das Handgelenk, auch bei intensiven Schienungsmaßnahmen wird die Hand immer wieder in die Klumpstellung abweichen. Dies ist eine für die Funktion der langen Fingermuskeln ungünstige Stellung. Die Zugrichtung ist geändert, die Kraftentfaltung gemindert.

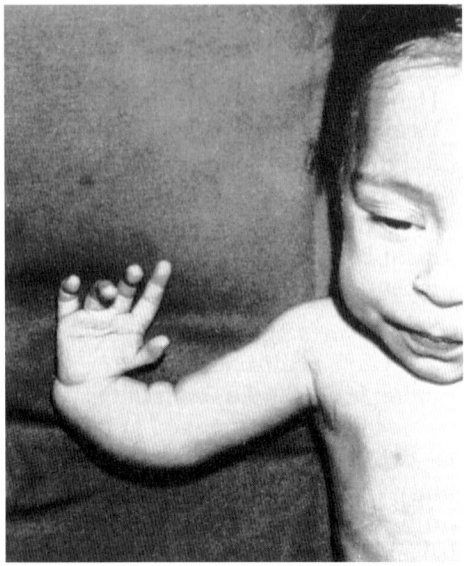

**Abb. 45:** Radiale Klumphand

**Therapie:** Die radiale Klumphand wird schon früh durch Redressionen angegangen. Kunststoffschienen in Etappen geändert, versuchen das Wachstum des Radius zu fördern. Dies gelingt bei leichten Radiushypoplasien. Bei stärkeren Formen ist eine operative Unterstellung der Hand unter die hypertrophe Ulna möglich. Dabei wird zwar das Handgelenk versteift, die Kosmetik hingegen verbessert. Auf keinen Fall dürfen Operationen zu Lasten der Handfunktion gehen.

Die Hypoplasie oder Aplasie der Elle wird wesentlich seltener beobachtet als der Radiusdefekt. Eine Fehlstellung im Handgelenk resultiert daraus nicht. Fast immer fehlt jedoch auch der 4. und 5. Fingerstrahl bei dieser Fehlbildung. Sofern keine Fehlstellung besteht und auch die Greiffunktion in der Hand nicht behindert ist, erübrigen sich therapeutische Maßnahmen.

### 12.2.2 Madelung-Deformität

Die Fehlbildung des Handgelenkes entsteht durch ein überschießendes Wachstum der Ulna im Vergleich zum zurückbleibenden Radius. Neben der angeborenen Form kann diese Fehlbildung auch dadurch entstehen, dass das Radiuswachstum durch eine Verletzung oder eine Infektion im Bereich der Epiphyse gestört wurde.

Äußerlich sichtbar wird die Fehlbildung meist erst im Schulalter. Das Handgelenk erscheint bajonettförmig verschoben. Die Handgelenksstreckung und Radialabknickung ist eingeschränkt, während die Beugung vermehrt möglich ist. Die zunächst beschwerdefreien Patienten klagen mit fortschreitendem Alter aufgrund der ungünstigen Gelenksituation über zunehmende Beschwerden.

**Therapie:** Therapeutisch am dankbarsten ist eine Verkürzungsosteotomie der Ulna nach Abschluss des Wachstums, um eine regelrechte Stellung im Verhältnis zum Radius zu erzielen.

### 12.2.3 Syndaktylie

Es handelt sich um eine Verwachsung von 2 oder mehreren Fingern *(Abb. 46 auf S. 121)*, ist die ganze Hand betroffen, spricht man von einer Löffelhand. Die Syndaktylie hat unterschiedliche Ausprägung von der hohen Teilung oder Schwimmhautbildung, über Teilverwachsungen der Finger, bis hin zur

## 12.2 Angeborene Fehlbildungen

**Abb. 46:** Syndaktylie zwischen 4. und 5. Finger links.

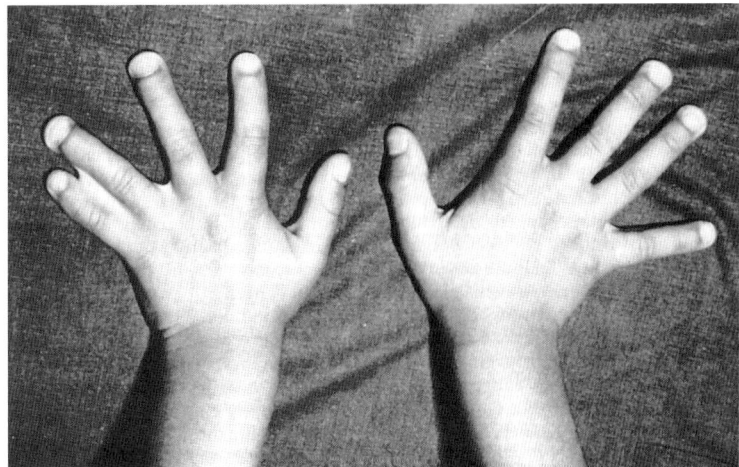

völligen Verwachsung mit gleichzeitiger Verschmelzung der Fingerknochen (Synostose).

**Therapie:** Da eine Syndaktylie zwischen zwei Fingern und erst recht eine Löffelhandbildung zu einer erheblichen Einschränkung der Beweglichkeit der Finger und zu Fehlwuchs führt, empfiehlt sich im Vorschulalter eine **operative Spaltung** der Finger; durch eine sinnvolle Schnittführung und Deckung der entstehenden Defekte durch Vollhautläppchen wird eine freie Fingerbeweglichkeit und eine gute Funktion erreicht.

### 12.2.4 Polydaktylie

Auf erblicher Grundlage können überzählige Finger oder Zehen beobachtet werden. Gelegentlich ist Konsanguinität im Spiel. Es können nur bürzelartige Anhängsel sein, gedoppelte Endglieder oder auch vollständige und funktionsfähige Finger.

**Therapie:** Kleine Bürzelchen mit dünnem Stiel werden gleich nach der Geburt mit einem Nylonfaden abgeschnürt und können so problemlos entfernt werden. Größere Finger oder Zehen, die wenig Funktion haben, werden im Laufe des ersten Lebensjahres operativ abgetragen.

Falls auch die Mittelanlage überzählig ist, wird auch diese abgetragen. Komplett funktionsfähige zusätzliche Finger, die auch kosmetisch wenig stören, sollten belassen bleiben. Auf keinen Fall darf ein geringer kosmetischer Gewinn über funktionelle Nachteile erkauft werden.

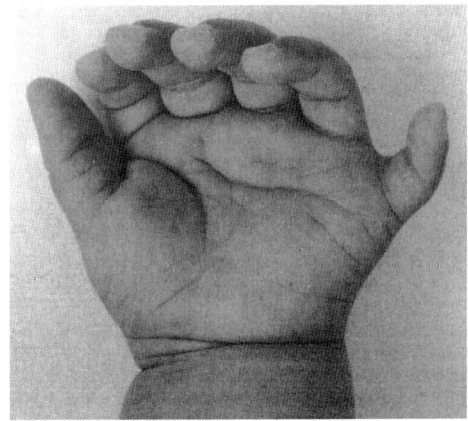

**Abb. 47:** Polydaktylie: Hexadaktylie mit Ausbildung von 6 Fingern bei 1jährigem Mädchen.

### 12.2.5 Spalthand

Bei dieser familiär ausgebildeten Deformität fehlen die drei Mittelfinger, während der Kleinfinger und der Daumen normal ausgebildet sind. Eine solche

Spalthand ist funktionell nicht ungünstig, bildet jedoch für die davon betroffenen Patienten ein erhebliches kosmetisches Problem *(Abb. 48)*. Diese dominant erbliche Krankheit ist häufig auch mit Spaltbildungen an den Füßen vergesellschaftet.

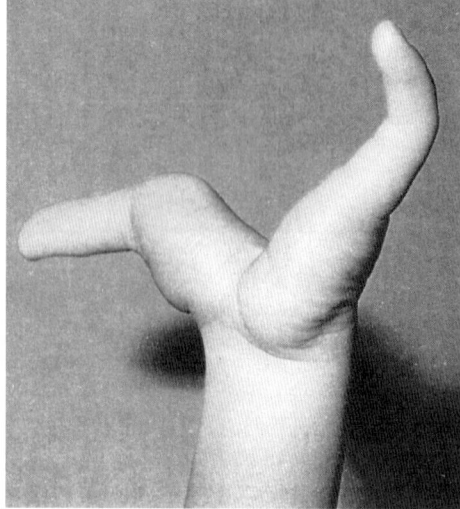

**Abb. 48:** Spalthand

**Therapie:** Therapeutisch sind die Möglichkeiten sehr beschränkt, da jede kosmetische Besserung durch einen erheblichen Funktionsverlust erkauft würde. Lediglich im Bereich der Spaltfußbildung kann durch eine operative Verringerung des Spaltes unter Umständen eine bessere Auftrittsfläche geschaffen werden.

## 12.3 Erworbene Erkrankungen

### 12.3.1 Handgelenksarthrose

Eine Handgelenksarthrose entsteht als Folge einer Radiusfraktur, einer Navikularfraktur, einer Mondbeinluxation oder einer Luxationsfraktur der Handwurzelknochen.

**Klinik:** Klinisch sind die Weichteile des Handgelenkes verdickt, nicht selten besteht ein Erguss ins Handgelenk hinein. Die Bewegung ist limitiert und schmerzhaft. Die röntgenologische Untersuchung zeigt die Unterbrechung der Knochenkonturen oft mit erheblicher Sklerose sowie Unregelmäßigkeit und **Verengerung des Gelenkspaltes**.
**Differentialdiagnostisch** muss eine Handgelenkstuberkulose und eine primär chronische Polyarthritis ausgeschlossen werden. Das Trauma in der Vorgeschichte und die röntgenologisch feststellbaren knöchernen Veränderungen helfen weiter.

**Therapie:** Durch eine nach Gipsabguss angefertigte Lederhülse wird eine Ruhigstellung und Besserung der Schmerzsymptomatik erzielt. In schweren Fällen hilft nur die **Arthrodese** des Handgelenkes. Die Indikation zur Handgelenksversteifung kann nur im Einklang mit den beruflichen Erfordernissen des Patienten und der hierbei benötigten Handfunktion gestellt werden.

### 12.3.2 Carpaltunnelsyndrom

Es liegt eine **Kompression des Medianusnerven** unterhalb des Ligamentum transversum carpi vor. Diese Nervenkompression bedingt Schmerzen und Parästhesien in den sensibel versorgten Handbezirken (Innenseite des Daumens, Beugeseite des Zeigefingers und die Hälfte des Mittelfingers). Ursächlich kommen für diese Einengung des Medianusnerven neben in Fehlstellung verheilten Brüchen am Handgelenk auch die Gicht, eine primär chronische Polyarthritis oder andere entzündliche Veränderungen an den Beugesehnen in Frage. Typischerweise nehmen die Schmerzen nachts zu. Sie zwingen den Patienten, die Hand zu schütteln und sie in warmes Wasser zu halten. Neben den **Sensibilitätsstörungen** und den **Schmerzen** kann es in fortgeschrittenen Fällen zu einer deutlichen **Schwäche der Opponensmuskulatur des Daumens** kommen, der Daumenballen kann atrophieren.

**Therapie:** Falls die lokale Injektion von Cortison keine dauerhafte Besserung bringt, bleibt der Weg einer chirurgischen Spaltung des Ligamentum transversum im Handgelenk, um so eine Druckentlastung des Medianusnerven zu erreichen. Die Freilegung des Medianusnerven im Carpaltunnel hat mit aller Sorgfalt zu geschehen, um auch die feinen Äste zur Daumenmuskulatur zu schonen. Die derbe, bindegewebige Hülle der Nerven wird sinnvollerweise unter dem Mikroskop gespalten (mikrochirurgische Neurolyse).

### 12.3.3 Volkmann-Kontraktur

Synonym: Ischämische Kontraktur
Es handelt sich um eine Kontraktur der Unterarm- und Handgelenksbeugemuskulatur, die zu einer typischen Deformierung des Handgelenkes und der Finger führt *(Abb. 49)*.
Ursächlich führt vor allem die unzureichend behandelte **suprakondyläre Oberarmfraktur des Kindes** mit nachfolgender arterieller und venöser Durchblutungsstörung zu diesem Zustandsbild. Neben einer direkten Verletzung der Unterarmarterie durch Knochenfragmente ist das nachfolgende Ödem, womöglich durch einen eng sitzenden zirkulären Gipsverband ausgelöst, für die Ischämie der Unterarm- und Handmuskulatur verantwortlich (Volkmannsche Ischämie).

**Klinik:** Die wichtigsten ersten Zeichen einer beginnenden Volkmann-Ischämie sind **Schmerzen** im Unterarm, **Blässe** der Finger und Gefühlsstörungen an Hand und Arm, nicht selten vergesellschaftet mit einer **Lähmung** der Handmuskulatur. Der **Radialispuls** lässt sich nicht tasten. Die Finger werden in Beugung gehalten, die aktive und passive Streckung verursacht Schmerzen.
Bei einer **augebildeten Volkmann-Kontraktur** besteht eine Beugefehlhaltung im Handgelenk und den Interphalangealgelenken, sowie eine Überstreckung in den Grundgelenken der Finger. Durch die ischämische Störung am Medianusnerven kann die Hand ganz oder teilweise gefühllos sein. Eine gleichzeitige Schädigung des Ulnarisnerven bedingt eine Schwäche der Lumbricales und Interossei mit dem Unvermögen, die Finger zu spreizen und im Grundgelenk zu beugen. Durch das Übergewicht der Streckmuskulatur wird die Krallenstellung verstärkt.

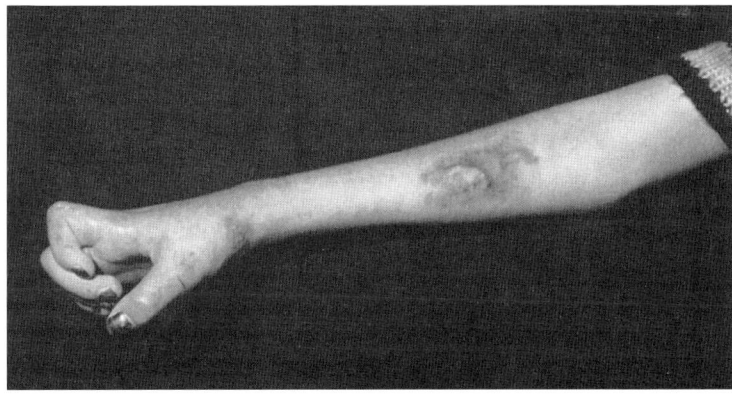

**Abb. 49:** Volkmann-Kontraktur

**Therapie:** Höchste Vorsicht ist angezeigt, falls für eine traumatische Verletzung im supracondylären Bereich am Ellbogen oder am Unterarm die Anlegung eines zirkulären Gipses notwendig wird.

**Merke:** Bei den ersten Anzeichen einer Ischämie muss der zirkuläre Verband bis auf den letzten Faden aufgetrennt und danach der Puls kontrolliert werden. Falls der Radialpuls nach einer solchen Maßnahme nicht wiederkehrt, muss unter Umständen die Armarterie operativ revidiert werden. In jedem Fall muss dafür gesorgt werden, dass ein unter Umständen spastischer Gefäßabschnitt von Druck befreit und somit die normale Zirkulation wieder eintreten kann. Notfallmäßig werden die Lagen geöffnet. In Ausnahmefällen kann hierfür eine Arteriotomie mit Thrombektomie, manchmal auch eine Gefäßplastik notwendig werden.

Bei der **voll ausgebildeten Kontraktur** liegt eine erhebliche narbige Schrumpfung der Beugemuskeln am Unterarm vor. Das Bindegewebe hat seine Gleitfähigkeit verloren. Eine regelrechte Zwangsjacke behindert das normale Muskelspiel. Eine krankengymnastische Übungsbehandlung, über längere Zeit durchgeführt, kann eine Besserung des Zustandsbildes und der Funktion bringen. Gleichzeitig wird man durch Schienenkonstruktionen versuchen, eine Dehnung der Kontraktur zu erzielen (Quengelbehandlung). Beim Versagen der krankengymnastischen Behandlung empfiehlt sich die operative Spaltung der Unterarmfaszie mit gleichzeitiger Freilegung des Nerven (Neurolyse). Die kontrakten Muskeln werden vom Ursprung abgelöst und zum Teil verlängert, um Teilfunktionen der Hand und Finger wiederherzustellen.

### 12.3.4 Sudeck-Syndrom

Synonym: Algo-Dystrophie
**Ätiologie:** Die von Sudeck 1900 erstmals beschriebene entzündliche Knochenatrophie wird durch eine Zirkulationsstörung ausgelöst, die den Knochenabbau und -aufbau stört. Die trophische Störung ist durch eine anhaltende **Gewebsazidose** charakterisiert. Das Auftreten einer Sudeck-Dystrophie setzt eine vegetative Dysregulation voraus, die zu einem Spasmus der Kapillaren und einem Stocken des Gefäßflusses führt. Eine psychische Komponente scheint ebenfalls eine Rolle zu spielen.

Als **auslösende Ursachen** kommen vor allem Knochenverletzungen in Frage, hierbei insbesondere die distale Radiusfraktur. Auch Gefäßverletzungen, eine Operation, des weiteren Erfrierungen, Verbrennungen, Strahlenschäden, Entzündungen, Lymphstauungen und Venenthrombosen können den Prozess einleiten.

**Klinik:** Zahlenmäßig spielt die Sudeck-Dystrophie im Anschluss an eine Radiusfraktur die wichtigste Rolle. Eine Prophylaxe gegen eine Sudeck-Dystrophie besteht darin, dass die primäre Behandlung bei dem Verletzten schonend erfolgt, wiederholte Nachrepositionen vermieden werden und im Gipsverband eine exakte Ruhigstellung mit Schmerzfreiheit erlangt wird. Alle nicht ruhiggestellten Gebiete sollten frühzeitig systematisch bewegt werden.

- 1. Phase: Der Beginn einer Sudeck-Dystrophie kündigt sich durch Temperaturerhöhung an. Die Haut ist zunächst rot, später zyanotisch verfärbt. Ein brennender Spontanschmerz wird angegeben. Ein teigiges Ödem und eine Glanzhaut gehen mit druckempfindlicher Muskulatur einher. Die Bewegungen an den Gelenken sind schmerzbedingt eingeschränkt. Röntgenologisch findet sich in der ersten Phase der

## 12.3 Erworbene Erkrankungen

Sudeck-Dystrophie eine mäßige fleckige Entkalkung des Fingerskeletts.
- 2. Phase: Die Haut ist grau oder blass zyanotisch, kühl und kälteempfindlich. Die Schrumpfungstendenz des Bindegewebes führt zu einer Gelenkeinsteifung. Die Muskulatur wird fortschreitend verschmächtigt, die Schmerzen werden geringer und treten nur noch bei Belastung auf. Fuss- oder Fingernägel werden brüchig, die Haare fallen aus. Röntgenologisch finden sich größere Aufhellungsherde mit schleierartigem Bild. Die Kortikalis ist wie mit dem Bleistift nachgezogen.
- 3. Phase: Die Gliedmaße ist verschmächtigt, die Haut blass und kühl. Das Subkutanödem ist jetzt völlig abgeklungen. Es besteht eher eine vermehrte Hautverschieblichkeit. Die Muskulatur ist erheblich atrophiert. Infolge der Kapselschrumpfung sind die Gelenke stark in der Bewegung eingeschränkt. Im Endstadium zeigt sich die Spongiosa grobmaschig aufgehellt, die Kompakta ist schmal.

Die **Therapie** richtet sich nach den einzelnen Phasen:
- In der 1. Phase geht es darum, die irritierenden Faktoren zu beseitigen. Die erkrankte Extremität wird in Mittel- und Gebrauchsstellung **ruhiggestellt.** Die Beübung der kontralateralen Seite ist zur **Erzeugung einer konsensuellen (übereinstimmenden) Hyperämie** notwendig. Auch die nicht betroffenen Gebiete der befallenen Gliedmaße können beübt werden, bis dies ohne Schmerzen im Entzündungsbereich möglich ist. Solange noch eine lokale Temperaturerhöhung, ein weiches Ödem und eine gesteigerte Schweißneigung bestehen, sollte der befallene Abschnitt in keiner Weise gymnastisch beübt oder mit Massage behandelt werden.
**Medikamentös** ist die Gabe eines Glukocorticoids, wie Cortison oder Prednison empfohlen, damit dieses als Mesenchymbremse die akuten Erscheinungen abklingen lässt. Durchblutungsfördernde Mittel sollen die präkapillaren Spasmen, die Stase und Gewebsazidose beheben.
- In der 2. Phase wird bei einer aktiven Übungsbehandlung das kontrakte Gewebe gedehnt. Zwischen den einzelnen Behandlungssitzungen wird weiter ruhiggestellt. Passive Übungen sollten jeweils nur bis zur Schmerzgrenze durchgeführt werden. Durchblutungsfördernde Mittel sind angezeigt.
- In der 3. Phase wird man neben einer passiven Dehnung zur Beseitigung der Kontrakturen durch Gymnastik und Quengelbehandlung, unter Umständen operativ eine Stellungskorrektur anstreben.

### 12.3.5 Tendovaginitis stenosans

Synonym: De Quervain-Krankheit, Styloiditis radii
Es handelt sich um eine Wandverdickung und Verengung der Sehnenscheide des Daumenabspreizers und Daumenstreckers, diese beiden Sehnen ziehen gemeinsam im ersten Sehnenfach über den Processus styloides radii hinweg. Die Sehnenscheide ist verdickt und geschrumpft und erschwert so das Durchgleiten der Sehnen.

**Klinik:** Der Patient klagt über langsam zunehmende Beschwerden über dem Processus styloides des Radius, oft mit Ausstrahlungen auf den Daumenrücken, das Daumensattelgelenk und die Streckseite des Unterarmes. Die Schmerzen treten vor allem bei Abspreizen und Strecken des Daumens auf, wie z.B. beim Drehen eines Türknopfes oder beim Anheben einer Milchflasche. Bei der Untersuchung kann man häufig die verdickte Sehnenscheide und den schmerzempfindlichen Processus styloides radii tasten. Als richtungsweisend gelten Schmerzen im Handgelenk, die auftreten, sobald die in neutraler Position gehaltene Hand, bei in die Hand eingeschlagenem Daumen, ellenwärts abgebogen wird.

**Differentialdiagnostisch** muss eine degenerative Arthrose des Handgelenkes und insbesondere eine Navikularpseudarthrose ausgeschlossen sein.

**Therapie:** Bei frühem Aufsuchen des Arztes kann durch eine Gipsruhigstellung ein Abklingen der klinischen Symptome erzielt werden. In fortgeschrittenen Fällen wird man zunächst eine lokale Injektion von Corticosteroiden in die Sehnenscheide durchführen. In therapieresistenten Fällen wird man sich dazu entschließen, operativ die Sehnenscheide zu eröffnen, um eine Druckentlastung zu bringen.

### 12.3.6 Schnellender Finger, Schnellender Daumen

Synonym: Digitus crepitans, Pollex crepitans, Pollex flexus, Schnappfinger, Schnappdaumen

Es liegt eine **Störung in der Sehnengleitbahn der Fingerbeuger** in Höhe des Grundgelenkes vor. Meist ist die Ursache eine ringförmige Verdickung der Sehnenscheide, die zu einer spindelförmigen Anschwellung der Sehne führt. Bei der Beuge-/Streckbewegung kommt es zu einem ruckartigen Durchrutschen der Sehne durch den Engpass. Der Patient spürt bei der Beugung und Streckung ein „Schnellen" des Fingers, das schmerzhaft sein kann.

Der schnellende Daumen des Kleinkindes beruht auf einer Verengung des Ringbandes und führt sekundär ebenfalls zu einer spindeligen Auftreibung der Beugesehnen. Falls ein Schnellen nicht mehr möglich ist, kommt es zur Ausbildung einer Beugekontraktur am Daumen (Pollex flexus).

**Therapie:** Die Behandlung des schnellenden Fingers, ebenso wie des schnellenden Daumens, besteht in einer operativen Spaltung der Sehnenscheide bzw. des Ringbandes von einem Querschnitt in der Fingerbeugespalte aus. Nach der Spaltung des Ringbandes ist die freie Beuge-/Streckfähigkeit wieder möglich.

### 12.3.7 Ganglion

Synonym: Überbein

Ganglien entstehen als Aussackungen der Gelenkkapsel oder als versprengte Gewebskeime. Der Lieblingssitz der Ganglien ist das Handgelenk, seltener finden wir sie an Knie- oder Fußgelenken. Die ursächliche Entstehung des Ganglions oder Überbeins ist unbekannt. Es kann spontan verschwinden, nach wenigen Wochen aber wieder erneut auftreten. Die Gelenkflüssigkeit enthaltenden Aussackungen bilden vor allem ein kosmetisches Problem und sind in vereinzelten Fällen Ursache für lokalen Schmerz. Die Zysten können einkammerig oder auch mehrkammerig sein. Mikroskopisch sind sie mit Synovialzellen ausgekleidet.

**Therapie:** In der Regel wird man sich abwartend verhalten. Die einfache Zerschlagung oder Aspiration des Ganglioninhaltes führt oft zum Rezidiv. In Ausnahmefällen wird man ein Ganglion operativ abtragen.

### 12.3.8 Lunatummalazie

*Siehe Kapitel 5.9 – Aseptische Nekrosen, Seite 54.*

## 12.3.9 Navikularpseudarthrose

Von den Frakturen, die sich im Handwurzelbereich abspielen, kommt der Kahnbeinfraktur eine besondere Rolle zu. **Kahnbeinbrüche** werden bei der Primärversorgung einer Handgelenksverletzung **häufig übersehen,** da sie sich röntgenologisch nur in einer sorgfältig beurteilten Drehserie erkennen lassen. Weiterhin muss eine relativ **ungünstige Blutversorgung des Kahnbeins** dafür angeschuldigt werden, dass diese Verletzung außerordentlich leicht zur Pseudarthrosenbildung neigt. Möglicherweise sind auch die besonderen mechanischen Bedingungen hierfür verantwortlich, da das Naviculare sowohl der proximalen wie der distalen Handwurzelreihe angehört und somit bei jeder Handbewegung beansprucht wird. Die Falschgelenkbildung zwischen den beiden Frakturteilen kündigt sich durch einen röntgenologisch feststellbaren Aufhellungsschatten, später auch durch eine regelrechte Abdeckelung an.

Therapie: Bei einer echten Pseudarthrose mit entsprechenden Beschwerden beim Greifen, Deckel öffnen, Türklinken bedienen u. ä. kann nur operativ eine Ausheilung erzielt werden. Am günstigsten sind die Ergebnisse bei der sogenannten Matti-Russe-Plastik, bei der an dem Pseudarthrosebezirk spongiöser Knochen und Späne aus der Elle oder dem Becken eingebracht werden. Wichtig ist eine ausreichende postoperative Ruhigstellung von 3–4 Monaten.

## 12.3.10 Dupuytren-Kontraktur

Eine Fibrose und Kontraktur der Palmarfaszie führt aus noch bis heute unbekannten Gründen zu einer langsam zunehmenden Beugekontraktur, insbesondere des 4. und 5. Fingers. Befallen werden vor allem Männer mittleren Alters. Schmerzen werden durch diese fortschreitende Kontraktur nicht erzeugt. In ausgeprägten Fällen kann sie bis zur Gebrauchsunfähigkeit der Hand führen. Auch die darüberliegende Haut wird eingezogen und passt sich der Verkürzung der Faszie an *(Abb. 50).*

Therapie: Bei gering oder mittelgradig ausgeprägter Dupuytren-Kontraktur älterer Patienten wird man von therapeutischen Maßnahmen Abstand nehmen. Die konservative Behandlung mit Quengelschienen, Segmentmassage, Novocain- und Cortison-Injektionen, auch Gabe verschiedener Vitamine wird kaum eine Änderung bringen. Als einzig wirksam

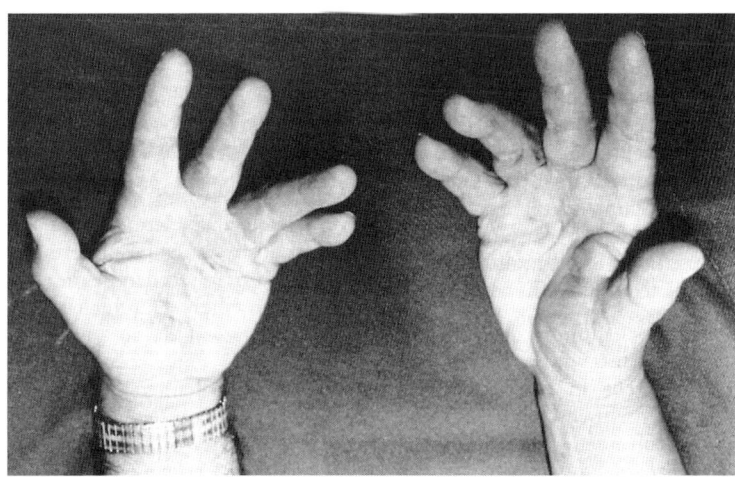

**Abb. 50:**
Dupuytren-Kontraktur des 4. und 5. Fingers bds.

hat sich die radikale chirurgische Exstirpation der kontrakten Palmaraponeurose erwiesen. Sie kann bei geeigneter Indikationsstellung eine volle Funktionsfähigkeit der Hand wiederherstellen.

### 12.3.11 Strecksehnenabriss

Bei einer plötzlich erzwungenen heftigen Beugung des gestreckten Fingerendgliedes kann es zum Ausriss der Strecksehne an der Insertionsstelle im Bereich des Endgliedes kommen. Bei Hausfrauen tritt der Strecksehnenabriss typischerweise beim Unterstecken des Bettuches auf, bei Sportlern nicht selten bei dem Versuch, einen Ball zu fangen. Das Endglied bleibt in halbgebeugter Stellung stehen. Eine passive Streckung ist zwar möglich, die Fähigkeit der aktiven Streckung ist jedoch verloren.

**Therapie:** Eine Schiene in fixierter Überstreckung des Endgelenkes (Winterstein-Schiene) ist für circa 6 Wochen zu tragen. Danach ist die Strecksehne in der Regel verheilt. Statt der Schiene kann auch ein Kirschnerdraht das Endgelenk blockieren und somit das Wiederanwachsen der Strecksehne unterstützen. Eine operative Sehnennaht wird nur in Ausnahmefällen notwendig.

# 13 Erkrankungen des Hüftgelenks

## 13.1 Klinische Untersuchung

Der Patient wird beim Gehen, Stehen, im Sitzen und im Liegen beurteilt. Bei dem Gangbild wird darauf geachtet, ob ein Bein nachgezogen, abduziert oder außenrotiert gehalten wird. Die Art des Sitzens wird beobachtet, z. B. das Sitzen auf einer Gesäßhälfte zur Schonung der kontralateralen Seite, oder das Sitzen auf der vorderen Stuhlkante bei eingesteifter Hüfte. Es erfolgt die Ausmessung der **Hüftgelenksbeweglichkeit.** Um die volle Beuge-/Streckfähigkeit festzustellen, muss die Gegenseite maximal gebeugt werden. Eine etwa vorhandene Hüftbeugekontraktur der untersuchten Seite wird durch den **Thomas-Handgriff** herausgestellt *(Abb. 51)*. Durch diesen Handgriff wird die Lumbale Lordose, die eine Hüftbeugekontraktur verschleiern kann, ausgeglichen. Die Rotationsfähigkeit im Hüftgelenk wird bei einer Kniebeugung von 90° überprüft. Die Abduktions- und Adduktionsfähigkeit wird bei fixiertem Becken untersucht, um keine Täuschung durch einen Beckenschiefstand aufkommen zu lassen.

Das **Trendelenburg-Zeichen** gibt Auskunft über die Suffizienz der Hüftstrecker *(Abb. 52 auf S. 130)*. Eine Insuffizienz der kleinen Glutäen kann hervorgerufen sein durch eine Lähmung, durch eine Änderung der Zugrichtung oder eine relative Verlängerung infolge Trochanterhochstand oder durch ein Kopfgleiten bei einer Luxation. Der Patient wird aufgefordert, auf einem Bein zu stehen und das andere vom Boden aufzuheben. Normalerweise heben die Abduktoren das Becken auf der entgegengesetzten Seite an, um die Stabilität zu erhalten. In diesem Fall ist das Trendelenburg-Zeichen negativ. – Falls aufgrund verschiedener Ursachen dieser Mechanismus nicht funktioniert, fällt das Becken auf der nicht belasteten Seite ab, das Trendelenburg-Zeichen ist positiv.

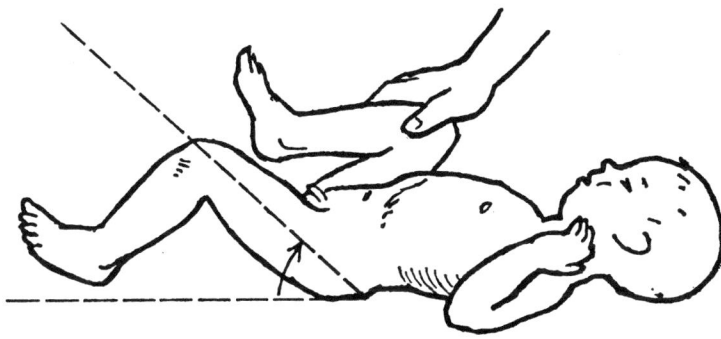

**Abb. 51:**
Thomas-Handgriff zur Deutlichmachung einer linksseitigen Hüftgelenkskontraktur, indem die lumbale Lordose ausgeglichen wird.

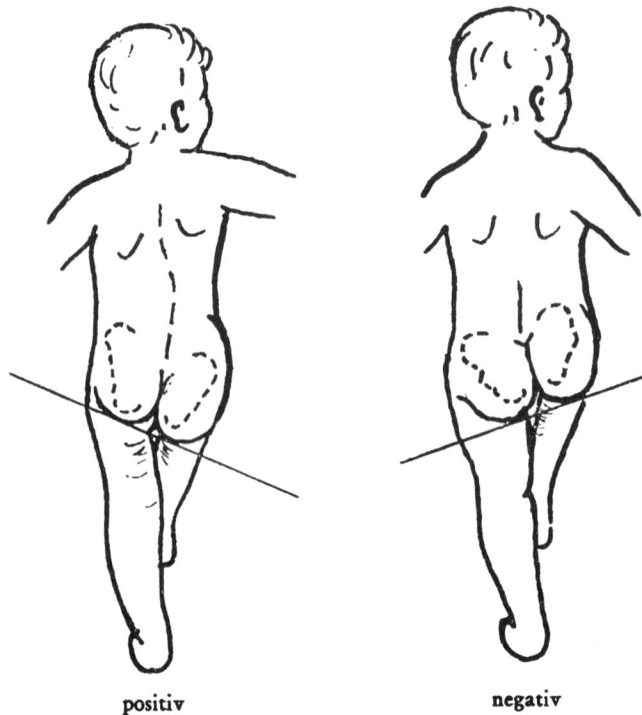

**Abb. 52:**
Trendelenburg-Zeichen

positiv   negativ

Das klinisch sichtbare Hinken kann auf verschiedene Ursachen zurückgeführt werden:

- paralytisches Hinken
- Verkürzungshinken
- Kontrakturhinken (bei Adduktions- oder Abduktions-Beuge- oder Streckkontraktur).

Die Feststellung der **Beinlänge** gibt Hinweise über den Funktionszustand des Beines. Man unterscheidet die

- absolute Beinlänge:
  Abstand von der Trochanterspitze zum Außenknöchel,
- relative Beinlänge:
  Abstand von der Spina iliaca anterior superior zum Außenknöchel,
- funktionelle Beinlänge:
  Vergleich der Beckenkammstellung am stehenden Patienten. Die Verkürzung wird durch das Unterlegen von Brettchen entsprechender Dicke gemessen.

Die Unterschiede zwischen absoluter und relativer Beinlänge geben Auskunft darüber, ob die Verkürzung im Schaftbereich, im Schenkelhals oder am Hüftkopf auftritt. Dagegen geht in die funktionelle Beinlänge auch noch die mögliche Beckenverdrehung mit ein.

## 13.2 Femurhypoplasie

Synonym: PFFD, Proximale Fokale Femorale Defizienz, DFFD (Distal Fokale Femorale Defizienz)
Die Femurhypolasie hat unterschiedliche Ausprägungen, von der geringen Beinverkürzung von 2–3 cm im Erwachsenenalter (Einteilung von Pappas: IX), über verschiedene Formen der Coxa vara und Schenkelhalspseudarthrose (Einteilung von Pappas: VII) hin zur ausgeprägten Defektbildung und schließlich

völlig fehlendem Femur mit Ansatz des Unterschenkels am Becken (Einteilung von Pappas: I).

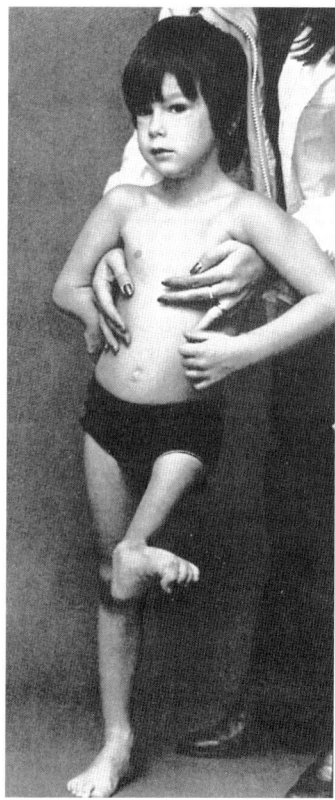

**Abb. 53:**
Femurhypoplasie links

**Therapie:** Für die leichten Formen der Femurhypoplasie Pappas VIII und IX wird durch eine Verlängerungsoperation mit einem unilateralen Fixateur die Verkürzungsstrecke ausgeglichen. Nach einer sorgfältig durchgeführten Osteotomie, bei der das Periost möglichst geschont wird, wird ein Fixateur extern angelegt. Der sich bildende Kallus wird langsam millimeterweise auseinandergezogen, bevor er sich verfestigt und zu Knochen umgewandelt wird. Auf diese Weise können bei der kongenitalen Femurhypoplasie wie auch bei Unfall- oder Infektionsfolgen Verlängerungen bis zu 10 cm erzielt werden. Erst wenn der distrahierte Knochen verfestigt ist, kann der Fixateur wieder abgenommen werden. Das Verfahren nimmt, je nach erwünschter Verlängerungsstrecke 6–12 Monate gelegentlich auch noch länger in Anspruch.

Die Versorgung der durch die Haut nach außen geführten Stäbe des Fixateur extern verlangt einen großen pflegerischen Aufwand, um Infektionen der Austrittstellen (Pin tract Infektion) zu vermeiden. Der Betroffene und die Angehörigen werden angewiesen, damit die Pflege des Fixateurs zu Hause erfolgen kann. Gleichzeitig ist die sorgfältige Anweisung durch Physiotherapeuten erforderlich. Die Gelenkbeweglichkeit darf auch während der Verlängerung nicht leiden. Die geschützte axiale Belastung des Beines beim Gehen während des Verlängerungsvorgangs unterstützt den Knochenneubau und trägt zur schnelleren Verfestigung des Kallus bei.

Die **Coxa vara congenita** erzeugt neben der Beinverkürzung eine Schwäche der Glutäen mit positivem Trendelenburg-Zeichen und Hinken. Deswegen empfiehlt sich bei dieser Deformität die Aufrichtung des Schenkelhalses mittels einer Winkelplatte (Valgisationsosteotomie). Das technisch nicht einfache Verfahren bei Coxa vara congenita ist leider von einer erheblichen Rezidivneigung kompliziert. Auch ein perfekt aufgerichteter Schenkelhals kann später erneut absinken, so dass nicht selten nochmals operiert werden muss.

Bei allen schweren Formen der Femurhypoplasie ist die prothetische Versorgung angezeigt. Damit ist eine relativ sichere und selbständige Gehart erreichbar, bei den schweren und vor allem beidseitigen Formen mühsamer als bei den nach Pappas höher gruppierten Gruppen.

## 13.3 Hüftdysplasie und Hüftluxation

Synonym: Dysplasia coxae congenita, Luxatio coxae congenita, DDH (Developmental dysplasia of the hip)
Es handelt sich um eine bevorzugt bei Mädchen auftretende rezessiv vererbte Mangelentwicklung des Hüftgelenks mit unterschiedlicher Ausprägung von der leichten Dysplasie bis hin zur vollständigen Luxation.

### 13.3.1 Hüftgelenksdysplasie

Es ist die bei weitem häufigste angeborene Fehlbildung und betrifft etwa 2% der Neugeborenen.
Als Hüftdysplasie bezeichnet man die angeborene Unterentwicklung der Hüftgelenkspfanne. Diese kann nur sehr gering ausgeprägt sein und damit spontan innerhalb der ersten Lebensmonate ausheilen. Im Regelfall bleibt diese angeborene Dysplasie unbehandelt bestehen und führt zum Teil schon früh zu Problemen, wie Beinlängendifferenz und Schmerzen unter Belastung.

**Klinik:** Das Kind mit einer Dysplasie zeigt meist in der Neugeborenenzeit keine Auffälligkeiten, nach 3–6 Wochen ist die Faltenasymmetrie und eine mehr oder weniger ausgeprägte Abspreizbehinderung erkennbar. Nicht selten fallen eine Gesamtkörperasymmetrie, ein Schiefhals, eine Wirbelsäulenverbiegung auf und geben klinische Verdachtsmomente auf eine bis dahin nicht bekannte Dysplasie.

**Ultraschall:** Seit der Einführung des Ultraschalls als bildgebendes Verfahren für die Hüftdysplasie und Luxation durch Reinhard Graf, Stolzalpe, Steiermark, hat diese Methode einen Siegeszug durch die Welt gemacht. Der Ultraschall wird von der Gelenkkapsel, dem knorpeligen Hüftkopf und der schon verknöcherten Pfanne unterschiedlich reflektiert. Entsprechend lässt sich die Dysplasie unterschiedlichster Ausprägung schon zu einer Zeit diagnostizieren, in der das Röntgenbild wegen mangelnder Verknöcherung der knorpeligen Anteile unzureichende Hilfen bietet. Nach Graf werden die Hüftgelenke in vier Gruppen geteilt:

Typ I: normale reife Hüfte ohne Dysplasie.
Typ II: Leicht dysplastische Hüfte mit der Möglichkeit der Spontanheilung.
Typ III: Schwere Dysplasie oder Subluxation. Hier ist immer Therapiebedürftigkeit vorhanden mit Sicherung einer tiefen Zentrierung des Kopfes in der Pfanne, bis die Pfannendysplasie verheilt ist.
Typ IV: Luxation des Hüftkopfes mit mehr oder weniger viel Dysplasie. Es besteht absolute Therapiebedürftigkeit. Gefahr des Verharrens oder sogar Verschlechterns der Dysplasie mit der Reifung.

Seit Januar 1996 ist die Ultraschalluntersuchung für Neugeborene im Rahmen des Screeningprogramms Pflicht geworden. Jedes Kind soll spätestens bis zur U 3 (Vorsorgeuntersuchung etwa in der 6. Lebenswoche) einer Ultraschalluntersuchung der Hüften unterzogen werden.

**Röntgen:** Bis vor 15 Jahren war die Röntgenuntersuchung die sichere Methode zur Diagnose einer Dysplasie, allerdings erst gut beurteilbar etwa mit 3–4 Lebensmonaten, da vorher die knorpeligen Pfannenanteile ebenso wie der Hüftkopf noch keinen Schatten werfen. Jeder Neigungswinkel der Pfanne über 26°–28° wird als pathologisch angesehen.

## 13.3 Hüftdysplasie und Hüftluxation

**Abb. 54:** Hüftdysplasie links
a) Zustand vor Korrektur

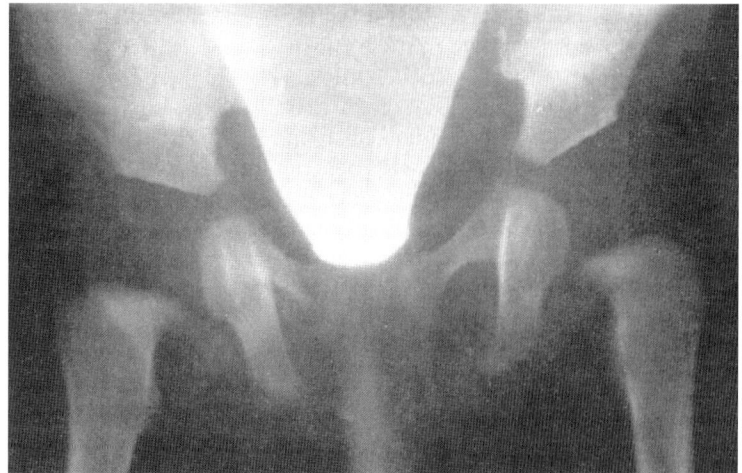

b) Zustand nach 3monatiger Spreizbehandlung mit Normalisierung der Hüfte.

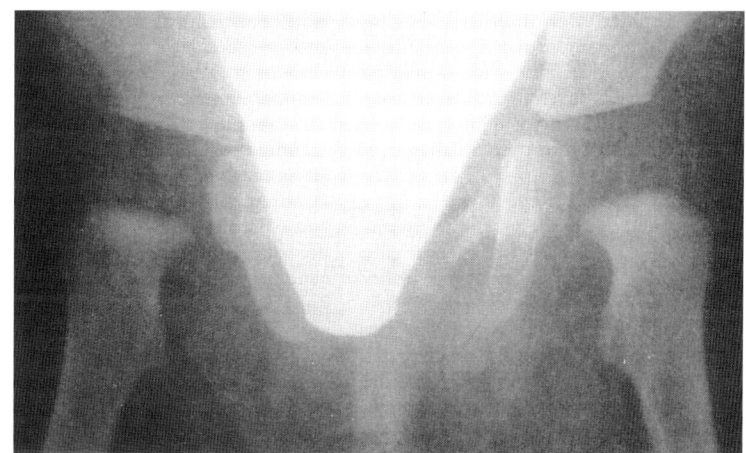

c) Kind mit Spreizwindelhose

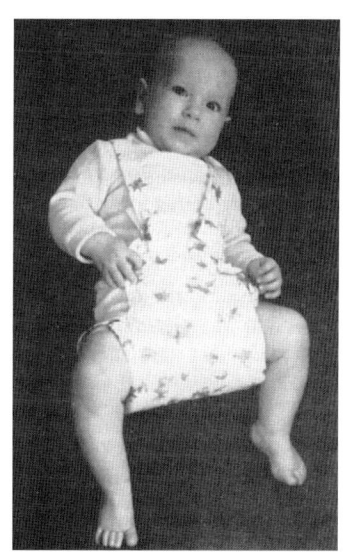

**Computertomogramm und Kernspintomogramm** haben keinen Platz in der Diagnosestellung der Hüftdysplasie gefunden und bei der Überprüfung des Erfolgs der Reposition von Luxationen eine begrenzte Wertigkeit bekommen.

**Therapie:** Die längst verwandte Therapiemethode der erkannten Hüftdysplasie ist die Anlage einer Spreizwindelhose. Die Abspreizstellung der Beine zentriert den Hüftkopf in die Pfanne, bewirkt ein erhöhtes Wachstum der defizienten

Pfanne und bildet damit das Pfannendach besser aus. Als Alternative existieren verschiedene Spreizschienen. Besondere Verbreitung hat die von Prof. Bernau entwickelte **Tübinger Schiene** erlangt. Starre Schienen, wie bei der Hüftluxation in Verwendung oder gar die Anlegung eines Beckenbeingipses in Beuge-Abduktionsstellung (Fettweisstellung) kommen nur bei schweren Dysplasien bzw. Subluxationen (Typ III-Hüfte nach Graf) in Frage.

Die Therapie mit einer Spreizhose oder einer flexiblen Spreizschiene nimmt je nach Dysplasie 6 Wochen bis 10 Monate in Anspruch. Je früher die Therapie beginnt, desto rascher erfolgt die Ausheilung. Seit der Einführung des Ultraschalls hat sich die Quote der Frühdiagnosen der Hüftdysplasie erhöht, die Rate der verbliebenen, weil zu spät oder gar nicht diagnostizierten Pfannenreifungsprobleme vermindert. Somit ist zu erwarten, dass nach angemessener Zeit die Zahl der dysplasiebedingten Hüftgelenksverschleißerkrankungen zurückgehen wird.

**Operative Therapie:** Deutliche Restdysplasien trotz Therapie bzw. einer rechtzeitigen Diagnose entgangene Dysplasien werden im Vorschulalter operativ behandelt. Obwohl die Kinder in diesem Alter trotz Dysplasie kaum über Beschwerden klagen, zeigt die röntgenologisch festgehaltene Dysplasie, dass später Abnützung, Arthrose und damit auch Schmerzen drohen. Durch eine Beckenosteotomie z. B. nach Salter oder Pemberton wird der Pfannenneigungswinkel operativ abgesenkt. Häufig erfolgt dieses Verfahren in Kombination mit einer Schenkelhalsumstellung wegen gleichzeitiger Coxa valga *(siehe Kapitel 13.5)*.

### 13.3.2 Angeborene Hüftgelenksluxation

Die Luxationshüfte als schwerste Form der Dysplasie findet man in Deutschland bei 1–2 Neugeborenen pro Tausend. Eine noch nicht exakt feststellbare Zahl von Luxationen entwickelt sich aus anfänglich nur dysplastischen Hüftgelenken. Hier werden die großangelegten Screeningerhebungen in Deutschland und Österreich sicher in absehbarer Zeit weitere Kenntnisse zeitigen. Bestimmte Regionen zeigen eine genetische Präferenz, so die Grenzgebiete zwischen Slawen und Germanen in Sachsen, Böhmen und Schlesien, aber auch zwischen romanischen und germanischen Bevölkerungsstämmen in Norditalien und Frankreich.

**Pathologie:** Der Hüftkopf sitzt schon bei der Geburt außerhalb der unterentwickelten Pfanne oder wandert bald danach aus. Die Pfanne wächst ohne Hüftkopf als Gegenlager schlecht weiter und verkümmert. Während der Hüftkopf in der Frühzeit meist leicht reponiert werden kann, entfernt er sich mit zunehmender Reifung immer mehr von der Pfanne, der Kapselschlauch wird verdünnt, so dass dann eine einfache Reposition meist nicht mehr gelingt.

Der Kalksalzgehalt des knorpeligen Hüftkopfes ist vermindert, so dass die Konturen in Relation zur Pfanne verzögert sichtbar werden.

In der Vorgeschichte bestand häufig eine Steißlage vor der Geburt. Ein Zusammenhang zwischen Steißlage und Hüftluxation ist unbestritten. Aus diesem Grund muss jedes aus dieser Position geborene Kind besonders sorgfältig untersucht werden, um unbedingt eine Dysplasie oder Luxation einer oder beider Hüften auszuschließen.

**Klinik:** Die klinischen Zeichen der Faltenasymmetrie und Abspreizbehinderung sind klassisch.

## 13.3 Hüftdysplasie und Hüftluxation

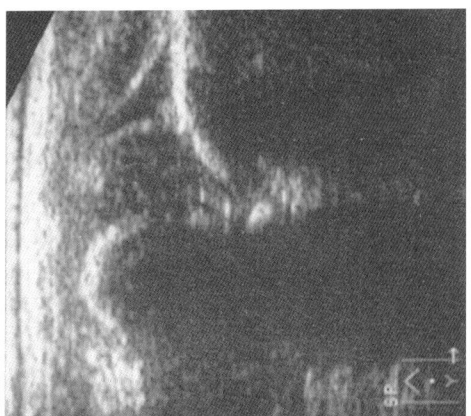

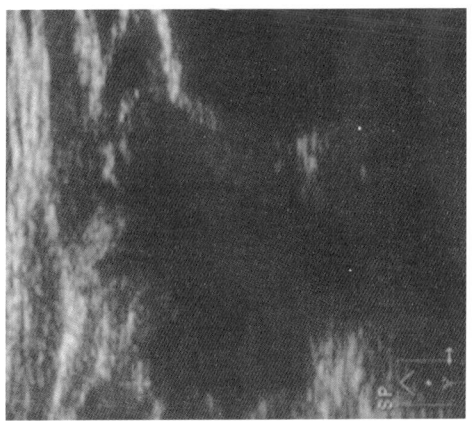

**Abb. 55:** Hüftgelenksluxation links
a) Sonogramm im Alter von 16 Tagen. Der Hüftkopf steht außerhalb des Gelenks.

b) Reposition des Hüftgelenks am selben Tag. Der Hüftkopf steht jetzt in der Pfanne.

Beim Neugeborenen wird der sogenannte Ortolani-Klick geprüft: Beim Pumpen der Beine wird ein Geräusch hörbar und ein Klicken fühlbar. Dies ist oft ohne Bedeutung und nur als Unreife und damit Überbeweglichkeit der Hüfte zu interpretieren. Von Bedeutung ist allerdings das Ortolani-Barlow-Zeichen. Beim Anspreizen des Beines springt die Hüfte hör- und tastbar aus dem Gelenk. Beim Abspreizen und Vorwärtsziehen wird sie hör- und sichtbar reponiert.

Beim Kleinkind jenseits der Neugeborenenphase sind diese Aus- und Einrenkmanöver nicht mehr möglich. Dann werden klinisch vor allem die Abspreizbehinderung und die Faltenasymmetrie erkennbar. Schließlich, nach Gehbeginn, wird die Hüftluxation am einseitigen Hinken oder am Watschelgang bei beidseitigen Luxationen erkannt.

**Ultraschall:** Die sonografische Untersuchung der Hüftgelenke aller Neugeborenen gehört mittlerweile in Deutschland

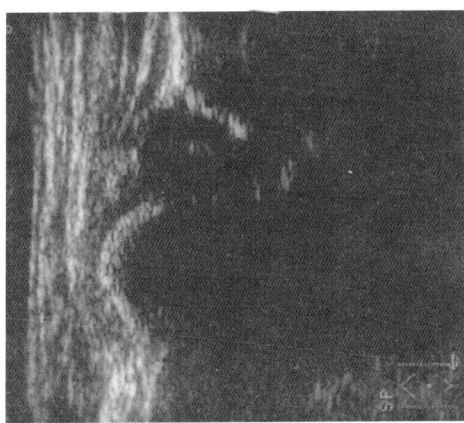

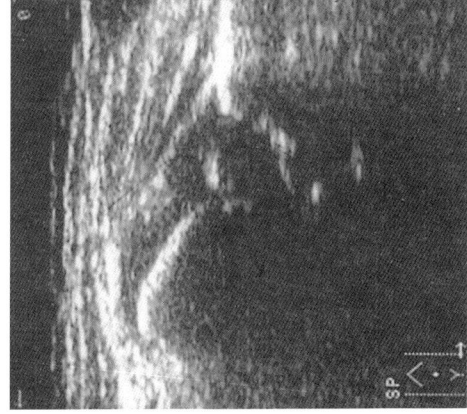

c): Mit 8 Wochen weitgehende Ausreifung der Hüfte mit noch geringer Restdysplasie. Etwas steilere Pfanne.

d) 8 Monate. Ausgeheilte Hüftsituation links mit normalisierter Pfannenentwicklung, ausgereiftem Erker und Ausreifung des Hüftkopfes.

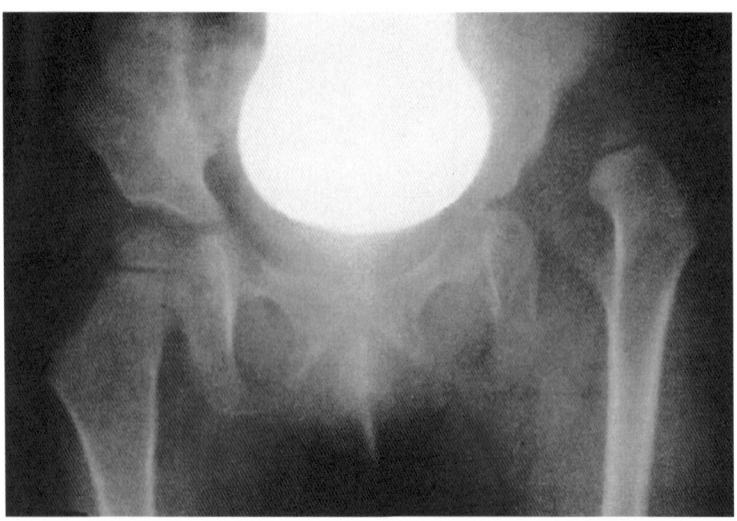

**Abb. 56:**
Hohe, spät diagnostizierte Hüftgelenksluxation links.

zum Pflichtvorsorgeprogramm. Die Sonografie zeigt die Luxation schon im Neugeborenenalter, zu einem Zeitpunkt, an dem die Röntgenuntersuchung auf Grund der Unreife des Gewebes schwer zu interpretieren ist. Im Sonogramm lässt sich das Ausmaß der Dysplasie, aber auch der Einrenkvorgang nachvollziehen. Nach Anlage einer Schiene kann man erneut die Zentrierung oder Dezentrierung nachweisen. Im Verlauf der Therapie wird die Ausheilung der Dysplasie kontrolliert.

**Die Röntgenuntersuchung** war über 100 Jahre das Standardverfahren zur Diagnosestellung der Hüftgelenksluxation. In Ländern mit hohem Risiko wie in der CSR war die Röntgenaufnahme im Alter von 4 Monaten Pflicht. Im Röntgenbild lässt sich die Stellung des Hüftkopfes im Verhältnis zur Pfanne belegen *(Abb. 56)*. Nach geschlossener oder offener Reposition des Gelenkes wird die Zentrierung in der Pfanne und die Hüftkopf- und Pfannenausreifung geprüft. Ein Hüftdachwinkel von unter 30° belegt die Ausheilung. Der Kopf muss genau unter der Pfanne stehen.

Die Kontrastdarstellung des Hüftgelenks, die **Arthrographie,** hilft bei der Beurteilung einer Einrenkung in Narkose.

**Computertomografie und Kernspintomografie** kommen manchmal in Frage, wenn nach einer operativen Maßnahme Unsicherheit über die Zentrierung des Hüftkopfes im Gelenk besteht. Das CT kann auch durch einen angelegten Gips hindurch gemacht werden.

**Therapie:** Die Therapie der Hüftgelenksluxation ist sehr vom Alter abhängig. Bei früher Diagnose im Neugeborenenalter lässt sich eine Hüftluxation relativ leicht mit der Hand, auch im wachen Zustand schmerzlos einrenken. Die Retention in reponierter Stellung wird durch die Anlage einer starren Schiene gesichert. Hierfür wurde schon vor Jahren die von Rosen-Schiene, später die Minischiene verwendet. Nicht so starr und damit nicht so sicher retinierend ist die Pavlikbandage. Bei fortbestehender Instabilität wird ein Beckenbeingips angelegt. Dabei ist die möglichst physiologische Haltung (human position) einzunehmen, genannt **Sitzhockhaltung nach Fettweis.** Der Gips muss im Abstand von 3–4 Wochen gewechselt werden, da das Körperwachstum zu berücksichtigen ist. Nachdem sonographisch und zum Teil röntgenolo-

## 13.3 Hüftdysplasie und Hüftluxation

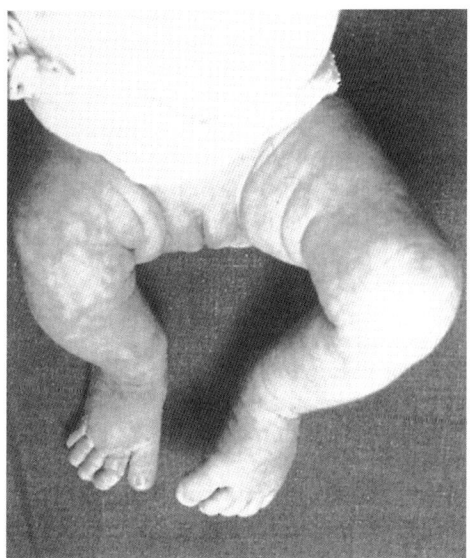 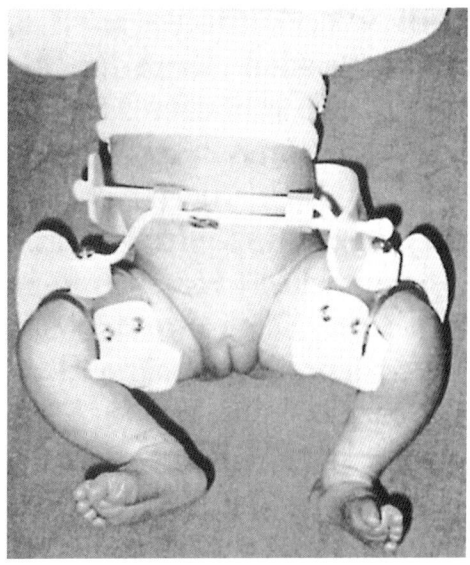

**Abb. 57:** Neugeborenes mit Hüftgelenksluxation rechts
a) Zustand vor Reposition; verkürztes Bein rechts.
b) Zustand nach manueller Einrenkung und Versorgung mit einer „Minischiene".

gisch die Ausheilung nachgewiesen ist, wird die Spreizstellung beendet.
Bei Kindern jenseits der ersten 6 Lebenswochen ist die einfache manuelle Einrenkung einer Hüftgelenksluxation nicht möglich. Der heute bevorzugte Weg ist die Narkosereposition mit gleichzeitiger Adduktorentenotomie und arthrographischer Kontrolle, gefolgt von einem bis dreimal gewechselten Beckenbeingips in Sitzhockstellung.
Sind die Kinder mit diagnostizierter Hüftgelenksluxation noch älter, empfiehlt sich eine Vorextension, das heißt Längszug an den Beinen oder Überkopfzug (Overhead Extension) für einige Tage bis Wochen, um dann die geschlossene Reposition zu versuchen.

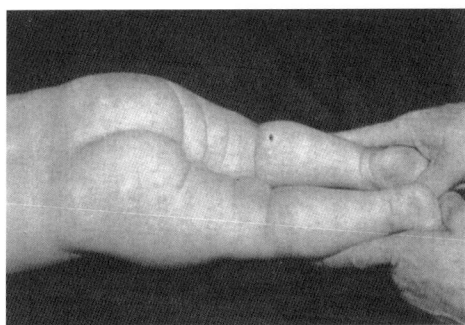 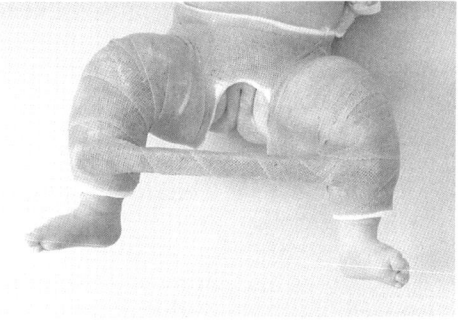

**Abb. 58:** Kind mit Hüftgelenksluxation rechts
a) Faltenasymmetrie, Trochanterhochstand und Beinverkürzung.
b) Nach geschlossener Reposition Anlage eines Beckenbeingipses in physiologischer Haltung („human position").

> **Pflege bei Extensionsbehandlung:** Bei der Stiefelextension wird der Fuß mit Watte umwickelt in die Gamasche gelegt. Innen- und Außenknöchel sowie die Fersen müssen auf Druckstellen überprüft werden. Gegebenenfalls werden Pausen eingeräumt, damit sich die Haut erholen kann. Bei der Extension ist darauf zu achten, daß das Kind überwiegend flach liegt. Eine Hochlagerung des Bettendes verhindert, dass nicht das Extensionsgewicht von 0,5–1 kg das Kind aus dem Bett zieht. Das Gewicht muss frei hängen und das Bein achsengerecht gelagert sein. Statt der Stiefelextension kann auch ein Zinkleimverband mit Extensionszügeln verwendet werden. Auf Fersenfreilagerung und Spitzfußprophylaxe ist zu achten. Gegebenenfalls kann bei sehr aktiven und unruhigen Kindern eine leichte medikamentöse Sedierung notwendig sein. Wenn irgend möglich, sollte Mutter oder Vater mit in die Klinik aufgenommen werden, um die psychische Zwangssituation besser meistern zu lassen. Dabei ist klar, dass eine 14tägige Overhead- oder sonstige Extension eine gewaltige Belastung für Mutter und Kind darstellen.

Gelingt die geschlossene Reposition, erfolgt die arthrographisch kontrollierte Reposition und anschließende Retention im Sickhockgips. Gelingt die geschlossene Reposition nicht, ist die operative Einrenkung erforderlich: Nach Öffnung der Gelenkkapsel wird das Repositionshindernis ausgeräumt, eventuell die Gelenklippe ausgekrempelt und der Hüftkopf danach tief in die Pfanne eingestellt. Postoperativ ist die Ruhigstellung im Beckenbeingips für 2–3 Phasen von je 3 Wochen sinnvoll.

Falls die Behandlung einer Hüftluxation spät beginnt, oder trotz langdauernder Spreizbehandlung zu viel Dysplasie übrig bleibt, muss eventuell am Becken operativ nachgeholfen werden. Bis zum Vorschulalter kann man die spontane Verbesserung abwarten, bei dann immer noch deutlicher Restdysplasie, oft in Verbindung mit einer Steilstellung des Schenkelhalses (Coxa valga) wird die Operation geplant. Durch eine Beckenosteotomie allein, oder durch das kombinierte Verfahren einer intertrochanteren Osteotomie und einer Beckenosteotomie wird der Mangel behoben.

> **Postoperative Pflege bei Versorgung mit Gips:** Kinder bekommen nach großen Hüfteingriffen meist einen Beckengips. Dieser sichert die günstigste Stellung z. B. einer reponierten Hüfte oder einer Beckenosteotomie. Die Patienten fühlen sich vom Gips sehr eingeschränkt. Bei Anlage eines BBF-Gipses müssen immer die Fersen auf Druckstellen kontrollierbar sein. Am zweiten postoperativen Tag werden über Wundfenster im Gips die Drainagen gezogen und der Verband steril gewechselt. Die Wundfenster werden sowohl auf der Station, sowie zu Hause (meist 4–5 Tage postoperativ) kontrolliert auf Rötung, Schwellung, Wundsekretion und Nachblutung. Bei Auffälligkeiten ist auch die Kontrolle der Entzündungswerte BSG und crP notwendig. Da die Haut am Steiß dekubitusgefährdet ist, wird der Gipssteg mit Polstern abgesichert. Diese bestehen aus mit Trikotschlauch überzogenen Schaumstoffstücken. Klagt ein Kind über Schmerzen in einer vom Gips bedeckten Stelle, sollte dort ein Fenster geschnitten werden. „Der Patient im Gips hat immer recht" lautet ein alter Lehrsatz. Kinder im BBF-Gips können

## 13.3 Hüftdysplasie und Hüftluxation

**Abb. 59:** Lagerung nach Hüftoperation
Nach intertrochantärer Osteotomie zur besseren Hüftzentrierung wurde auf einen postoperativen Gips verzichtet. Das operierte linke Bein ist elastisch gewickelt und liegt in einer Keeler-Schiene. Zwei Drainageschläuche saugen Sekret ab.

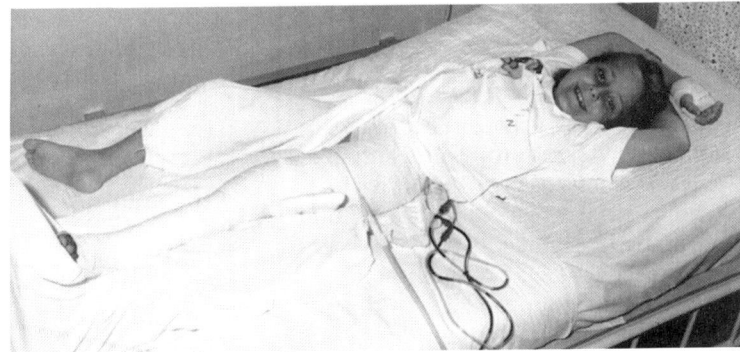

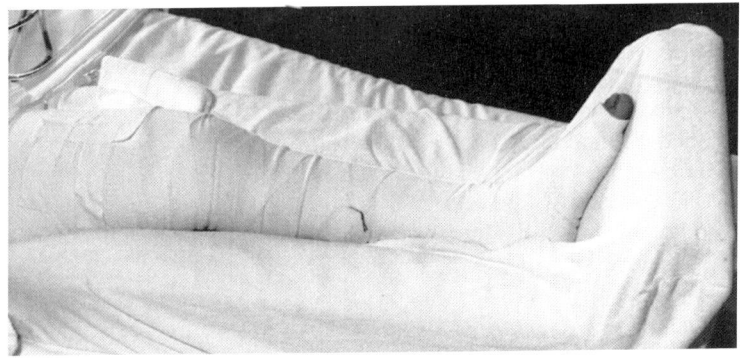

auch im Liegerollstuhl und Schrägliegebrett mobilisiert werden.
Zur Gipsabnahme wird der Patient in der Regel mindestens kurzfristig stationär wieder aufgenommen. Nach Anfertigung einer Röntgenkontrolle, die das operativ Erreichte nochmals bestätigt, darf das Kind baden, die Haut wird ausgiebig gepflegt, bevor die Gymnastik zur Remobilisierung erfolgt.

**Postoperative Pflege bei Versorgung ohne Gips:** Hat das Kind postoperativ lediglich Bein und Hüfte gewickelt, so ist es Aufgabe des Pflegepersonals, für eine optimale Lagerung zu sorgen. In Rückenlage bedeutet dies eine leichte Abspreizung der Beine, achsengerechte Position der Hüftgelenke und Spitzfußprophylaxe durch Kissen und Säcke. Die Lagerung in einer Keeler-Schiene hilft dabei. Eine außengedrehte Lagerung des Beines kann für den Nervus Peronaeus gefährlich werden. Die genügende Freilegung des Wadenbeinköpfchens ist wichtig. Die Fersen sind ebenso frei zu lagern, auf Blasen ist dort zu achten.
Falls elastische Binden durch die postoperative Schwellung zu straff sitzen oder durch Bewegung verrutscht sind, muss erneut gewickelt werden. Ein gut sitzender Kornährenverband ist der beste Schutz vor dem Verrutschen oder Schnüren. Bei älteren Kindern und Jugendlichen sind elastische Strümpfe von Vorteil. Eine ausreichende Schmerztherapie wird heute oft über eine „Schmerzpumpe" geregelt. Bei größeren Eingriffen an Becken und Schenkelhals sind Kephalosporine der

2. Generation (z. B. Cefuroxim) als Infektprophylaxe üblich. Die Drainagen werden in der Regel am 2. postoperativen Tag gezogen, bei noch anhaltender Sekretion eventuell später. Die Wundinspektion bleibt wichtig, um postoperative Hämatome und insbesondere einen beginnenden Infekt rechtzeitig zu erkennen.
Nach Entfernung der Drainagen wird die Mobilisierung zuerst im Rollstuhl, dann an Unterarmstützen angestrebt. Um zu große Hebelkräfte zu vermeiden, ist am Rollstuhl auf abgewinkelte Fußteile zu achten. Die Krankengymnastik unterstützt die Wiederherstellung des Muskel- und Gelenkspiels. Nach Durchbau der Osteotomie ist die volle Belastung möglich.

**Prognose nach operativer Hüftbehandlung**

Im Anschluss an die Operation ist meist wegen der verbliebenen Restdysplasie eine Schienenversorgung angezeigt. Bei älteren Kindern wird nach Gehbeginn sogar eine sogenannte Laufschiene verwandt. Die Langzeitprognose der Hüftluxationsbehandlung wird entscheidend von der Vitalität des Hüftkopfes anhängig sein. Eine luxations- bzw. therapiebedingte Hüftkopfnekrose kann wieder verschwinden, oder aber zeitlebens Wachstumsstörungen des Kopfes in Relation zum großen Rollhügel zurücklassen. Bei ausgeprägten Kopfnekrosen bleiben Wachstumsstörungen des Kopfes und der Pfanne zurück, diese wiederum bedingen Beinverkürzungen und Schwächen der Hüftstrecker (Glutäen), mit klinisch erkennbarem positiven Trendelenburg-Zeichen.
Zusammenfassend kann festgehalten werden, dass auch bei Frühbehandlung und geringer Komplikationsrate mit einem Rest von unvollständigen Ausreifungen einer Dysplasie oder Luxation zu rechnen ist. Für diese steht im jungen Erwachsenenalter die Umstellungsosteotomie am Schenkelhals oder die Beckenosteotomie zur Verfügung. Bei der Osteotomie nach Chiari oder der Tripelosteotomie (z. B. nach Tönnis) wird die Hüftkopfüberdachung junger Erwachsener verbessert. Dennoch werden einige der unharmonisch verlaufenen Hüftgelenksluxationen später eine Koxarthrose entwickeln. Die heute durch Ultraschall ermöglichte Frühestdiagnose und damit Frühesttherapie wird auf lange Sicht den Prozentsatz dieser frühen dysplasiebedingten Koxarthrosen vermindern.

## 13.4 Coxa vara

Der übliche Schenkelhals-Schenkelschaft-Winkel beträgt 126–128° (Caput-Collum-Diaphysen-Winkel, **CCD-Winkel**). Ist der CCD-Winkel verringert, so spricht man von einer Coxa vara, ist er größer als 128°, so spricht man von einer Coxa valga *(Abb. 60 auf S. 141).*
Coxa vara-Fehlstellungen können entstehen bei einer enchondralen Dystose, bei einer Chondrodystrophie, bei Rachitis, fibröser Dysplasie und iatrogen bei zu stark varisierter Coxa valga. Eine Coxa vara bietet ungünstige statische Verhältnisse, so dass es bald zu Umbauzonen im Schenkelhalsgebiet kommt. Bei stärkerer Ausprägung kann dies bis zur Bildung einer Pseudarthrose führen.

**Differentialdiagnostisch** ist eine echte Coxa vara von einer Coxa vara epiphysaria abzugrenzen. Bei der Coxa vara epiphysaria handelt es sich um den Zustand nach dem Abrutschen des Hüftkopfes, einer Epiphyseolyse. Bei dieser ist der Schenkelhals-Schenkelschaft-Winkel nur scheinbar verkleinert *(siehe*

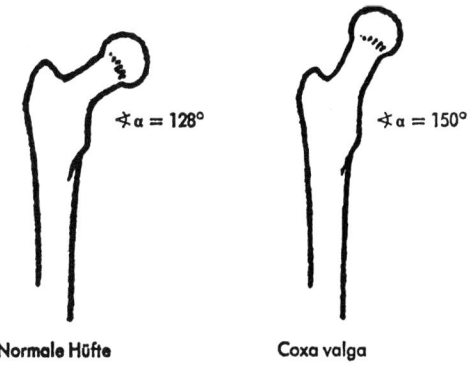
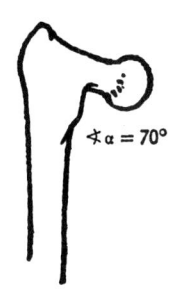

**Abb. 60:** Schenkelhals-Schenkelschaft-Winkel

*Epiphyseolysis capitis femoris in Kapitel 5 – Aseptische Nekrosen).*

**Klinik:** Bei einer Coxa vara, die einseitig ausgebildet ist, resultiert eine Beinverkürzung mit Trochanterhochstand. Der Patient hinkt, das Trendelenburg-Zeichen ist positiv. Bei doppelseitiger Coxa vara stehen beide Trochanteren hoch, das Becken ist nach vorne gekippt, es besteht eine starke Lendenlordose. Das Trendelenburg-Zeichen ist beiderseits positiv.

**Therapie:** Bei ausgeprägter Coxa vara wird man sich je nach Grundkrankheit, Ausmaß der vorhandenen Fehlstellung und Beschwerdebild entweder zu einem konservativen Verhalten oder aber zu einer Aufrichtungsosteotomie mit Entnahme eines lateralen Keiles im sub- oder intertrochanteren Bereich entschließen.

## 13.5 Coxa valga

Bei der Coxa valga ist der Schenkelhals-Schenkelschaft-Winkel auf über 130° erhöht *(Abb. 60)*. Die häufigste Ursache einer Coxa valga ist eine sogenannte angeborene Hüftgelenksluxation. In diesem Fall geht die Coxa valga-Stellung meist auch mit einer **vermehrten Antetorsion** des coxalen Femurendes einher. Die Antetorsion des coxalen Femurendes beträgt bei der Geburt 30°, bei der Pubertät ca. 14°, beim Erwachsenen ca. 12°. Eine vermehrte Antetorsion mit gleichzeitiger Coxa valga-Stellung führt zur Inkongruenz im Bereich des Hüftgelenkes und zur frühzeitigen Arthrose. Eine weitere Ursache für die Coxa valga-Deformität sind Lähmungen im Bereich des Hüftgelenkes. Bei Schwäche oder Ausfall der Mm. glutaei, aber auch bei spastischem Übergewicht der Adduktoren und des M. iliopsoas kommt es zur Ausbildung einer paralytischen Coxa valga-Stellung. Auch hier geht die Coxa valga-Deformität meist mit einer Antetorsionsvermehrung einher.

**Therapie:** Bei einer nur mäßig ausgebildeten Coxa valga sind therapeutische Maßnahmen nicht notwendig. Bei stark ausgeprägter Coxa valga mit Subluxationsstellung, insbesondere, wenn sie mit einer Antetorsionsvermehrung einhergeht, wird man durch eine Varisierungs-Derotationsosteotomie die Fehlstellung des coxalen Femurendes beseitigen müssen.

## 13.6 Coxarthrose

Synonym: Malum coxae senile
Die degenerative Erkrankung des Hüftgelenks gewinnt heute mit wachsender Lebenserwartung der Bevölkerung zunehmend an Bedeutung.

**Ätiologie:** Der früher gebräuchliche Begriff der Arthritis deformans, der auf eine entzündliche Genese hinwies, ist veraltet. Man weiß, dass sehr oft entzündliche Erscheinungen fehlen. Zum anderen ist bekannt, dass aufgrund bestehender Fehlstellungen und Deformitäten leicht eine Coxarthrose entstehen kann. Dies spricht mehr für eine mechanische Genese, da die Hauptursache für den Verschleiß der Gelenke in der Inkongruenz der Gelenkflächen zu sehen ist. Eine Reihe von Krankheitsbildern führt schon im Kindesalter zu Veränderungen am Hüftgelenk, durch die dann später die Arthrose entsteht, es handelt sich um **präarthrotische Deformitäten.** Hierzu zählen

- die Luxationshüfte
- Anomalien des Schenkelhals-Schenkelschaft-Winkels (Coxa vara, Coxa valga, Coxa valga antetorta)
- Epiphyseolysis capitis femoris
- Perthes-Krankheit
- Coxitis
- Traumafolgen.

Beim Fehlen präarthrotischer Deformitäten kann auch aufgrund einer konstitutionellen Minderwertigkeit des Gewebes bei der üblichen Belastung des Gelenkes ein Verschleiß auftreten. Sei es aufgrund einer präarthrotischen Deformität oder einer konstitutionellen Minderwertigkeit der Gewebe, es kommt zu einer **Ernährungsstörung der Einheit Gelenk.** Die degenerativen Veränderungen finden sich zunächst am Gelenkknorpel, später nach Verschleiß desselben am subchondralen Knochen. Der Gelenkknorpel besitzt keine eigenen Gefäße und ist auf die Diffusion aus der Nachbarschaft angewiesen. Zum Stoffaustausch ist es deswegen wichtig, dass ein Wechsel zwischen Belastung und Entlastung durch Bewegung des Gelenkes besteht.

Bei der Hüftkopfnekrose kommt es aufgrund von Durchblutungsstörungen zu einem Zerfall von subchondralem (unter dem Knorpel gelegen) Knochen und sekundär zum Einsinken ganzer Gelenkpartien unter der Belastung. Neben der idiopathischen Form, bei der keine erkennbaren Faktoren für die Kopfnekrose eruierbar sind, sind häufig Kortisongaben wegen Asthma oder Leukämie bekannt. Bei einem nicht unerheblichen Teil ist Alkoholabusus als Ursache für die Hüftkopfnekrose und die nachfolgende Koxarthrose bekannt. *(Siehe auch Kapitel 5 – Aseptische Knochennekrosen, Abschnitt 5.3 – Hüftkopfnekrose)*

**Klinik:** Die Beschwerden beginnen meist schleichend. Oft klagt der Patient zunächst nicht über Hüftschmerzen, sondern über Beschwerden am Kreuz, am Knie oder Oberschenkel, die insbesondere bei Witterungsumschwung auftreten. Nach einer großen Belastung nehmen die Schmerzen zu. Wichtig ist die Beobachtung, dass die Beschwerden im Gelenk bei Beginn der Bewegung schlimmer sind als dann, wenn sich der Patient eingelaufen hat (**morgendlicher Aufstehschmerz**).

Mit Zunahme des Gelenkverschleißes kommt es zu einer **Bewegungseinschränkung, insbesondere bei der Rotation,** bei der Abspreizung und bei der Überstreckung. Wichtig ist, dass Bewegungseinschränkung und Schmerzen in der Progredienz des Leidens nicht immer parallel verlaufen. Eine fast steife Hüfte kann schmerzarm oder schmerzlos sein, während in anderen Fällen ein noch relativ bewegliches Hüftgelenk außerordentlich starke Schmerzen verursachen kann. Bei völliger Einsteifung (Ankylose) besteht meist eine Beuge-Adduktions-Kontraktur mit Verkürzung des betroffenen Beines. Das Gangbild des an Coxarthrose Erkrankten ist hinkend, die Hüfte wird hierbei kaum bewegt, die Schritte sind klein und trippelnd.

**Röntgenuntersuchung:** Bei der **genuinen Coxarthrose** sind zunächst die röntgeno-

**Abb. 61:**
Coxarthrose rechts
a) Entrundeter Hüftkopf, Cysten und aufgebrauchter Gelenkspalt.
b) Totalendoprothese mit langem Schaft, Polyäthylenpfanne zementiert.

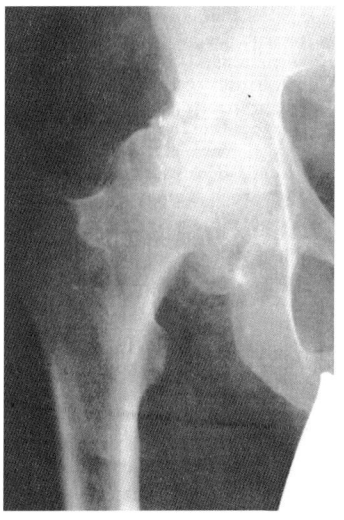
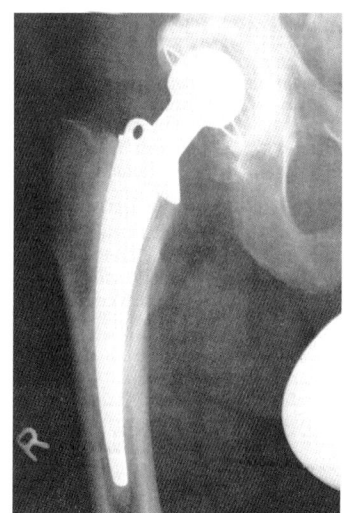

logischen Zeichen gering. Mit zunehmendem Verschleiß kommt es zur Randwulstbildung, zur Gelenkspaltverschmälerung, zum Auftreten sklerotischer Verdichtungszonen und zur arthrotischen Zystenbildung. Bei sekundärer Arthrose erkennt man schon früh die präarthrotische Deformität, zu der sich dann die Gelenkspaltverschmälerung, die Sklerosierung und Zystenbildung sowie die osteophytäre Randwulstbildung hinzugesellen *(Abb. 61 a).*

**Kernspin- und Computertomogramm** werden eingesetzt, wenn eine klinische Symptomatik eine Koxarthrose nahelegt, ohne dass die Röntgenbilder dies belegen. Insbesondere eine beginnende Hüftkopfnekrose wird so im Bild dargestellt. Das CT oder MR ermöglicht das Ausmaß der Nekrose festzustellen und ist Voraussetzung für die Planung eines gelenkerhaltenden oder gelenkersetzenden Eingriffs.

## 13.6.1 Konservative Therapie

Als beste Therapie gilt wie immer die Prophylaxe. Bei der Coxarthrose heißt das: Verhinderung oder optimale Behandlung von präarthrotischen Deformitäten. Bestehen bereits subjektive Beschwerden, so ist, wie bei jeder Arthrose, eine Restitutio ad integrum nicht zu erwarten. Da örtliche Ernährungsstörungen für das Auftreten der Arthrose verantwortlich sind, kommen hyperämisierende Maßnahmen aller Art, diadynamische Ströme, Moorpackungen, Lichtkasten, Mikrowellen usw. in Frage. Die Hyperämie wirkt sich schmerzlindernd aus. Eine zumindest vorübergehende Besserung ist durch die Kombination von Bewegungsübungen mit **hyperämisierenden Maßnahmen** zu erwarten.

Da ein Teil der Beschwerden durch reflektorische Muskelspannungen verursacht sind, können diese durch krankengymnastische Behandlung, Massage, Einspritzungen von Lokalanästhetika gebessert werden. Inwieweit die häufig geübte intraartikuläre Cortisoninjektion in ein arthrotisches Gelenk eine Besserung der Stoffwechselsituation mit sich bringt, ist fraglich. Trotz der zunächst eintretenden Beschwerdebesserung nach der Cortisoninjektion muss grundsätzlich durch das katabole Hormon eine Verschlechterung der Ernährungssituation des Gelenkes angenommen werden.

## 13.6.2 Operative Therapie

Bei Versagen der konservativen Therapie wird heute die Coxarthrose zunehmend operativ behandelt. Verschiedene Verfahren haben sich dabei bewährt. Nur noch historisches Interesse haben dabei die Voss'sche Hänghüfte, die Kappenplastik und die Arthrodese des Hüftgelenks. Hingegen werden intertrochantäre Umstellungsosteotomien, auch Beckenosteotomien und vor allem der zementfreie oder zementierte totale Hüftgelenksersatz heute im großen Stil und mit erfreulichem Erfolg angewandt.

- **Voss-Hängehüfte:** Bei diesem heute nicht mehr durchgeführten Verfahren wurden die kontrakten Muskelansätze durchschnitten. Durch die Durchtrennung der kleinen Glutäen des Rectus femoris und des Ileopsoas an der Ansatzstelle kam es zu einer Druckentlastung des Gelenks und zu einem vorübergehenden Nachlassen der Beschwerden, allerdings war die daraus resultierende Muskelschwäche ein Nachteil beim Gehen
- **Kappenplastik:** Diese Methode war vor der Einführung der Totalendoprothese in den 50er und 60er Jahren vor allem in den USA sehr populär. Auch eine vorübergehende Renaissance der Kappenplastik in den 70er Jahren (Wagner-Cup) hat leider nur recht unbefriedigende Dauerergebnisse gebracht, so dass diese Methode heute kaum noch angewendet wird
- **Arthrodese:** Bei jüngeren Patienten mit einseitiger schwerer Coxarthrose hat man immer wieder Hüftversteifungen gemacht und dabei sehr schöne Ergebnisse betreffend der Schmerzfreiheit und der Belastbarkeit erzielen können. Seit der Einführung der zementfreien Totalendoprothese für junge, unter Schmerzen leidende Patienten, wird die Arthrodese kaum noch angeboten
- **Intertrochantäre Umstellungsosteotomie:** Durch eine varisierende Osteotomie mit gleichzeitiger Medialisierung (McMurray-Effekt) kann die Arthroseneigung eines Gelenkes über Jahre hinweg gebessert werden. Es kommen unverbrauchte Gelenkpartien zur Artikulation und die Statik wird geändert. Auch flektierende Osteotomien kommen or allem bei idiopathischer Hüftkopfnekrose und daraus resultierender Coxarthrose zur Anwendung

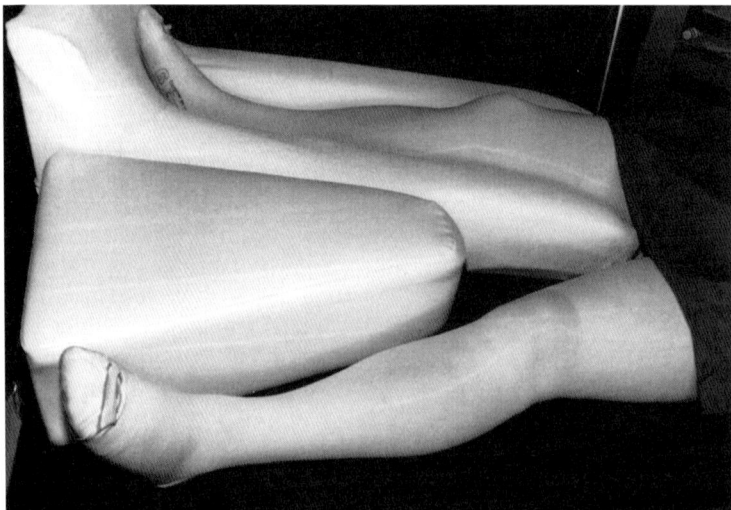

**Abb. 62:** Beinlagerung nach Hüftendoprothese
An beiden Beinen werden zur Thromboseprophylaxe elastische Strümpfe getragen. Das rechte Bein liegt in einer sog. Keeler-Schiene. Zwischen beiden Beinen liegt ein Spreizkeil, um die Anspreizung und eine eventuelle Luxation zu vermeiden.

- **Aufrichtungsosteotomie nach Bombelli:** Dies ist eine weitere Möglichkeit, einen verbreiterten Hüftkopf aufgrund seiner Coxarthrose in eine bessere belastbare Situation zu versetzen
- **Totaler Hüftgelenksersatz:** Charnley in England war der erste, der schon Anfang der 1960er Jahre künstliche Gelenke implantierte und die Verankerung mit Knochenzement sicherstellte. Zuvor waren bereits Hüftköpfe aus Plexiglas von Judet in Frankreich weniger erfolgreich versucht worden. Charnley's polierte Metallköpfe am bananenförmigen Stiel und der gleichzeitige Einsatz von Kunststoffpfannen aus Polyäthylen – jeweils mit Zement verankert – traten einen Siegeszug in die Welt an *(vgl. Abb. 61 b auf S. 143).*

Heute werden hochwertige biokompatible Materialien (Stoffe, die sich mit dem lebenden Körper gut vertragen) wie Titan, Poliäthylen und Keramik eingesetzt. Neben der Verankerung des künstlichen Gelenks mit Knochenzement, werden vor allem beim jüngeren Menschen zementfreie Paarungen gewählt. Auch sogenannte Hybridmodelle mit zementfreier Pfanne und zementiertem Schaft sind weit verbreitet. Sie kommen vor allem für die 60- bis 80jährigen in Frage. Die Überlebensraten haben sich bei den heute verwendeten Modellen deutlich nach oben bewegt, so dass im Schnitt mit fünfzehn Jahren gerechnet werden kann. Bei Lockerung der Prothese kommen die alten Schmerzen unter Belastung wieder auf, dann ist ein Prothesenwechsel erforderlich, bei zementfreier

---

**Pflege bei Hüfttotalendoprothese:**
Zur Lagerung des Patienten nach einer Hüft-TEP wird das operierte Bein in einer Schaumstoffschiene gelagert. Zusätzlich wird ein Spreizkeil zwischen die Beine gelegt, um genügend Abspreizung zu erhalten *(vgl. Abb. 62 auf S. 144).* Um die Abduktion aufrecht zu erhalten, soll der Nachttisch auf der operierten Seite stehen. Die Mobilisierung aus dem Bett erfolgt ebenso über die operierte Seite. Die postoperative Rückenlage macht vielen Patienten Mühe, Rückenpflege und Atemgymnastik sind von Wichtigkeit. Präoperativ wird vor allem bei Frauen grundsätzlich ein Blasenkatheter gelegt, dies erleichtert die postoperative Urinentleerung erheblich. Selbstverständlich wird der Katheter immer wieder abgeklemmt, um keine Blasenschrumpfung zu riskieren. Bei genügend Bewegungsfreiheit, üblicherweise am 2. oder 3. postoperativen Tag wird der Katheter entfernt. Die per- und postoperative Gabe eines Antibiotikums, bevorzugt eines Cephalosporins der 2. Generation hat die Infektionsrate unter 1% gesenkt. Das Antibiotikum wird als „single shot" einmal, meist aber bis zum Ziehen der Drainagen gegeben.
Die Mobilisierung durch die Physiotherapeuten muss in den ersten Tagen fast immer unter Mithilfe der Pflegekräfte erfolgen. Der Frischoperierte ist oft kreislaufinstabil, die ersten Schritte im Gehwagen oder an Gehstützen sollten genügend gesichert erfolgen. Die Hüftbeugung darf vor allem anfangs 90° nicht überschreiten, um nicht eine Luxation des künstlichen Gelenks zu riskieren, so lange die Muskulatur noch nicht ihre volle Funktion wiedererlangt hat. Der Patient sitzt deswegen auf einem erhöhten Stuhl oder einem Stuhl mit Sitzkeil. Bis zur fortgeschrittenen Mobilisierung wird ein erhöhter Toilettenstuhl bzw. eine Toilette mit Aufsatz benutzt. Bei Sorgen bezüglich der Stabilität kann auch noch später ein Toilettenaufsatz empfohlen bleiben.

Primärimplantation technisch leichter, als bei zuvor zementierten Modellen.

## 13.7 Weitere Erkrankungen

In diesem Buch wurden bereits dargestellt:

- die Perthes-Krankheit in *Kapitel 5 – Aseptische Knochennekrosen, Seite 47*
- die Epiphyseolysis capitis femoris *ebendort, Seite 51*
- die Koxitis in *Kapitel 4 – Entzündliche Gelenkerkrankungen, Seite 39*

# 14 Erkrankungen des Kniegelenks

## 14.1 Untersuchung

Die Stabilität des Kniegelenks hängt von vier Bändern ab: dem äußeren Kollateralband, dem inneren Kollateralband und den beiden Kreuzbändern. Hinzu kommt die umgebende Muskulatur. Dagegen trägt die anatomische Beschaffenheit des knöchernen Skelettes mit Femurcondylen und flachem Tibiaplateau mit den aufliegenden Menisci nur wenig zur Stabilität bei.

Bei einer Veränderung im Kniegelenksbereich wird der Untersucher darauf achten, inwieweit eine direkte Krafteinwirkung auf das Kniegelenk bestanden hat, ob Einklemmungserscheinungen, ein Erguss oder Schwellungen vorgelegen haben.

**Merke:** Pathologische Veränderungen am Hüftgelenk lassen sich, insbesondere bei Kindern, häufig am Knie lokalisieren.

Die **Inspektion** gibt Auskunft über Abweichungen in der Längs- und Querachse. Eine Muskelverschmächtigung lässt sich mit dem Zentimetermaß feststellen. Es wird sorgfältig darauf geachtet, ob ein Erguss vorliegt, wie weit das Spiel der Patella frei ist. Man prüft das **Bewegungsausmaß** bei Beugung und Streckung, stellt fest, ob eine Überstreckung vorhanden ist und wie weit die Drehbewegungen im Kniegelenk bei gebeugtem Knie schmerzhaft sind. Die Kollateralbänder werden bei gestrecktem Knie geprüft, lockere Kreuzbänder kündigen sich durch ein positives Schubladenphänomen an.

## 14.2 Genu valgum

Synonym: X-Bein
Während der ersten Gehphase im 2. und 3. Lebensjahr ist ein leichtes X-Knie physiologisch. Unter pathologischen Umständen entwickelt sich ein Genu valgum bei überschießendem Wachstum der medialen Anteile der Epiphysenfuge, z. B. nach einer Verletzung, einer Entzündung oder nach operativen Maßnahmen *(Abb. 63 a auf S. 148)*. Bei Erwachsenen kennt man das X-Knie besonders nach Tibiakopffrakturen.

**Therapie:** In leichten Fällen wird man mit einer medialen Schuhranderhöhung auskommen. Bei ausgeprägtem Genu valgum erreicht man die Korrektur durch eine supracondyläre Korrekturosteotomie des Femur oder aber eine V-förmige Pendelosteotomie im Bereich der Tibia mit gleichzeitiger Osteotomie der Fibula. Es besteht auch die Möglichkeit, die mediale Epiphyse in ihrem Wachstum zu blockieren, z. B. durch Einsetzen einer Epiphysenklammer *(Abb. 64 a und b auf S. 148)*. Diese wird belassen, bis die Deformität im Laufe des Wachstums ausgeglichen ist.

Bei der X-Stellung des alten Menschen mit daraus entstandener Arthrose (Val-

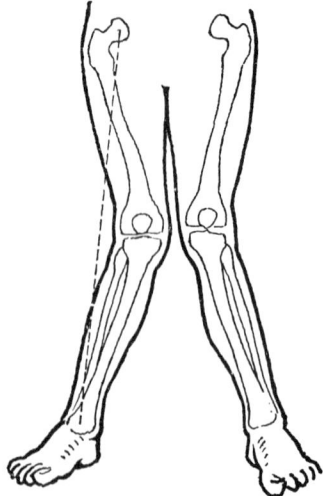

**Abb. 63 a:** Genu valgum

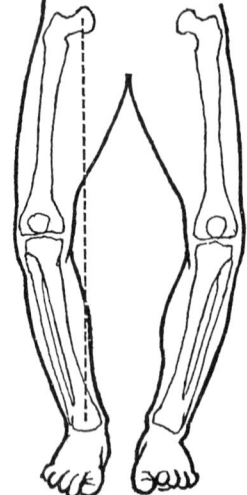

**Abb. 63 b:** Genu varum

gusgonarthrose) wird durch eine Korrekturoperation am körperfernen Oberschenkel oder am Schienbeinkopf die Achsenfehlstellung beseitigt. So kann über Jahre hinweg eine Beschwerdelinderung oder gar Beschwerdefreiheit erzielt werden.

## 14.3 Genu varum

Synonym: O-Bein
Beim O-Bein biegt sich das Knie nach außen. Als Ursache kommt vor allem die **Rachitis** in Frage *(vgl. Abb. 31 auf*

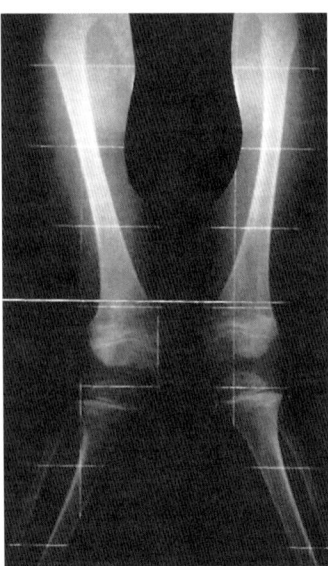

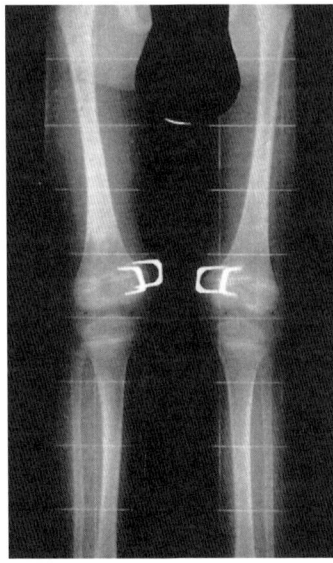

**Abb. 64:**
Genu valgum bei Vitamin-D-resistenter Rachitis
a) Mit 4 Jahren 3 Monaten ausgeprägte Valgusdeformität.
b) Mit 5 Jahren 4 Monaten durch die Einbringung einer Blount'schen Klammer am distalen Femur innenseitig zu einer Korrektur der Fehlstellung gekommen.

Seite 83). Auch andere Störungen im Epiphysenwachstum, wie Unfallfolgen und Entzündung, können für das überschießende Wachstum im Bereich der lateralen Epiphysenanteile oder für eine Bremsung des Wachstums in den medialen Anteilen verantwortlich sein. Die Messung des Abstandes zwischen den beiden inneren Kniegelenkspalten im Stehen gibt ein exaktes Maß für die Varusdeformität.

**Therapie:** Die Mehrzahl der gering- bis mittelgradigen O-Beine des Kindesalters heilen bis Ende des Wachstumsabschlusses spontan aus. Gelegentlich kann eine laterale Fußranderhöhung hilfreich sein. Bei ausgeprägter Deformität, die bis in das Schulalter hinein anhält, wird man durch eine Korrekturosteotomie an Tibia und Fibula (Pendelosteotomie) eine Ausgradung des Beines erreichen. Die O-Stellung der Beine führt bei alten Menschen zur **Varusgonarthrose.** Ähnlich wie bei der Valgusgonarthrose lässt sich die Fehlstellung durch eine Korrekturoperation am Schienbein oder Femur ausgleichen.

## 14.4 Angeborene Knieluxation

Synonym: Genu recurvatum, hyperextended knee
Im Vergleich zur angeborenen Hüftdysplasie und -luxation kommt die angeborene Knieluxation viel seltener vor (Verhältnis 100 : 1). Bei der Geburt ist das Knie ein- oder beidseits am Körper nach oben geschlagen, so dass der Fuß am Kopf liegt. Bei der kompletten Luxation ist die Tibia vor den Femur deplaziert, der Quadrizeps ist fibrotisch verkürzt, die Kreuzbänder ausgezogen, die Kniescheibe liegt oberhalb der Kondylen am Femur angepresst. Bei der leichteren Form besteht zwar auch eine Überstreckstellung, die sich primär nicht einfach überwinden lässt. Dabei ist aber die Tibia nicht nach vorne deplaziert. Auch Zwischenstufen einer Subluxation gibt es. Eine Besonderheit stellt die Knieluxation in Kombination mit Hüftluxationen, Klumpfüßen, Halswirbelinstabilität dar. Diese als Larsen-Syndrom bezeichnete Fehlbildung ist selten und äußerst aufwendig in der Therapie. Überstreckte Knie ohne Luxation gibt es auch bei Kindern mit Arthrogryposis multiplex congenita, bei der Sakralgenesie und bei Myelomeningocele mit gelähmten Ischiocruralmuskeln. Die Behandlung dieser überstreckten Knie folgt anderen Prinzipien.

**Klinik:** Das Kind kommt oft aus Steißlage mit am Körper anliegenden Bein in gestreckter Stellung zur Welt. Nicht selten ist deshalb ein Kaiserschnitt notwendig. Das überstreckte Knie lässt sich zunächst nicht passiv beugen. In der Kniekehle kann man die Kondylen tasten, das Scheinbein steht vorne. Vorne über dem Kniegelenk besteht eine Querfältelung der Haut, die Kniescheibe ist nicht tastbar.

**Röntgen:** Im Röntgenbild erkennt man die umgekehrte Position des Knies und eventuell die Ventralverschiebung der Tibia gegenüber dem Femur. Früher wurden auch Arthrogramme durchgeführt, um das Ausmaß der Luxation zu ermessen.

**Ultraschall:** Im Sonogramm lässt sich schon beim Neugeborenen die Position der beiden Gelenkanteile Tibia und Femur feststellen. Der Therapieverlauf kann jederzeit im Ultraschall kontrolliert werden.

**Therapie:** Die Therapie beginnt immer konservativ mit Redressionsübungen in Richtung Beugung, wobei die erreichte Beugung im Gips erhalten bleibt. Bei kompletten Luxationen ist der Repositionsversuch in Narkose vorzunehmen. Das Ergebnis der Reposition wird im Ultraschall dokumentiert. Bei einem Teil der Kinder mit kongentialer Kniegelenksluxation gelingt das Manöver. Durch Gymnastik und unterstützt von Schienen, die immer mehr Beugung anstreben, lässt sich manchmal die volle Beugefähigkeit herstellen, oft genug nur eine dauerhafte Flexion von 90°. Bei anderen Knieluxierten verhindert die Quadrizepsfibrose und komplette Verhakung des luxierten Gelenks die Reposition. In solchen Fällen wird etwa mit 6–12 Monaten die Kniereposition blutig gemeinsam mit Verlängerung der Quadrizepssehne durchgeführt. Sorgfältig geplant wird eine volle Beugung, oft genug auch nur eine bis 90° erreicht. Damit ist eine normale Belastung im täglichen Leben ohne zu großes Handicap möglich.

Bei den Kindern mit Larsen-Syndrom sind die immer nur operativ erreichten Ergebnisse weniger gut. Meist sind mehrere Operationen an Knie, Hüfte und Sprunggelenk notwendig, so dass von daher die Prognose weniger günstig ist.

## 14.5 Habituelle Patellaluxation

Die gewohnheitsmäßige Verrenkung der Kniescheibe trifft bevorzugt Mädchen und Frauen. Nicht selten muss man eher von einer konstitutionellen Verrenkung sprechen, da die gesamte Gelenkanlage von vornherein zu einem Ausrenken disponiert. Die Hypoplasie, also die flache Anlage der Femurrolle erlaubt der Kniescheibe ein leichtes Verlassen ihrer Gleitschiene. Auch ein genu valgum prädisponiert zur Kniescheibenverrenkung. Während die einen Kniescheiben vor allem bei Beugung luxieren, tendieren die anderen in Streckstellung aus dem Lager. Die konstitutionelle Patellaluxation ist bei bindegewebsschwachen Menschen häufiger. Dazu zählen auch Menschen mit der Trisomie 21 (Morbus Down), bei denen die konstitutionelle Patellaluxation ein häufiges Problem darstellt.

Im Regelfall der habituellen Luxation ist der Ausgangspunkt ein akutes Trauma, bei der die Kniescheibe zum ersten Mal ihre Bahn verlässt. Dabei können auch Knorpelteile abgeschert werden (Flake fracture). Die Reposition ist mehr oder weniger mühsam und kann bei bis dahin fester Patellaführung nur in Narkose möglich sein.

**Klinik:** Bei dem akuten Unfallmechanismus bleibt die Kniescheibe außerhalb des femuro-patellaren Gleitlagers unter Einklemmungserscheinungen des Kniegelenkes stehen. Nach einem solchen einmaligen Ereignis kann es dann immer wieder und immer leichter zu einer Luxation kommen. Das Knie „versagt" plötzlich, und die Kniescheibe ist wieder luxiert. In der Regel geht ein Luxationsmechanismus mit einem leichten bis mittelgradigen Gelenkerguss einher. Bei wiederholten Verrenkungen kommt es zu fortschreitendem Verschleiß der Patella und des zugehörigen Femurcondylus. Im Intervall finden wir eine Quadriceptsschwäche, eine hochstehende und leicht nach lateral verschiebliche Patella. Auch im Röntgenbild steht die Patella hoch (Patella alta). Der laterale Condylus ist abgeflacht.

**Therapie:** Im akuten Zustand sollte die nicht spontan zurückgesprungene Patella schnellstmöglich und schonend reponiert werden. Falls ein blutiger Gelenkerguss mit Beimengung von Fettaugen erkannt wird, empfiehlt sich die arthroskopische Abklärung. In diesem Fall muss eine Flake fracture, das heißt eine Knorpelablederung beim Luxationsvorgang ausgeschlossen werden. nach Ausspülung des Hämarthros werden größere Knorpelknochenstücke angeklebt oder mit Stiften fixiert, kleine Teile werden nur herausgenommen. Größere Kapselrisse werden arthroskopisch oder offen vernäht.

Bei etablierter habitueller Patellaluxation und immer wieder auftretenden Luxationen wird die Therapie altersabhängig zu machen sein. Bei Kindern und Jugendlichen mit noch offenen Fugen werden die Weichteile stabilisiert. Zum Beispiel kann mit dem Verfahren van Ali-Krogius das mediale patellare Retinakulum verstärkt und verengt, das laterale erweitert werden. Damit wird die Kniescheibe in die richtige Spur gebracht und gehalten. Im postoperativ angelegten Gipstutor wird innerhalb von circa 5 Wochen eine stabile Führung der Kniescheibe sichergestellt.

Bei älteren Menschen mit geschlossenen Fugen erreicht man die Stabilität der Patellaführung am besten durch eine Medialisierung der Kniescheibensehne an der Tuberositas tibia. Nach einem Versatz von 1–2 cm nach medial wird der Luxationsweg blockiert.

## 14.6 Scheibenmeniskus

Diese angeborene Fehlbildung betrifft immer den lateralen Meniskus, der Knorpel ist nicht halbmondförmig, sondern in Form einer Scheibe ausgebildet.

**Klinik:** Man beobachtet ein Schnappen des Kniegelenks bei Bewegungen, in vereinzelten Fällen wird über Schmerzen und Einklemmungserscheinungen geklagt.

**Therapie:** Sobald die Diagnose gestellt wird, sollte der Scheibenmeniskus operativ teilreseziert werden. Die aufgequollene Scheibe des Außenmeniskus wird bis auf den stehenbleibenden Rand reseziert. Wenn der Scheibenmeniskus erst im späteren Jugend- oder Erwachsenenalter entdeckt wird, hat er meist schon erhebliche Verschleißspuren an Tibia und Femur zurückgelassen und ist somit Ursache einer fortschreitenden Gonarthrose.

## 14.7 Meniskusläsion

Die Meniskuszerreißung ist eine häufige **Verletzung** bei jugendlichen Sporttreibenden, insbesondere bei Fußballspielern, wird aber ebenso häufig bei älteren Menschen mit vorgeschädigten Kniegelenken angetroffen. Der Verletzungsmechanismus ist in der Regel so, dass bei feststehendem Unterschenkel und leicht gebeugtem Oberschenkel eine erzwungene und abrupte Drehung im Kniegelenk erfolgt. Der mediale Meniskus reißt aufgrund seiner festen Verbindung zum Seitenband und zum Gelenk eher ab als der laterale.

**Klinik:** Es treten Einklemmungserscheinungen mit heftigen Schmerzen auf. Erst im Laufe von Stunden entwickelt sich ein seröser oder blutiger Erguss. Bei der Innenmeniskuszerreißung werden Schmerzen am inneren Kniegelenkspalt bei der Rotation des gebeugten Unterschenkels angegeben (**Steinmann-Zeichen**). Wandert der Druckschmerz bei passiver Beugung des Kniegelenkes am Gelenkspalt von vorn nach hinten, so gilt dies als weiteres positives Zeichen für eine Meniskuszerreißung.

**Therapie:** Bei einem Verdacht auf eine frische Meniskuszerreißung mit Erguss wird eine Gelenkspiegelung zur Feststellung des wahren Sachverhaltes empfohlen. Dabei lassen sich Begleitverletzungen ausschließen. Handelt es sich um einen Meniskusriss, so wird **per Arthroskop** über ein oder zwei zusätzliche Zugänge der Riss reseziert und der übrige noch intakte Anteil des Meniskus möglichst belassen. Nur ausnahmsweise wird heute noch das Gelenk geöffnet (**Arthrotomie**).

Bei chronisch-degenerativen Meniskusverletzungen kann es zu Einklemmungen kommen. Auch diese führen zu einem fortschreitenden Gelenkverschleiß. Zur Behandlung wird auch hier die Arthroskopie und Meniskusteilresektion zu empfehlen sein.

## 14.8 Chondropathia patellae

Synonym: Knorpelverschleiß der Kniescheibe

**Klinik:** Schmerzen unter der Kniescheibe beim Treppabwärts- und Bergabwärtsgehen. Vermehrter Schmerz durch Anpressen der Kniescheibe (Zohlen'sches Zeichen). Vor allem bei jungen Mädchen zwischen 12 und 20 Jahren.

**Röntgenuntersuchung:** Häufig findet sich eine Patella-Dysplasie.

**Therapie:** Krankengymnastik mit Training des Vastus medialis-Muskels. Gelegentlich chirurgisch: Spaltung des lateralen Retinakulums.

## 14.9 Gonarthrose

Synonym: Die Arthrosis deformans des Kniegelenks
Die Verschleißerkrankung des Kniegelenks entsteht nach angeborenen und erworbenen Fehlstellungen, nach Überlastung bei übergroßem Körpergewicht, nach Traumatisierung und Entzündung.

**Klinik:** Schon frühzeitig hört und tastet man ein Reiben bei jeder Bewegung des Kniegelenks. Die Patienten geben einen dumpfen, durch Bewegung und Belastung vermehrten Schmerz im Gelenkbereich an. Bei fortschreitender Deformierung kommt es zu Gelenkergüssen, Kontrakturen und verstärkten Deformitäten.

**Röntgenuntersuchung:** Im Stadium der ausschließlichen Knorpelerkrankung sind die röntgenologischen Zeichen wie **Gelenkspaltverschmälerung** gering. Mit fortschreitender Erkrankung kommt es zu arthrotischen Randzackenbildungen, zur deutlichen Gelenkspaltverschmälerung, zum Auftreten von Zysten und Sklerose in den gelenknahen Knochenbezirken.

**Therapie:** Entzündungshemmende Medikamente (Antiphlogistika), intraartikuläre Injektionen von sogenannten Knorpelschutzsubstanzen helfen gegen Arthroseschmerzen. Physikalische Anwendungen wie Moor- und Fangopackungen, Wasserbehandlungen, elektrische Bäder (Stangerbad) können Erleichterung verschaffen. Von großer Bedeutung ist die Krankengymnastik, die durch Muskeltraining und funktionsgerechte Gangarten die Gonarthrosebeschwerden für eine gewisse Zeit in Grenzen hält.

**Korrektureingriffe bei Varus- oder Valgusfehlstellung** sind bei jüngeren Gonarthrosebetroffenen von Vorteil. Die supracondyläre Umstellung bei Valgusgonarthrose zum Ausgleich der X-Stellung und ebenso die Tibiakopfvalgisationsosteotomie können für Jahre Schmerzfreiheit sichern.

> **Pflege nach Gonarthrose-Operationen:**
> Das operierte Bein ist bequem in der Schaumstoffschiene gelagert, die Beine sind in Kornährenform elastisch gewickelt. Thromboseschutz und Kurzzeitantibiotikum sind üblich.
> Die Pflegekraft hilft in den ersten Tagen bei der Körperpflege und beim Anziehen, sie hilft auch beim Anlegen der passiven Bewegungsschiene in Absprache mit dem Arzt und Krankengymnasten. Auch beim Mobilisieren am Bettrand, beim Besuch

## 14.9 Gonarthrose

der Toiletten und den Anfängen der Gehschule arbeiten Pflegekräfte und Krankengymnasten Hand in Hand.

Der **totale Kniegelenksersatz** hat insbesondere seit Einführung der Oberflächenersatzprothesen eine wichtige Rolle in der Rehabilitation der von Gonar-

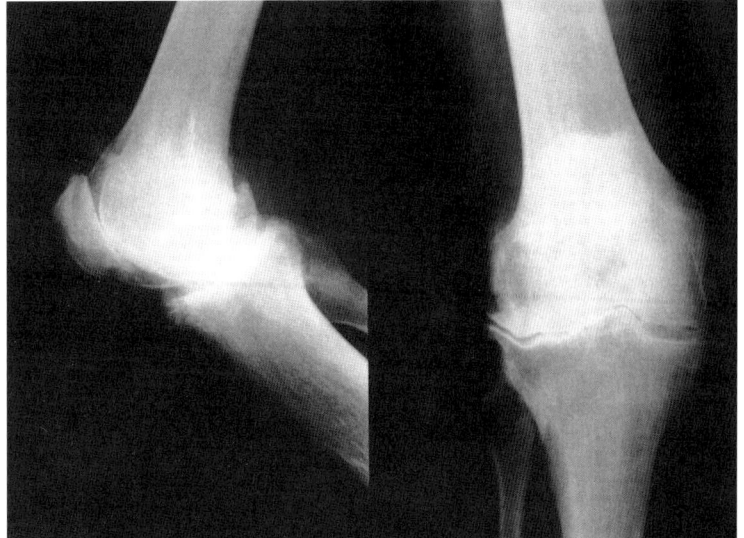

**Abb. 65:** Oberflächenersatzprothese bei fortgeschrittener Gonarthrose
a) Fortgeschrittene Gonarthrose mit Aufbrauch des Gelenkspaltes.

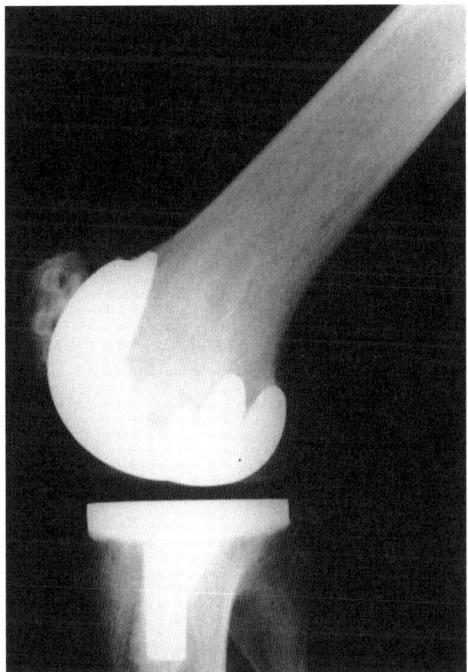
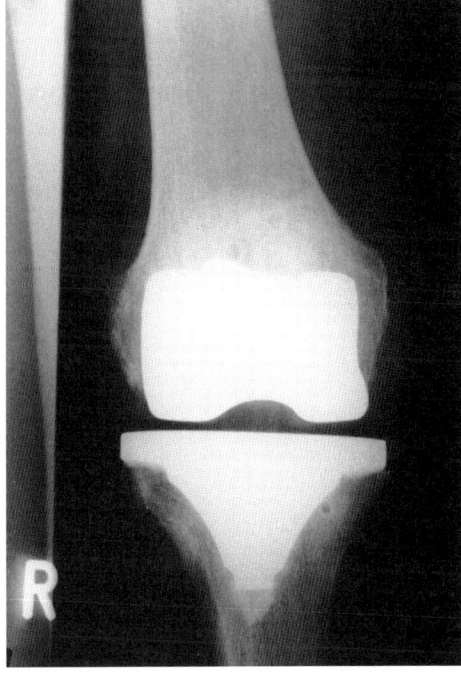

b) Nach Resektion der arthrotischen Gelenkoberfläche entlang von Resektionsschablonen werden die Femurkondylen und das Tibiaplateau ersetzt. Die Patellagelenkfläche wird bei starker Abnützung ebenfalls ersetzt.

throse geplagten Menschen gefunden. Es werden wie an der Hüfte zementfreie oder zementierte Modelle verwendet. Durch Resektionsplanung kann auch für präoperative Fehlstellung kompensiert werden. Die Zahl der implantierten Knieprothesen wegen fortgeschrittener Gonarthrose hat in den letzten Jahren rasch zugenommen und erreicht fast die Frequenz der Hüftprothesen.

---

**Pflege bei Knietotalendoprothese:**
Nach der Implantation einer Knieprothese erfordert die korrekte Lagerung des Patienten besondere Aufmerksamkeit. Das operierte Bein wird in Streckstellung mit freihängender Kniekehle gelagert. Zur Stabilisierung werden an beiden Seiten des Knies Sandsäcke angebracht. Diese Position kann am Anfang, da ungewohnt, schmerzhaft sein. Schon initial ist auf eine angemessene Schmerztherapie zu achten, sie ist bei der Knie-TEP viel häufiger erforderlich als nach einer Hüft-TEP. Schmerzmittelkatheter in der Leiste sind ebenso möglich wie intravenös oder oral eingenommene Schmerzmittel. Zur Schmerzlinderung und als Abschwellhilfe ist die regelmäßige Eisbehandlung angesagt.

Während der ersten zwei bis drei Tage haben zumindest die weiblichen Patienten einen Dauerblasenkatheter, um Schwierigkeiten mit dem Steckbecken zu umgehen. Die Thromboseprophylaxe erfolgt medikamentös mit Heparin und mit elastischer Wicklung mindestens für 14 Tage, bevor auf Thrombosestrümpfe umgestellt wird. Die Pflegekraft unterstützt die Physiotherapeuten bei der Mobilisierung vor allem in der sensiblen Anfangsphase. Unterstützung beim Aufsitzen, beim Aufstehen und beim Toilettengang sind selbstverständlich.

---

## 14.10 Weitere Erkrankungen

Folgende Krankheiten wurden bereits abgehandelt:

- die Osteochondrosis dissecans in *Kapitel 5 – Aseptische Knochennekrosen, Seite 53*
- die Osgood-Schlatter-Krankheit *ebendort*

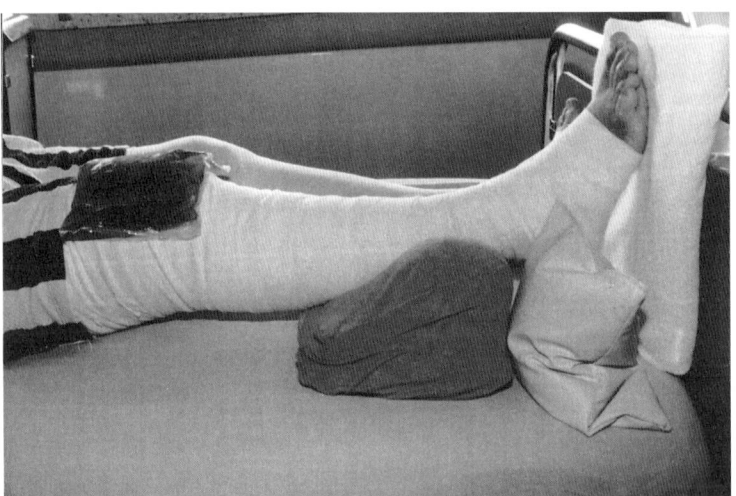

**Abb. 66:**
Lagerung nach Knieendoprothese. Elastische Wickelung des frisch operierten rechten Beines. Lagerung im Durchhang zur Erzielung der vollen Kniestreckung. Eisauflage auf der Operationsstelle.

# 15 Erkrankungen des Fußes

## 15.1 Untersuchung

Das Gangbild wird genau beachtet. Das Abrollen des Fußes, das Einwärtsdrehen und Auswärtsdrehen der Zehen, eine Spitz- oder Hackenfüßigkeit werden registriert. Man versucht, den Patienten auf den Zehenspitzen und auf den Fersen gehen zu lassen und erhält so Auskunft über die muskuläre Funktion an Unterschenkel und Fuß. Bei der Betrachtung von hinten ist auf eine Valgus- oder Varusdeformität des Rückfußes zu achten *(Abb. 67)*.
Der Bogen zwischen Fersenbein, Sprungbein und Kahnbein sowie 1. Keilbein stellt das **Fußlängsgewölbe** dar. Bei Belastung achtet man auf ein Durchtreten dieses Gewölbes (Plattfuß) oder auf ein außerordentlich hohes Gewölbe (Hohlfuß). Das Breiterwerden des Fußes bei Belastung deutet auf einen Spreizfuß hin. Farbe und Beschaffenheit, Beschwielung der Fußsohle, Verhärtungen und Einlagerungen werden ebenso beachtet wie die Pulse der A. dorsalis pedis und A. tibialis posterior. Eine neurologische Untersuchung und der Reflexstatus geben Auskunft über vorliegende Lähmungen.
Die **Beweglichkeit** im oberen Sprunggelenk gelingt unter normalen Bedingungen aus einer 0°-Ruhestellung in der Dorsalextension bis 25°, in der Plantarflexion bis 45°. Das untere Sprunggelenk erlaubt in der Regel eine Kantbewegung

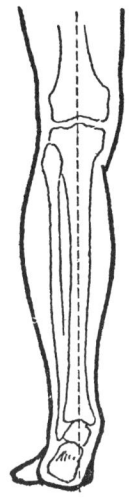 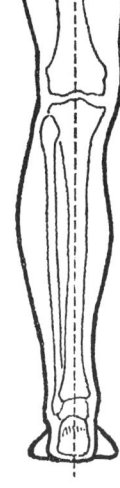 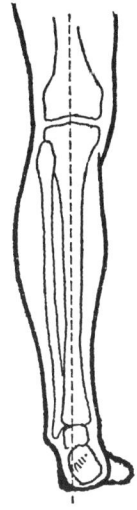

Abb. 67: Rückfußdeformität     valgus     normal     varus

von 20° in beide Richtungen. In den Zehengrundgelenken ist üblicherweise eine Dorsalflexion bis 50° und eine Plantarflexion bis 40° möglich.

## 15.2 Angeborener Klumpfuß

Synonym: Pes equino varus
Der angeborene Klumpfuß ist relativ weitverbreitet (1–2‰ der Lebendgeborenen). Man findet ihn ebenso oft doppel- wie einseitig. Eine familiäre Häufung von ca. 15 % ist feststellbar. Der Anteil von Knaben zu Mädchen liegt bei 2 : 1, eine geschlechtsgebundene Vererbung ist aus diesem Grund wahrscheinlich. Man nimmt an, dass der Klumpfuß durch eine frühembryonale Entwicklungsstörung zustande kommt, an der Muskulatur, Skelett und Bandapparat gleichermaßen beteiligt sind.
Differentialdiagnostisch ist ein neuromuskulärer Klumpfuß bei Spina bifida occulta oder Spina bifida cystica auszuschließen.

**Klinik:** Die angeborene Fußdeformität setzt sich aus mehreren Komponenten zusammen *(Abb. 68 auf S. 157)*:
- der Fuß ist plantarflektiert (Pes equinus – Spitzfuß)
- der Fuß ist supiniert (Pes varus)
- der Vorfuß ist gegenüber dem Rückfuß adduziert (Pes adductus)
- der Vorfuß ist stärker plantarflektiert als der Rückfuß, dies bedingt eine Vermehrung des Längsgewölbes (Pes excavatus).

**Röntgen:** Die Röntgendokumentation des Klumpfußes erfolgt mancherorts schon in der Neugeborenenphase und dann wieder kurz vor einer eventuell notwendigen Operation.
Die Seitenaufnahme des Fußes wird bei korrigiertem Fuß durch Druck mit einer festen Unterlage oder einem Brettchen vorgenommen. In der antero-posterioren Ebene ist ebenso die mögliche passive Korrektur anzustreben. Danach lassen sich die nicht passiv korrigierbaren Fehlstellungen der Fußwurzel und des Vorfußes ausmessen. Wichtig ist der Fersenbeinhochstand, der Parallelstand von Talus und Kalkaneus in beiden Ebenen sowie die Ausrichtung des Talus gegenüber dem (noch nicht sichtbaren) Navikulare, dem Cuneiforme I sowie dem 1. Mittelfußstrahl. Damit wird vor allem die gesamte Fehlstellung des Sprungbeins zwischen seinen Nachbarn belegt. In der Regel ist auch das Wadenbein weit nach hinten verlagert und projeziert sich in der Seitaufnahme nicht hinter das Schienbein.

**Therapie:** Die Klumpfußbehandlung muss unmittelbar nach der Geburt einsetzen. Je früher man damit beginnt, desto eher ist eine vollständige Korrektur zu erzielen. Die erfolgreiche **Klumpfußredression** bezweckt die Herstellung des normalen Zueinander von Sprungbein, Fersenbein und Kahnbein. Durch den **Wisbrun-Handgriff** wird das Fersenbein heruntergeholt und gleichzeitig das Würfelbein hochgedrückt.
Die Redressionsbehandlung erfolgt etappenweise. Nach einer Redression wird jeweils der erreichte Zustand in einem Gipsverband, zuweilen auch in Klebeverbänden festgehalten. Zur Entlastung der Wadenmuskulatur empfiehlt sich eine Verbandsanordnung mit gebeugten Knien. Der Verband wird anfangs alle 3 Tage, später wöchentlich, denn 14tägli ch gewechselt. Bei einer ausreichenden Korrektur kann der Gipsverband durch Gipsschalen oder Klumpfußlagerungsschienen ersetzt werden. Das Ziel ist erreicht, wenn aktiv eine überkorrigierte Stellung möglich wird.
Neben der manuellen Redression und Gipsfixation haben sich in den letzten Jahren manuelle gymnastische Methoden bewährt, die durch sanfte Streck-

## 15.2 Angeborener Klumpfuß

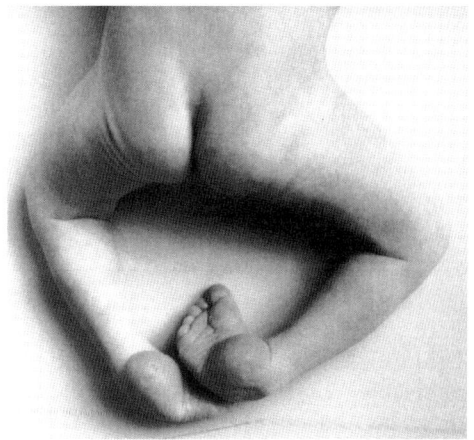
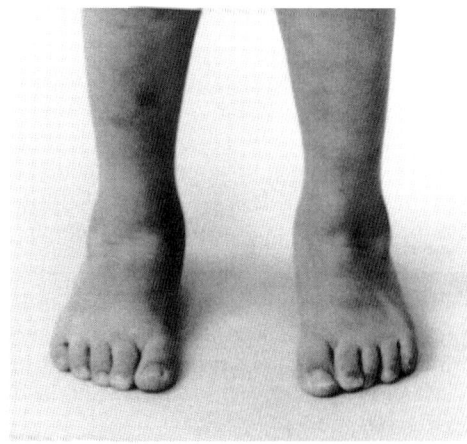
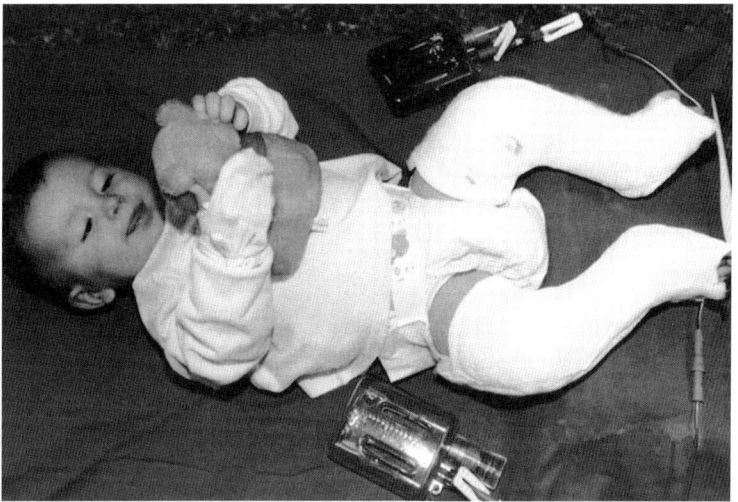

**Abb. 68:** Gipsversorgung nach Klumpfußoperation
a) Klumpfuß beidseits bei einem 2jährigen Kind.
b) Gespaltener Oberschenkelgips mit Wunddrainage.
c) Korregierter Zustand im Alter von 6 Jahren.

übungen den Talus zu reponieren versuchen (in Frankreich nach Guillaume, in Deutschland nach Zukunft-Huber).

Mit **konservativer Redression** und Gipsfixation oder auch Gymnastik allein gelingt es nur bei einem Teil der Deformitäten wie der Klumphaltung und dem nicht-kontrakten Klumpfuß eine vollständige Korrektur zu erzielen. Das Gros der kontrakten Klumpfüße benötigt auch nach sorgfältig durchgeführter Redressionsbehandlung oder krankengymnastischer Manipulation einer operativen Korrektur.

Ziel der **Operation** ist es, das in Fehlstellung verharrende Sprungbein in die gewünschte Position zwischen Fersenbein, Schienbein und Kahnbein zu bringen. Der sorgfältig geplante Eingriff an den Weichteilen beinhaltet immer eine Verlängerung der Achillessehne (**Achillotenotomie**), eine Verlängerung des Tibialis posterior-Ansatzes und vor allem eine

Lösung der verkürzten inneren und äußeren Sprunggelenkskapsel. Erst danach ist meistens die vollständige Reposition des Talus zwischen Tibia und Calcaneus möglich. Erreicht wird dies durch eine **hintere, mediale und laterale Arthrolyse** wie dies z. B. mit dem Cincinnati-Schnitt möglich ist. Postoperativ ist eine sehr intensive Bewegungsgymnastik erforderlich um eine gute Abrollfähigkeit und die Wiederherstellung der muskulären Kraft in den verlängerten Sehnen sicherzustellen *(Abb. 68 c auf S. 157)*. Für 6 Monate bis 1 Jahr wird während der Ruhezeiten eine Lagerungsschiene getragen.

> **Pflege:** Schon vor der Operation sollten die Familien in die Hautmassage und Cremung eingewiesen sein. Dies erleichtert das operative Vorgehen und ist besonders wichtig bei Rezidivoperationen. Kinder, die eine Klumpfußoperation erhalten haben, kommen in der Regel mit einem gespaltenen Oberschenkelliegegips auf die Station *(Abb. 68 b auf S. 157)*. Während der Narkose erhalten die meisten Kinder eine zusätzliche Kaudalanästhesie zur Einsparung von Schmerzmitteln während und nach der Narkose. Bei beidseitigen Klumpfüßen wird von unseren anästhesiologischen Kollegen ein kaudaler Dauerkatheter gelegt, der zwei bis vier Tage verbleibt. Zwei Tage postoperativ wird der Gips gewechselt. Bei liegendem Kaudalkatheter ist das Drainageziehen erleichtert. Ansonsten bedienen wir uns der Analgoanästhesie z.B. mit Dormicum®.
> Bei Rezidivoperation der meist älteren Kinder werden die allfälligen Gipswechsel bevorzugt in Narkose durchgeführt. Falls bei der Operation der Haut wegen die volle Korrektur noch nicht möglich war, wird in Etappen bei mehreren Gipswechseln nachkorregiert, bis die angestrebte Stellung erreicht ist.
> Die Entlassung nach Hause erfolgt üblicherweise 4–5 Tage postoperativ. Zu diesem Zeitpunkt haben die Pflegekräfte die Mutter oder Eltern in die Pflege eines Kindes mit Oberschenkelgips nach Klumpfußoperation eingewiesen. Für die Zeit zu Hause wird am Gips ein Wundfenster angebracht. Zu Hause werden Wundinspektionen durch verantwortliche Eltern oder den Hausarzt vorgenommen. 4 Wochen postoperativ wird ein Abguss für eine Nachtschiene (bei uns Kopenhagener Schiene) genommen, die dann 6 Wochen post OP zur Verfügung steht. Nach der endgültigen Gipsabnahme erfolgen Cremen und sanftes Manipulieren des Fußes. Je nach Alter werden schon Schuhe angezogen. Die gymnastische Behandlung muss sich an die operative Versorgung anschließen.

## 15.3 Knick-Senkfuß

Der Knick-Senkfuß ist eine häufig gefundene **Belastungsdeformität**. Je nach Alter und Ausprägung kann ein Haltungs-, Stellungs- oder Formfehler vorliegen.

**Klinik:** Beim **Haltungsfehler** besteht eine Abweichung der Fersenachse gegenüber dem Unterschenkel nach außen. Der Innenknöchel springt weit vor. Bei aktiver Aufrichtung und beim Gehen ist die Fehlhaltung aufgrund der Muskelanspannung gebessert. Dieser Haltungsfehler geht praktisch immer mit Bänderschwäche auch in anderen Gelenken einher, insbesondere finden sich gleichzeitig immer ein X-Knie.

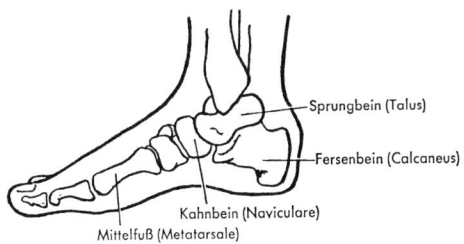

**Abb. 69:** Fußgewölbe
a) Normalzustand

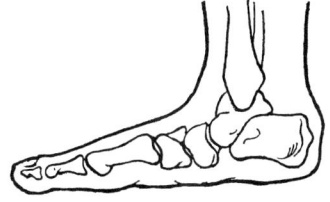

b) Knick-Plattfuß mit Durchsinken des Fußgewölbes

Bei Knickfuß als **Stellungsfehler** kommt es schon am unbelasteten Fuß zum Vorspringen des Innenknöchels und zur Abflachung des medialen Fußgewölbes. Der Talus springt nach innen vor, der Vorfuß ist abduziert. Beim Gehen treten die Erscheinungen noch stärker hervor (Abb. 69).

Als **Formfehler** finden wir beim Kind den Knick-Plattfuß selten, es sei denn, er ist durch neurologische Störungen, wie bei der ICP, der Poliomyelitis oder der Spina bifida cystica verursacht.

Der erworbene Knick-Senkfuß resultiert aus einem Missverhältnis zwischen Leistungsfähigkeit des Fußgewölbes und tatsächlicher Belastung. Als Ursachen kommen hierfür die Muskelhypotonie und Knochenschwäche bei der Rachitis, eine konstitutionelle Bindegewebsschwäche mit Schlaffheit der Gelenkkapsel, Muskelschwäche bei unzureichendem Schuhwerk und neurologische Störungen in Frage.

**Therapie:** Eine aktive Muskelkräftigung durch Fußgymnastik und Barfußgehen auf weichem Boden werden in der Regel den Stellungsfehler korrigieren. Nur im Ausnahmefall wird man sich beim kindlichen Knick-Senkfuß zur Versorgung mit Einlagen entschließen. Bei Kleinkindern ist darauf zu achten, dass das Fettpolster der Fußsohle leicht einen Knick-Plattfuß vortäuschen kann.

## 15.4 Knick-Plattfuß des Jugendlichen und Erwachsenen

Zur Ausbildung eines kontrakten Knick-Plattfußes mit völligem Durchsinken des Längsgewölbes kommt es häufig erst bei in der Berufsausbildung stehenden Jugendlichen (Lehrlingsplattfuß).

**Klinik:** Der Vorfuß ist abduziert, der Fuß in Pronation fixiert. Bei Pro- und Supinationsübungen treten Schmerzen auf. Auftreten und Abrollen bereiten Beschwerden. In der Innenseite des unteren Sprunggelenkes kommt es nicht selten zu entzündlicher Überwärmung. Die Pro- und Supinatoren des Fußes sind verspannt. Beruhen die Beschwerden auf einer Insuffizienz der Fußmuskulatur, so wird man von einem Haltungsfehler sprechen. Haben jedoch die Bänder nachgegeben und ist es zu einer völligen Verschiebung des Skelettes gekommen, so muss dies als Stellungsfehler oder aber als Formfehler bezeichnet werden. Eine aktive Aufrichtung ist dann nicht mehr möglich. Ist es einmal zur völligen Ausbildung des Plattfußes gekommen, so werden die Beschwerden geringer und hören ganz auf („Das Plattfüßigwerden macht Beschwerden, das Plattfüßigsein nicht").

**Therapie:** Durch prophylaktische Maßnahmen sollte die Entstehung dieses Zivilisationsschadens verhindert werden. Hierzu gehört das Tragen geeigneter Kinderschuhe ohne Zeheneinengung, ohne starre Sohle, ohne zu hohe und zu enge Schnürschäfte, ohne eingebaute Versteifungen. Beim Vorliegen eines schmerzenden kontrakten Knick-Plattfußes muss durch eine Ruhigstellung im Gehgipsverband bei gleichzeitiger Verordnung von entzündungshemmenden und abschwellenden Medikamenten ein Abklingen des akuten Stadiums angestrebt werden. Eine genau angepasste Einlagenversorgung wird den Beschwerden abhelfen.

## 15.5 Diabetischer Fuß

Langandauernde Stoffwechseldisregulation bei schlecht eingestellten Diabetikern führt im Laufe der Jahre zu einer Fußwurzelnekrose mit Absinken des Längsgewölbes und Plattfußbildung. Die diabetische Angiopathie und die diabetische Neuropathie werden gleichermaßen dafür verantwortlich gemacht. Die fortschreitende Nekrose der Gewölbeanteile Talus, Navikulare Cuneiforme I, Kuboid, aber auch am Metatarsaleköpfchen führt nicht selten zum Mal perforant.

**Röntgen:** Die diabetische Arthropathie zeigt sich vor allem in Form von Nekrosen der Fußwurzel und Metatarsaleknochen mit Verlust des Gewölbes.

**Therapie:** Die Heilungschancen nach Einsetzen der Nekrosen sind beschränkt. Am besten helfen optimal einbettende orthopädische Schuhe, die sanft dem Absinken des Gewölbes entgegenwirken. Nach Auftreten eines Mal perforant wird man zunächst durch Wundpflege und Entlastung Zeit gewinnen wollen. Falls die Nekrose zunimmt, bleibt nur die Amputation. Die Amputationsgrenze wird vom Gefäßstatus bestimmt und muss im schlimmsten Fall sogar im Oberschenkel erfolgen. Allzuoft heilen distal durchgeführte Amputationen nicht genügend, das scheibchenweise Amputieren ist tunlichst zu vermeiden.

## 15.6 Spreizfuß

Die **Abflachung des Quergewölbes** zwischen Metatarsus I und V mit Scheitel bei Metatarsus II und III ist für den Spreizfuß charakteristisch. Der 2. und 3. Mittelfußstrahl bilden dann den tiefsten Punkt der Sohle. Aus diesem Grund entstehen über dem 2. und 3. Mittelfußköpfchen harte Schwielen. Als sekundäre Folge kommt es meist zu einer Hallux valgus-Bildung der Großzehe.

**Klinik:** Beschwerden fehlen insbesondere bei Kindern über längere Zeit ganz. Später treten sie dann unter dem 2. und 3. Mittelfußköpfchen im Vorfußbereich auf. Schmerzen bereitet in späteren Stadien vor allem der spreizfußbedingte Hallux valgus.

**Therapie:** Neben allgemeinen Fußkräftigungsübungen kann man durch Spreizfußverbände und Maßeinlagen zur Stützung des vorderen Quergewölbes beitragen. Operative Maßnahmen kommen lediglich zur Behandlung des Hallux valgus in Frage.

## 15.7 Hohlfuß

Der Hohlfuß mit hochgesprengtem Fußgewölbe und hohem Spann ist ausgesprochen leistungsfähig und kommt nicht selten familiär vor.

**Klinik:** Schwerwiegend ist lediglich der aufgrund nervaler Störungen entstehende **Klauenhohlfuß**. Bei diesem steht die Ferse meist in Supination, am Fußrücken bilden sich schmerzhafte, im Schuh drückende Fußhöcker aus. Der Klauenhohlfuß wird häufig in Zusammenhang mit einer Spina bifida occulta, einer Friedreich-Ataxie oder einer neuralen Muskelatrophie gefunden.

**Therapie:** Während der leichte Hohlfuß keinerlei Behandlung bedarf, verlangt ein ausgeprägter Ballen- oder Klauenhohlfuß meist orthopädisches Schuhwerk. Bei schmerzhaften Exostosen müssen diese abgetragen werden. Eine starke Supinationsstellung der Ferse wird möglicherweise durch eine Calcaneusosteotomie korrigiert werden, um so einen belastungsfähigen und plantigraden Fuß zu erhalten.

## 15.8 Hackenfuß

Der Hackenfuß beim Neugeborenen ist eine relativ harmlose, häufig anzutreffende Besonderheit. Streichelgymnastik in Richtung Spitzfuß, gelegentlich unterstützt durch eine abnehmbare Gipslonguette, lassen diese Besonderheiten rasch verschwinden.
Der Neugeborenenhackenfuß hat nichts zu tun mit dem lähmungsbedingten Hackenfuß. Bei Ausfall des M. triceps surae, bei Poliomyelitis oder Spina bifida cystica kommt es zu einer Steilstellung des Calcaneus, so dass der Kranke nur auf den Hacken gehen kann. Mit Fortschreiten des Leidens kommt es zur Ausbildung eines Hackenhohlfußes, bei dem der plantarflektierte Vorfuß kaum noch den Boden berührt. Der Gang ist stampfend.

**Therapie:** Orthopädische Schuhe oder Stiefelschienen müssen die Lähmung kompensieren. Durch eine Sehnenplastik können Fußheber, aber auch Pro- und Supinatoren auf die Achillessehne zurückverlegt werden, um so die Tricepsfunktion zu ersetzen. Nach Abschluß des Wachstums kann nur durch eine Keilresektion aus dem unteren Sprunggelenk eine bessere Auftrittsfläche erreicht werden.

## 15.9 Sichelfuß

Synonym: Pes metatarsus varus congenitus, Pes adductus
Der Sichelfuß besteht zum Teil bei der Geburt, wird häufiger aber erst nach einigen Lebenswochen entdeckt. Der Vorfuß ist wie beim Klumpfuß in Adduktionsstellung, die Großzehe ist weit nach medial abgespreizt. Der Rückfuß findet sich dagegen in einer leichten Valgusstellung. Die Zehenbeuger überwiegen und sind kurz.

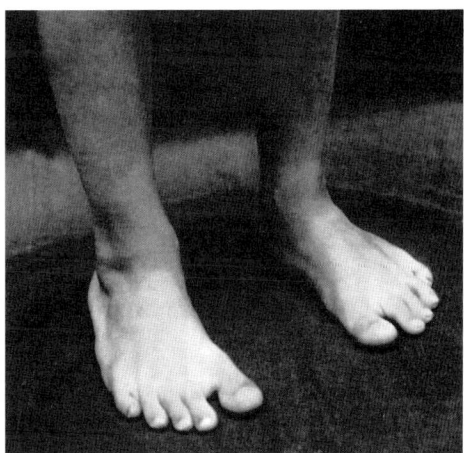

**Abb. 70:** Sichelfuß und Spreizfuß bei 8jährigem.

**Therapie:** Frühzeitige, regelmäßige Redressionsübungen, unterstützt durch eine gepolsterte Gipsschale, die bis zum Oberschenkel reicht und 22 Stunden pro Tag getragen wird, lassen diese Deformität innerhalb von 2–3 Monaten verschwinden. Unbehandelt bleibt der Sichelfuß bis ins spätere Kindesalter hinein als kosmetische Deformität bestehen, im Schuh bleibt diese harmlose Besonderheit verborgen.

## 15.10 Hallux valgus

Es handelt sich um eine Abknickung der Großzehe nach der Kleinzehenseite hin, um eine X-Großzehe. Nicht selten überlagert die Großzehe dabei die benachbarte 2. Zehe. Die Hallux valgus-Deformität ist eine Folgeerscheinung eines Spreizfußes. Bei fortgeschrittenem Zustand kommt es meist zu arthrotischen Veränderungen im Großzehengrundgelenk und nicht selten zu Entzündungserscheinungen und Druckstellen über dem weit zum inneren Fußrand vorspringenden Köpfchen des 1. Mittelfußstrahls. Der Hallux valgus ist eine typische Frauenerkrankung, enge Schuhe, enge Socken und hohe Absätze werden hiermit in Zusammenhang gebracht *(Abb. 71)*.

**Therapie:** Bei jüngeren Patientinnen wird man häufig mit einer adäquaten Schuhversorgung die Beschwerden bessern können. Bei älteren Patientinnen mit ausgeprägter Hallux valgus-Bildung, arthrotisch degenerativen Veränderungen und Entzündungserscheinungen an diesem Überbein kann nur durch eine operative Korrektur Erleichterung gebracht werden. Die Methode nach Brandes, bei der ein Drittel des Großzehengrundgelenkes reseziert und gleichzeitig die Exostose über dem Mittelfußköpfchen abgetragen wird, bringt die besten Erfolge.

## 15.11 Hammerzehe

Eine Beugekontraktur im Endgelenk der Zehen wird als Hammerzehe bezeichnet. Meist ist das Zehengrundgelenk über-

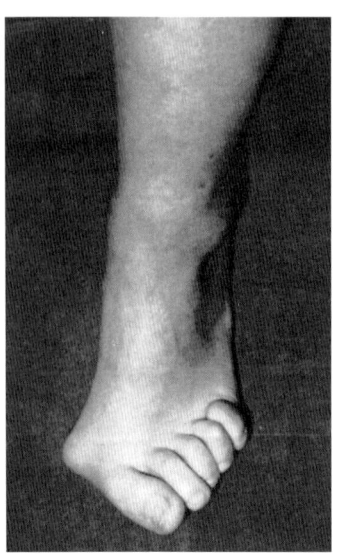

a) Hammerzehen 2–5.

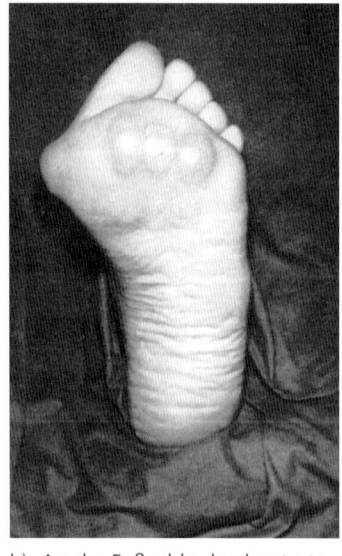

b) An der Fußsohle durchgetretene Mittelfußköpfchen

**Abb. 71:** Hallux valgus

streckt und kann subluxiert werden. Gewöhnlich bilden sich eine schmerzhafte Schwiele und ein Hühnerauge über der Zehenkuppe (**Clavus**).

**Therapie:** Bei geringen Beschwerden wird man durch Verband, Filzring und Gummipolster die schmerzhaften Clavi abdecken. Bei ausgeprägten Beschwerden hilft am besten die Köpfchenresektion der Grundphalangen nach Hohmann mit gleichzeitiger Raffnaht der Strecksehne. Nach einer Fixation mit einem Heftpflasterverband über 2 Wochen ist rasch Beschwerdefreiheit zu erzielen.

## Segmentale und periphere Innervation der Muskeln von Th 1 - S 5

| Muskel | BWK Segm. | Th 1 | 2 | 1. 2. 3. 3 | 3. 4. 4 | 4. 5. 5 | 5. 6. 6 | 6. 7. 7 | 7. 8. 8 | 8. 9. 9 | 9. 10. 10 | 10. 11. 11 | 12 | L1 | L2 | L3 | Nerv |
|---|---|---|---|---|---|---|---|---|---|---|---|---|---|---|---|---|---|
| Mm. intercostales externi et interni | | ■ | ■ | ■ | ■ | ■ | ■ | ■ | ■ | ■ | ■ | ■ | | | | | Rr ventrales nn. thoracicorum et mm. intercostales |
| M. obliquus externus abdominis | | | | | | ■ | ■ | ■ | ■ | ■ | ■ | ■ | ■ | | | | Rr ventrales nn. thoracicorum |
| M. rectus abdominis | | | | | | ■ | ■ | ■ | ■ | ■ | ■ | ■ | ■ | | | | Rr ventrales nn. thoracicorum |
| M. transversus abdominis | | | | | | | | | ■ | ■ | ■ | ■ | ■ | ■ | | | Rr ventrales nn. thoracicorum (N. iliohypogastricus et N. ilioinguinalis) |
| M. obliquus internus abdominis | | | | | | | | | | ■ | ■ | ■ | ■ | ■ | | | Rr ventrales nn. thoracicorum |
| M. quadratus lumborum | | | | | | | | | | | | | ■ | ■ | ■ | ■ | N. intercost. XII et plex lumbalis |

Rechts Datum

Links Datum

| Muskel | BWK,LWK Segm. | 10. Th 12 | 11. L1 L2 L3 | 12. L4 L5 | 1.LWK S1 S2 S3 | 2.LWK S4 S5 | Nerv |
|---|---|---|---|---|---|---|---|
| M. iliopsoas | | | ■ ■ ■ | | | | N. femoralis |
| M. sartorius | | | ■ ■ ■ | | | | N. femoralis |
| M. gracilis | | | ■ ■ | | | | N. obturatorius |
| Mm. adductores | | | ■ ■ ■ | | | | N. obturatorius et N. femoralis |
| M. quadriceps femoris | | | ■ ■ | ■ | | | N. femoralis |
| M. tibialis anterior | | | | ■ ■ | | | N. peronaeus profundus |
| M. tensor fasciae latae | | | | ■ ■ | | | N. glutaeus superior |
| M. tibialis posterior | | | | ■ ■ | | | N. tibialis |
| Mm. rot. ext. cox. | | | | ■ ■ | ■ | | N. plexus sacralis et N. obtur. ext. |
| M. glutaeus medius et min. | | | | ■ ■ | ■ | | N. glutaeus superior |
| M. semitendinosus | | | | ■ ■ | ■ | | N. tibialis |
| M. semimembranosus | | | | ■ ■ | ■ | | N. tibialis |
| M. extensor hallucis longus | | | | ■ | ■ | | N. peronaeus profundus |
| M. extensor digitorum longus | | | | ■ | ■ | | N. peronaeus profundus |
| M. peronaeus brevis | | | | ■ | ■ | | N. peronaeus superficialis |
| M. peronaeus longus | | | | ■ | ■ | | N. peronaeus superficialis |
| M. glutaeus maximus | | | | | ■ ■ | | N. glutaeus inferior |
| M. biceps femoris | | | | | ■ ■ | | N. ischiadicus |
| M. triceps surae | | | | | ■ ■ | | N. tibialis |
| M. flexor digitorum l. et b. | | | | | ■ ■ | | N. tibialis/N. plantaris, med. |
| M. flexor hallucis l. et b. | | | | | ■ ■ | | N. tibialis/N. plantaris |
| Mm. lumbricales | | | | | ■ ■ | | N. plantaris medialis |
| Mm. interossei | | | | | ■ ■ | | N. plantaris lateralis |
| Erectio | | | | | | ■ ■ | N. pudendalis |
| Ejaculatio | | | | | | ■ ■ | N. pudendalis |
| M. sphincter vesicae | | | | | | ■ ■ | N. pudendalis |
| M. sphincter ani | | | | | | ■ | Nn. rectales inferiores |

Bemerkungen:

**Abb. 72:** Erfassungsbogen zum neurologischen Status
a) Vorderseite

## Segmentale und periphere Innervation der Muskeln von C2 - Th 1

| Muskel | HWK Segm. C2 | 3. C3 | 4. C4 | 5. C5 | 6. C6 | 7. C7 | C8 | Th1 | Nerv |
|---|---|---|---|---|---|---|---|---|---|
| M. trapezius | ■ | ■ | | | | | | | N. occipitalis minor et N. accessorius |
| M. sternocleidomastoideus | ■ | ■ | | | | | | | N. accessorius |
| Diaphragma | | ■ | ■ | ■ | | | | | N. phrenicus |
| M. levator scapulae | | ■ | ■ | ■ | | | | | N. dorsalis scapulae |
| Mm. rhomboides | | | ■ | ■ | | | | | N. dorsalis scapulae |
| M. supraspinatus | | | ■ | ■ | ■ | | | | N. suprascapularis |
| M. infraspinatus | | | ■ | ■ | ■ | | | | N. suprascapularis (manchmal auch N. axillaris) |
| M. teres minor | | | | ■ | ■ | | | | N. axillaris |
| M. deltoideus | | | | ■ | ■ | | | | N. axillaris |
| M. biceps brachii | | | | ■ | ■ | ■ | | | N. musculocutaneus (manchmal auch N. medianus) |
| M. brachioradialis | | | | ■ | ■ | ■ | | | N. radialis |
| M. supinator | | | | ■ | ■ | ■ | | | N. radialis |
| M. serratus anterior | | | | ■ | ■ | ■ | ■ | | N. thoracicus longus |
| M. extensor carpi radialis | | | | | ■ | ■ | ■ | | N. radialis |
| M. pectoralis major | | | | ■ | ■ | ■ | ■ | ■ | Nn. thoracici ventrales (manchmal auch N. axillaris) |
| M. teres major | | | | | ■ | ■ | ■ | | N. musculocutaneus |
| M. pronator teres | | | | | ■ | ■ | ■ | | N. medianus |
| M. pectoralis minor | | | | | | ■ | ■ | ■ | Nn. thoracici ventrales |
| M. latissimus dorsi | | | | | | ■ | ■ | ■ | N. thoracodorsalis |
| M. extensor digitorum communis | | | | | | ■ | ■ | ■ | N. radialis |
| M. triceps brachii | | | | | | ■ | ■ | ■ | N. medianus |
| M. flexor carpi radialis | | | | | | ■ | ■ | ■ | N. radialis |
| M. abductor pollicis longus | | | | | | ■ | ■ | ■ | N. radialis |
| M. extensor pollicis brevis | | | | | | ■ | ■ | ■ | N. radialis |
| M. opponens pollicis | | | | | | ■ | ■ | ■ | N. medianus |
| M. flexor pollicis brevis | | | | | | ■ | ■ | ■ | N. medianus et N. ulnaris |
| M. extensor carpi ulnaris | | | | | | ■ | ■ | ■ | N. radialis |
| M. extensor pollicis longus | | | | | | ■ | ■ | ■ | N. radialis |
| M. extensor indicis proprius | | | | | | ■ | ■ | ■ | N. radialis |
| M. abductor pollicis brevis | | | | | | ■ | ■ | ■ | N. medianus |
| M. flexor carpi ulnaris | | | | | | ■ | ■ | ■ | N. ulnaris |

Erfassungsbogen zum neurologischen Status

| | | |
|---|---|---|
| M. flexor digitorum superficialis | | N. medianus |
| M. pronator quadratus | | N. medianus |
| M. palmaris longus | | N. medianus |
| M. flexor digitorum profundus | | N. medianus et N. ulnaris |
| M. flexor pollicis longus | | N. medianus |
| M. adductor pollicis | | N. ulnaris |
| Mm. interossei dorsales | | N. ulnaris |
| Mm. interossei ventrales | | N. ulnaris |
| Mm. lumbricales I/II | | N. medianus |
| Mm. lumbricales III/IV | | N. ulnaris |

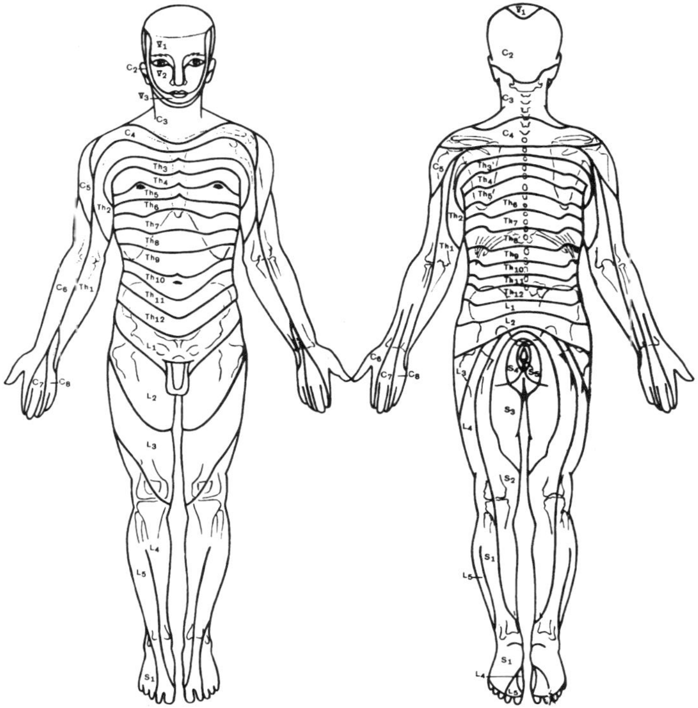

**Abb. 72:** Erfassungsbogen zum neurologischen Status
b) Rückseite

# 16 Wiederholungsaufgaben zum Wissensstand

**Aufgabe 1**

Wie heißt der hakenförmige knochige Sporn mit einem knorpeligen Pilzkopf, der im metaphysären Bereich gewachsen ist?

**Aufgabe 2 a und b**

a) Nennen Sie den gutartigen zystischen Tumor, der im körpernahen oder körperfernen Anteil von Humerus, Femur, Tibia oder Fibula liegt.
b) Dieser Tumor wird bei Kindern häufig erst nach Auftreten einer typischen Folgeerscheinung entdeckt. Um welche handelt es sich?

**Aufgabe 3**

Folgende Symptome zeigen sich: Eine langsam zunehmende schmerzhafte Schwellung in der Mitte eines langen Röhrenknochens eines Kindes mit gleichzeitig erhöhter BSG, eine Leukozytose sowie eine röntgenologisch feststellbare Zerstörung der Corticalis mit strahlenförmig angeordneten Spiculae. Welche Erkrankung liegt vermutlich vor?

**Aufgabe 4 a und b**

a) Nennen Sie die bevorzugte Lokalisation des Osteosarkoms.
b) Die Therapie des Osteosarkoms beinhaltet zwei Prinzipien. Nenne Sie die beiden.

**Aufgabe 5**

Welcher an verschiedenen Stellen auftretende osteolytische Knochentumor zeigt pathologisch erhöhte Bence-Jones-Eiweißkörper?

**Aufgabe 6**

Nennen Sie mindestens zwei Beispiele von ins Skelett metastasierenden Tumoren.

**Aufgabe 7**

Wie heißt der zystische gelenknahe Tumor, der vor allem junge Erwachsene trifft, potentiell bösartig ist und metastasieren kann?

**Aufgabe 8**

Nennen sie den Namen des Tumors, der vor allem im Schädeldach und den Röhrenknochen auftritt und viele eosinophile Zellen enthält.

**Aufgabe 9**

Welches ist der häufigste Erreger bei hämatogener Osteomyelitis?

**Aufgabe 10**

Bei der hämatogenen Ausstreuung von Eitererregern kommt es bevorzugt zum Befall der langen Röhrenknochen. Welche Strukturen sind betroffen?

## Aufgabe 11
Nennen Sie die zwei wichtigen therapeutischen Maßnahmen nach Stellung der Diagnose „Osteomyelitis".

## Aufgabe 12
Welche zwei Skelettabschnitte werden bevorzugt von Tuberkulose befallen?

## Aufgabe 13
Wie nennt man einen eitrigen Erguss in einem Gelenk?

## Aufgabe 14
Beim Auftreten eines akuten rheumatischen Fiebers mit Gelenkentzündung ist immer an eine Beteiligung zweier wichtiger Organe zu denken – welche?

## Aufgabe 15
Welche Erkrankung liegt vermutlich bei einer Frau Mitte Dreißig vor, bei der Spannungsgefühl, Schwellung und Morgensteifigkeit im Bereich der Hände auftreten?

## Aufgabe 16
Für welche Erkrankung ist eine akute Schmerzattacke in einem Großzehengrundgelenk nach einer großen Fleischmahlzeit typisch?

## Aufgabe 17 a, b und c
a) Ein 8jähriger Junge fängt bei geringer Belastung an zu hinken, klagt über Schmerzen an Knie und Hüfte, das Trendelenburg-Zeichen ist positiv. Welche Erkrankung liegt vermutlich vor?
b) Auf Röntgenbildern des Hüftgelenks kann man drei Phasen der Erkrankung unterschieden. Nennen Sie diese.
c) Die Prognose dieser Krankheit wird von verschiedenen, am Kopf auftretenden Risikozeichen bestimmt. Zählen Sie diese Risikozeichen auf.

## Aufgabe 18
Bei einem 15jährigen übergewichtigen Jungen treten nach einem geringfügigen Trauma plötzliche Knie und Hüftschmerzen auf, er hinkt oder kann gar nicht mehr auftreten. Welche Erkrankung liegt wahrscheinlich vor?

## Aufgabe 19 a und b
a) Wie nennt man umgangssprachlich das schalenförmige Knorpel-Knochenstück, das im Rahmen einer Osteochondosis dissecans in einem Gelenk wandern und zu Einklemmungserscheinungen führen kann?
b) Wie heißt die röntgenologisch feststellbare Einbuchtung im Gelenk, aus der dieses Knorpel-Knochenstück stammt?

## Aufgabe 20
Die Scheuermann-Krankheit ist eine aseptische Nekrose der Wirbelkörper und geht mit trapezoid keilförmiger Deformierung derselben einher. Welche Folgeerscheinung bildet sich klinisch aus?

## Aufgabe 21a und b
a) Die Poliomyelitisviren befallen die Vorderhornzellen des Rückenmarks. Zu welcher klinischen Erscheinung kommt es deshalb?
b) Bei einseitiger Beinlähmung resultiert durch den Ausfall der Muskelfunktionen eine Minderung des Wachstums. Welche Folge stellt sich ein?

## Aufgabe 22 a und b

Welches Osteosynthesegerät verwendet man heute vorzugsweise bei Verlängerungsoperationen
a) des Unterschenkels?
b) des Oberschenkels?

## Aufgabe 23

Eine infantile Zerebralparese entsteht infolge einer intrauterinen Schädigung des kindlichen Gehirns. Nennen Sie drei Ursachen für diesen Schaden.

## Aufgabe 24

Wodurch ist eine Hirnschädigung nach der Geburt möglich? Nennen Sie zwei Beispiele.

## Aufgabe 25

Bei einem Schlag mit der flachen Hand neben das Kopfkissen eines auf dem Rücken liegenden Neugeborenen reagiert das Kind mit einer raschen Bewegung des Kopfes einschließlich Abspreizung und Streckung von Armen, Händen und Fingern. Wie nennt man diese Reaktion?

## Aufgabe 26 a – d

Bei einer infantilen Zerebralparese können Körper und Gliedmaßen in unterschiedlicher Kombination betroffen sein. Nennen Sie die griechischen Fachbegriffe für die Parese
a) aller vier Gliedmaßen
b) von zwei Gliedmaßen
c) einer Körperhälfte
d) einer einzigen Gliedmaße.

## Aufgabe 27

Welche Erkrankung vermuten Sie bei einem vierjährigen Jungen, der eine Schwäche beim Hochkommen aus der Hocke zeigt und eine ungewöhnlich dicke Wade aufweist?

## Aufgabe 28

Wie heißt die Krankheit, bei der Kinder mit starren Gelenken und fehlgestellten Händen und Füßen geboren werden?

## Aufgabe 29

Bei Vorliegen einer Querschnittslähmung drohen Komplikationen an der Haut, am Knochen, an der Blase, an den Venen. Nennen Sie drei davon.

## Aufgabe 30

Mit Myelomeningocele bzw Spina bifida cystica geborene Kinder haben vielseitige Probleme:
a) Welche Körperregionen sind durch die neurologischen Ausfälle (Lähmungen) hauptsächlich betroffen?
b) Welche Beeinträchtigung besteht bei den ableitenden Harnwegen?
c) Zu welcher Folgeerscheinung führt die Überproduktion von Hirnwasser bzw. dessen mangelnde Reserption?

## Aufgabe 31

Wodurch entsteht ein Lähmungsklumpfuß? Nennen Sie zwei Ursachen.

## Aufgabe 32

Welcher Muskelgruppe ist beim Lähmungshackenfuß gelähmt?

## Aufgabe 33

Nennen Sie zwei Ursachen für eine Armplexuslähmung beim Kind und beim Erwachsenen.

## Aufgabe 34 a und b

Wie heißt der Fachbegriff für die
a) obere Plexuslähmung mit Ausfall des Deltamuskels, des M. supraspinatus, des M. biceps, des M. brachialis sowie des M. brachioradialis?
b) untere Plexuslähmung mit Ausfall der Finger- und Handmuskeln?

## Aufgabe 35 a und b

Die Paget-Erkrankung
a) geht mit einer Verbiegung des Femurs einher. Dies führt zur Ausbildung einer Coxa vara. Nennen Sie den Begriff für diese Erkrankung.
b) zeigt am Becken typischerweise das tiefe Eintreten von Hüftkopf und Pfanne in das Becken. Wie heißt dieses Phänomen?

## Aufgabe 36

Wie heißt der proportionierte Zwergwuchs mit verhältnismäßig kurzen Gliedmaßen, übergroßem Kopf, sattelförmiger Nase sowie starker O-Bildung der Beine?

## Aufgabe 37 a und b

a) Welcher Mangel liegt einer Rachitis zugrunde?
b) Wie kommt es zu diesem Mangel?

## Aufgabe 38

Mehrere klinische Symptome weisen auf eine Rachitis hin. Nennen Sie drei Beispiele.

## Aufgabe 39

Bei Osteoporose liegt die Störung des Gleichgewichtes zwischen zwei Prozessen vor. Nennen Sie diese beiden Vorgänge!

## Aufgabe 40

Welcher ätiologische Befund findet sich bei der Osteomalazie?

## Aufgabe 41

Zu einem Schiefhals kann es durch verschiedene Ursachen kommen. Nennen Sie zwei.

## Aufgabe 42 a und b

Die Skoliose ist eine Seitverbiegung der Wirbelsäule
a) Welche zwei Befunde kann man an der Wirbelsäule erheben?
b) Welches ist das wichtigste klinische Merkmal einer Thorakalskoliose?

## Aufgabe 43

Bei einer Skoliose ist die Wirbelsäule nicht kyphosiert. Wie heißt die der Kyphose entgegengesetzte Wirbelsäulenverformung in der sagittalen Ebene?

## Aufgabe 44

Welche Seite ist bei der Säuglingsskoliose in der Regel konvex?

## Aufgabe 45

Welche Folgeerscheinung zieht eine Lyse der Interartikularportion (Spondylolyse) im lumbo-sacralen Bereich über kurz oder lang nach sich?

## Aufgabe 46

An welchen beiden Abschnitten der Wirbelsäule treten degenerative Veränderungen besonders auf?

## Aufgabe 47 a und b

Nennen Sie die Fachbegriffe für
a) den Austritt von Bandscheibengewebe durch den Faserring
b) das Vordrängen des Bandscheibengewebes bei erhaltenem Faserring.

## Aufgabe 48 a und b

a) Wie heißen die plötzlichen Lendenschmerzen bei akutem Bandscheibenvorfall?
b) Wie nennt man das dazu gehörende Ausweichen der Wirbelsäule?

## Aufgabe 49

Welche Erkrankung befällt bevorzugt Männer mittleren Alters und führt zu einer fortschreitenden Einsteifung der Wirbelsäule mit Kyphosierung?

## Aufgabe 50

Wodurch wird eine schmerzhafte Schulter-Arm-Erkrankung in der Mehrzahl der Fälle hervorgerufen?

## Aufgabe 51

Wenn eine einmalige traumatische Schultergelenksluxation unzureichend behandelt wird, kommt es aufgrund der Schulteranatomie und der Zerreißung der Gelenkkapsel nicht selten zu einer bestimmten Folgeerscheinung – zu welcher?

## Aufgabe 52

An wiederholte Überanstrengungen der Streckmuskeln können sich lokale Empfindlichkeit und Druckschmerz an der Ursprungsstelle der Strecksehne am Epicondylus humeri einstellen. Wie heißt diese Erkrankung?

## Aufgabe 53 a – d

Bei den Missbildungen der Gliedmaßen gibt es verschiedene Formen. Nennen Sie im Anschluss an die Beschreibung den jeweiligen Fachbegriff.
a) Alle Gliedmaßen fehlen.
b) Das äußere Bild der Gliedmaßenfehlbildung entspricht einer Amputation.
c) Rudimentäre Hand-, Ober- oder Unterarmreste, Unterschenkel- oder Fußreste setzen unmittelbar an Schulter oder Becken an.
d) Die Röhrenknochen sind ganz oder teilweise defekt.

## Aufgabe 54

Welche klinische Erscheinung schließt sich an einen angeborenen Speichendefekt an?

## Aufgabe 55

Wie nennt man Verwachsungen von zwei oder mehr Fingern?

## Aufgabe 56

Wie heißt die Erkrankung, bei der der Medianusnerv unter dem Ligamentum transversum carpi komprimiert wird und sich als klinische Zeichen Schmerzen und Parästhesien in den vom Medianus versorgten Handbezirken einstellen?

## Aufgabe 57

Wie heißen Kontrakturen der Unterarm- und Handgelenksbeugemuskulatur mit Fingerdeformierung im Anschluss an eine supracondyläre Oberarmfraktur?

## Aufgabe 58

Nennen Sie drei wichtige Hinweise auf eine beginnende ischämische Kontraktur.

## 16 Wiederholungsaufgaben zum Wissensstand

### Aufgabe 59
Bei einer vegetativen Dysregulation kann es im Anschluss an eine distale Radiusfraktur oder an eine andere Verletzung zu einer reflektorischen Zirkulationsstörung und Knochenatropie an der Hand kommen. Wie heißt dieses Syndrom?

### Aufgabe 60
Die Navikuläre Pseudarthrose ist aus zwei Gründen häufig. Nennen Sie die beiden Ursachen.

### Aufgabe 61
Welche klinische Untersuchung hilft bei der Aufdeckung einer durch die Lendenlordose versteckten Hüftbeugekontraktur?

### Aufgabe 62 a – c
Zur Diagnostik werden unter anderem Beinlängenmessungen durchgeführt. Wie nennt man
a) den Abstand zwischen Trochanterspitze und Innenknöchel?
b) den Abstand zwischen Spina iliaca anterior superior und Innenknöchel?
c) den Vergleich der Beckenkammstellung am stehenden Patienten?

### Aufgabe 63
Zählen Sie drei klinische Zeichen auf, die auf eine einseitige Hüftgelenksverrenkung oder eine Dysplasie hinweisen.

### Aufgabe 64 a und b
a) Wie häufig ist, angegeben in %, die angeborene Hüftgelenksdysplasie?
b) Wie häufig ist, angegeben in ‰, die angeborene Hüftgelenksluxation?

### Aufgabe 65
Wie nennt man die Krankheit, die bei der Einrenkung einer Hüftgelenksluxation auftreten kann und mit einer Durchblutungsstörung einhergeht?

### Aufgabe 66
Wie groß ist der durchschnittliche Schenkelhals-Schenkelschaftwinkel?

### Aufgabe 67
Welche Erscheinungen gelten als präarthrotische Deformität am Hüftgelenk (4 Beispiele)?

### Aufgabe 68 a und b
Wie lautet der Fachbegriff für eine
a) O-förmige Verbiegung des Knies nach außen?
b) X-förmige Verbiegung des Knies nach innen?

### Aufgabe 69
Welche Verletzung resultiert am ehesten, wenn jemand bei feststehendem Unterschenkel und leicht gebeugtem Oberschenkel eine erzwungene abrupte Drehung im Kniegelenk durchführt?

### Aufgabe 70
Mit welcher Maßnahme wird man einer 70-jährigen, stark von Knieschmerzen geplagter Patientin am ehesten helfen können?

### Aufgabe 71
Wie heißt die Krankheit, die typischerweise bei jungen Mädchen auftritt und mit Schmerzen unter der Kniescheibe vor allem beim Treppab- bzw. Bergabgehen einhergeht?

## Aufgabe 72

Der angeborene Klumpfuß zeigt drei klinische Komponenten. Welche?

## Aufgabe 73

Welche klinischen Merkmale weisen auch bei optimaler Therapie auf einen gewesenen einseitigen Klumpfuß hin?

## Aufgabe 74

Ein langdauernder Diabetes mellitus zieht aufgrund der Gefäß- und Nervenbeeinträchtigung eine fortschreitende Fußwurzelnekrose mit durchsinkendem Gewölbe nach sich. Wie heißt diese Erscheinung?

## Aufgabe 75

Welches ist die wichtigste klinische Folgeerscheinung eines Spreizfußes an der Großzehe?

# 17 Lösungen der Wiederholungsaufgaben

**Zu Aufgabe 1**

Cartilaginäre Exostose.

**Zu Aufgabe 2 a und b**

a) Solitäre Knochenzyste.
b) Um die pathologische Fraktur.

**Zu Aufgabe 3**

Das Ewing-Sarkom.

**Zu Aufgabe 4 a und b**

a) Der körperferne Femur.
b) Chemotherapie und chirurgische Resektion bzw. Amputation.

**Zu Aufgabe 5**

Das Multiple Myelom bzw. Plasmozytom.

**Zu Aufgabe 6**

Wir bieten Ihnen sicherheitshalber vier Lösungen an: Es handelt sich um Prostata-, Bronchial-, Nieren- und Schilddrüsenkarzinome.

**Zu Aufgabe 7**

Riesenzelltumor.

**Zu Aufgabe 8**

Langerhans-Histiozytose X bzw Eosinophiles Granulom.

**Zu Aufgabe 9**

Der Staphylococcus aureus haemolyticus.

**Zu Aufgabe 10**

Bevorzugt die Metaphysen, seltener die Diaphysen.

**Zu Aufgabe 11**

Antibiotische Therapie und chirurgische Ausräumung.

**Zu Aufgabe 12**

Die Wirbelkörper und die gelenknahen Anteile der langen Röhrenknochen.

**Zu Aufgabe 13**

Empyem.

**Zu Aufgabe 14**

Herz (Myocarditis, Endocarditis) und Nieren (Glomerulonephritis).

**Zu Aufgabe 15**

Eine primär chronische Polyarthritis.

## Zu Aufgabe 16

Für den akuten Gichtanfall.

## Zu Aufgabe 17 a, b und c

a) Die Perthes-Krankheit.
b) Die Kondesation, Fragmentation und Regeneration
c) Kopfextrusion, Metaphysenbeteiligung, Osteochondrose, Ganzkopfbeteiligung.

## Zu Aufgabe 18

Eine Epiphyseolysis capitis femoris.

## Zu Aufgabe 19 a und b

a) Gelenkmaus.
b) Mausbett.

## Zu Aufgabe 20

Rundrücken (Kyphose) und leichte Skoliose.

## Zu Aufgabe 21 a und b

a) Zu motorischen Ausfällen.
b) Eine Beinlängendifferenz.

## Zu Aufgabe 22 a und b

a) Ringfixateur Typ Ilizarow.
b) Unilateraler Fixator extern, z. B. Orthofix.

## Zu Aufgabe 23

Wir bieten Ihnen vier Möglichkeiten an: Als Ursachen für die infantile Zerebralparese kommen Eklampsie, chemische Schädigung, mechanische Störung und Infektionserkrankungen der Mutter infrage.

## Zu Aufgabe 24

Auch hier sicherheitshalber eine größere Auswahl: Nachgeburtliche infantile Zerebralparesen können entstehen bei einer Frühgeburt, die beschränkt atem- und lebensfähig ist, infolge von Encephalitis, Meningitis und Rhesusfaktorinkompatibilität mit Kernikterus.

## Zu Aufgabe 25

Moro-Reflex.

## Zu Aufgabe 26 a – d

a) Tetraplegie (Tetraparese).
b) Diplegie (Diparese).
c) Hemiplegie (Hemiparese).
d) Monoplegie (Monoparese).

## Zu Aufgabe 27

Die Muskeldystrophie Duchenne.

## Zu Aufgabe 28

Arthrogryposis multiplex congenita.

## Zu Aufgabe 29

In Ihren Antworten sollten drei Komplikationen aus der größeren Auswahl enthalten sein: Druckschädigung, Osteomyelitis, Blasen-Nieren-Infektion, Thrombophlebitis, Kontrakturen.

## Zu Aufgabe 30 a – c

a) Die Muskeln des unteren Rumpfes und der unteren Gliedmaßen.
b) Eine Blasen und Mastdarmlähmung.
c) Zu einem Hydrocephalus.

## Zu Aufgabe 31

Ein Lähmungsklumpfuß entsteht durch Ausfall der Fußpronatoren (Peronaeus-

Muskulatur) und Übergewichte der Fußsupinatoren (Tibialis-Muskulatur).

**Zu Aufgabe 32**

Der M. Triceps surae.

**Zu Aufgabe 33**

Ein Geburtstrauma, Motorradunfälle.

**Zu Aufgabe 34 a und b**

a) Erb'sche Lähmung.
b) Klumpke'sche Lähmung.

**Zu Aufgabe 35 a und b**

a) Hirtenstab-Femur.
b) Protrusio acetabuli.

**Zu Aufgabe 36**

Achondroplasie (früher: Chondrodystrophie).

**Zu Aufgabe 37 a und b**

a) Ein Mangel an Vitamin D.
b) Durch vitaminarme Ernährung, mangelnde Sonneneinstrahlung.

**Zu Aufgabe 38**

Zu den Symptomen gehören Sitzbuckel, Craniotabes, rachitische O-Beine, Rosenkranz, rachitischer Fischbauch.

**Zu Aufgabe 39**

Gestört ist das Gleichgewicht zwischen Knochenaufbau und Knochenabbau.

**Zu Aufgabe 40**

Es liegt eine minderwertige Kalifizierung der Knochenmatrix vor.

**Zu Aufgabe 41**

Ein Schiefhals kann muskulär, knöchern oder durch eine Sehstörung bedingt sein. Zwei dieser Ursachen sollten Sie gefunden haben.

**Zu Aufgabe 42 a und b**

a) Eine Teilversteifung und eine Torsion.
b) Der Rippenbuckel.

**Zu Aufgabe 43**

Lordosierung.

**Zu Aufgabe 44**

Die linke.

**Zu Aufgabe 45**

Das Wirbelgleiten (Spondylolisthesis).

**Zu Aufgabe 46**

An den Abschnitten, die am meisten zu tragen haben, bzw. dort, wo besonders bewegliche Gebiete der Wirbelsäule in starre Gebiete übergehen.

**Zu Aufgabe 47 a und b**

a) Bandscheibenprolaps.
b) Bandscheibenprotrusion.

**Zu Aufgabe 48 a und b**

a) Hexenschuss.
b) Ischiasskoliose.

**Zu Aufgabe 49**

Die Bechterewsche Erkrankung.

**Zu Aufgabe 50**

Durch eine Nervenwurzelreitung infolge einer cervikalen Osteochondrose, bzw.

durch eine Einklemmung in der subakromialen Bursa.

## Zu Aufgabe 51

Zu einer habituellen Schultergelenkluxation.

## Zu Aufgabe 52

Epicondylitis humeri (Tennisellenbogen).

## Zu Aufgabe 53 a – d

a) Amelie
b) Peromelie
c) Phokomelie
d) Ektromelie.

## Zu Aufgabe 54

Die Ausbildung einer radialen Klumphand.

## Zu Aufgabe 55

Syndaktylie.

## Zu Aufgabe 56

Karpaltunnelsyndrom.

## Zu Aufgabe 57

Volkmannsche Ischämie, gefolgt von der Volkmannschen Kontraktur.

## Zu Aufgabe 58

Insgesamt gibt es vier Zeichen: Schmerzen, Blässe, Lähmung, fehlender Radialispuls.

## Zu Aufgabe 59

Sudeck-Dystrophie.

## Zu Aufgabe 60

1. Kahnbeinbrüche werden zunächst häufig übersehen.
2. Die Blutversorgung des Kahnbeins ist ungünstig.

## Zu Aufgabe 61

Der Thomas-Handgriff.

## Zu Aufgabe 62 a – c

a) absolute Beinlänge.
b) relative Beinlänge.
c) funktionelle Beinlänge.

## Zu Aufgabe 63

Ihre Nennungen sollten aus der größeren Auswahl erfolgen: Ein Bein ist dünner und kürzer, die Gesäßfalten sind verzogen, die Oberschenkelfalten ebenso, am wichtigsten ist die Abduktionsbehinderung.

## Zu Aufgabe 64 a und b

a) Hüftdysplasie: 1-3 %
b) Hüftluxation: 1-3 ‰

## Zu Aufgabe 65

Hüftkopfnekrose.

## Zu Aufgabe 66

128°.

## Zu Aufgabe 67

Aus dem folgenden Angebot sollten Ihre Antworten stammen: Luxationshüfte, Anomalien des Schenkelhals-Schenkelschaft-Winkels, Epiphyseolysis capitis femoris, Perthes-Erkrankung, Coxitis, Hüftgelenkstrauma.

**Zu Aufgabe 68 a und b**

a) Genu varum.
b) Genu valgum.

**Zu Aufgabe 69**

Eine Meniskusläsion.

**Zu Aufgabe 70**

Knietotalendoprothese (Oberflächenersatzknie).

**Zu Aufgabe 71**

Chondropathia patellae.

**Zu Aufgabe 72**

Pes equinus, Pes varus, Pes adductus (Spitzfuß, nach innen gekantet und nach innen gedrehter Fuß).

**Zu Aufgabe 73**

Schlanke Wade, etwas kürzerer Fuß, Falten auf der Fußaußenseite.

**Zu Aufgabe 74**

Diabetischer Fuß mit Fußsohlendruckulkus (Malum perforans).

**Zu Aufgabe 75**

Ein hallux valgus.

# 18 Sachregister

## A

Absaugungen, perkutane 107
Abspreizbehinderung 134
Abszess, subperiostaler 31, 32
Abwehrlage 36
Achillotenotomie 66, 157
Achondroplasie 79
Adduktorentenotomie 63
Adoleszentenkyphose 55
Adoleszentenskoliose 94
Adriamycin 27
Albers-Schoenberg-Krankheit 82
Albright-Syndrom 79
Alkoholabusus 50, 142
Alkoholembryopathie 115
Alloarthroplastik 108
Altersrundrücken 103
Amelie 119
Amputation 20, 35
Analgosedierung 66, 76
Anamnese 13
Angiopathie, diabetische 160
Ankylose 142
– fibröse 42
Anleitung, krankengymnastische 69
Antetorsion 141
Antibiogramm 32, 35
Antibiotikum Therapie, parenterale 34, 35
Antigen-Antikörperreaktion 41
Antiphlogistikum 44
Anulus fibrosus 101
Apophysenstörung der Tuberositas tibiae 53
Apophysenverknöcherungen 53
Apophysitis calcanei 54
Apparat, entlastender 35
Armplexuslähmungen 76
Armschlinge 23
Arteriotomie 124
Arthritis 15
– bakterielle 39
– bei Bakterienruhr 40
– bei Gonorrhoe 40
– bei Scharlach 40
– bei Typhus abdominalis 40
– hämatogene septische 38
– haemophilica 44
– iatrogene septische 38
– mutilans 43
– psoriatica 44
– urica 44
Arthrodese 21, 77 122, 144
– nach Grice, extraartikuläre 73
Arthrographie 15, 136
– multiplex congenita 75
Arthrolyse; hintere, mediale und laterale 158
Arthropathie, diabetische 160
Arthrose, deformierende 44
Arthroskop 151
Arthroskopie 40
Arthrotomie 38, 53, 151
Aspirin-Test 24
Astragalektomie 75
Ateminsuffizienzen 69
Athetose 61
Aufrichtungsosteotomie 141
– nach Bombelli 145
Aufstehschmerz, morgendlicher 142
Aufziehreaktion 61
Auscurettierung 34
Ausmessung, vergleichende 14
Ausstreuungsperiode 36
Autoaggressionserkrankung 42
Autoaggressionskrankheit 107
Axialaufnahme nach Lauenstein 51

## B

Bambuswirbelsäule 108
Bandscheibenprolaps 98
Bandscheibenvorfall 104, 105
– cervikaler 91
– medialer 104
Bankart-Läsion 113

Basistherapie 43
BCG-Impfosteomyelitis 36
Becken-Bein-Fuß-Gips (BBF-Gips) 64
Beckenbeingips 136
– in „human position" 137
Beckengips 138
Beckenosteotomie 48
– nach Pemberton 134
– nach Salter 134
Beckensymmetrie 72
Befund, sklerodermieartiger 43
Behandlung
– krankengymnastische 62
– neurophysiologische nach Vojta 89
– orthopädisch rehabilitative 62
Beinlänge
– absolute 130
– funktionelle 130
– relative 130
Beinlängendifferenz 57, 98
Beinverkürzung 33
– funktionelle 98
– reelle 98
Belastungsdeformität 158
Bence-Jones-Eiweißkörper 29
„Bending"-Aufnahmen 95
Beschäftigungstherapeutin 69
Beschäftigungstherapie 63
Bestrahlung 17, 27, 29
Betreuung, pädiatrisch-urologische 73
Beurteilung, neurologische 14
Bewegungsablauf beim Gang 13
Bewegungsausmaß in Gelenken 14
Bewegungseinschränkung 13
Bewegungsschiene, passive 39
Bewegungstherapie 32
Bildgebende Verfahren 14
Biopsie 15, 16, 23, 25, 29, 31, 34, 38
Biopsie-Material 36
Biopsiepräparat 17
Bizepssehne, lange 113
Blasenautomatismus 69
Blastom 20
Blindheit, erworbene 82
Blount 59
Blutergelenk 44
BlutkörperchenSenkungsGeschwindigkeit (BSG) 15
Blutkultur 31, 32, 34
Blutsenkung 25, 39
Bobath und Vojta, Behandlungsmethoden nach 63
Bösartigkeit 20
Boston-Korsett 98

Botox 67
Botulinumtoxin, Injektion von 67
Bragard-Zeichen 105
Brandes, Methode nach 162
Brodie-Abszess 33
Brustkyphose 86, 92
– fixierte 86
BSG 31, 33, 38
Bursitis 110
– olecrani 116

C

Café au lait-Flecken 84
Calcitonin 78
Calvé-Krankheit 25, 55
Capsulitis 110
Caput-Collum-Diaphysen-Winkel 140
Carpaltunnelsyndrom 122
Cefuroxim(r) 32
Chemonukleolyse 107
Chemotherapeutika 27
Chemotherapie 27
– cytostatische 17
Chêneau 98
Chêneau-Korsett 95
Chondroblastom, benignes 20
Chondrodystrophie 79
Chondrolyse 38
chondromatös 20
Chondropathia patellae 152
Chondrosarkom 20, 28
Chondrosis intervertebralis 102
Chorea minor 41
Clavus 163
Colchicin 44
cold spot 15
Computer-Tomografie, CT 15, 27, 91
Computertomogramm 88
Conteben® 37
Corticoidkristallsuspensionen, Injektion von 43
Cortikalisdefekt, fibröser 24
Cortison-Kristallsuspension 23
COSS-Protokoll 27
COSS-Studie (Combined Osteo Sarcoma Study) 26
Cotrell-Dubousset (CD) 71, 96
Coxa valga 141
Coxa vara 140
– adolescentium 51
– congenita 131
– epiphysaria 140
Coxarthrose 141

Creatininkinase 67
crP 31, 33, 38
Crutchfield-Klammer 69
CT 50
Cubitus valgus 115
Cubitus varus 19, 115
Curettage, chirurgische 34

**D**

De Quervain-Krankheit 125
Defektpseudarthrosen 35
Deformierung, sargdeckelförmige 54
Deformitäten, präarthrotische 142
Degenerationsherde an Rückenmark und Hirn 68
Demineralisierung 65
Denervierung nach Wilhelm 116
Dentogenesis imperfecta 81
Derotationsspondylodese 96
Desaultverband 77
Destruktionsluxation 33
Destruktionsskoliosen 96
Diademgips 89
Diagnoseverfahren 13
Diaphyse 46
Diplegie 61
– spastische 61
Dissekation 53
Distensionsluxation 33
DMS (Durchblutung, Motorik, Sensibilität) 52
D-Penicillin 43
Dreiradfahrrad 63
Dreizackform der Hand 80
Druckschädigung 69
Druckstellen 65
Druckstellengefährdung 64
Dupuytren-Kontraktur 127
Durchzieher 64, 74
Dysfunktion, hormonale 51
Dysmelien 118
Dysostosen, enchondrale 80
Dysplasie, fibröse 79
Dystrophia musculorum progressiva 67

**E**

Einklemmungserscheinungen 53, 151
Einmal-Katheterisieren 74
Einteilung 81
– von Pappas 130
Ektromelie 119
Elektromyografie 14

Elektromyogramm 67
Elektrostimulation 77
Empyem 38
Enchondrom, solitäres 19
Enchondromatose, multiple 19, 20
Enchondrome 28
Endocarditis 41
endogen 119
Englische Krankheit 83
Enophthalmus 88
Entkalkung, fleckige 125
Entspannungsübungen 62
Entzündung
– der Synovia 42
– der Knochen 31
Entzündungsparameter 15
Enzephalitis 59
Epicondylitis humeri 116
Epiphyse 46
Epiphysenbereich 20
Epiphysenklammer 59, 147
Epiphyseodesen 94
Epiphyseolysis
– acuta 51
– capitis femoris acuta 51
– capitis femoris lenta 51
– capitis femoris 51
Erb-Lähmung 76
Erguss, intraartikulärer 53
Erreger, spezifische 34
Ewing-Sarkom 27
Exostose
– solitäre cartilaginäre 17
– cartilaginäre 28
– multiple 18
– multiple cartilaginäre 19

**F**

Faktor-VIII- oder IX-Mangel 44
Faltenasymmetrie 134, 137
Fazialisnerven 89
Femurhypoplasie 130
Fersenfenster 64, 74
Fersenfreilagerung 40, 52
Fettweisstellung 134
Fibrom, nicht ossifizierendes 24
Fibrosarkome 20
Fieber, akutes rheumatisches 41
Fingerprothesen 43
Fingerspitzen-Bodenabstand 92
Fischwirbel 78
Fisteln 31
Fistelung 35

Fixateur
- extern 35
- intern 100
- unilateraler 59, 131
Fixation in situ 52
Flake fracture 150
Foramina interspinalia 91
Formfehler 93, 159
Fortpflanzung 70
Fraktur, pathologische 17, 19, 23, 27, 79
Froschbauch, rachitischer 83
Froschhaltung 71
Früharthrose 52
Fuß, diabetischer 160

## G

Gammanägel 79
Gangbild mit weichen Knien 73
Ganglion 126
Geburtslähmung 76
Geburtstrauma 76
Gefäßerkrankungen 68
Gelenke, künstliche 27
Gelenkersatz, zementfreier 50
Gelenkmaus 53
Gelenkrheumatismus
- akuter 41
- sekundär-chronischer 41
Gelenkspaltverbreiterung 38
Gelenkspaltverschmälerung 152
Gelenkspülung 39
Gelenktuberkulose 40
Gelenkwinkelmesser 14
Genu recurvatum 149
Genu valgum 19, 147, 148
Gerinnungsstatus 45
Gesamtrehabilitation 73
Gesichtsskoliose 89
Gewebsazidose 124, 125
Gibbus 96
Gicht 44
Gilchrist-Verband 112
Gips, postoperativer 74
Gipsbett, reklinierendes 55
Glasknochenkrankheit 81
Glomerulenophritis 41
Gnomenwaden 67
Goldtherapie 43
Gonarthrose 152
Gonitis 33
Gowers' Manöver 67
Granulom, eosonophiles 25, 55
Granulomartige Ansammlung eosinophiler
  Zellen (Histiozyten) 25
Greifreflex an Hand und Fuß, tonischer 60
Grice-Operation 66
Guillaume 156

## H

Hackenfuß, lähmungsbedingter 161
Haemarthros 44
Halbwertszeit 15
Hallux valgus 162
„Halsband des Hundes" 100
Halslordose 92
Halsreflex, asymmetrischer tonischer 60
Halsrippe 90
Halsstellreflex auf den Körper 60
Halssympathikus 90
Haltungsfehler 93
Hämatome, postoperative 35
Hammerzehe 162
Hämophilus influencae 31
Handgelenksarthrose 54, 122
Handgelenksbeuger, Verlängerung der 63
Handgriffe, chiropraktische 103
Hängegips 22, 23
Harnsäurespiegel 15
Harnstoff 15
Harrington, Methode von 96
Harrison-Furche 83
Havers-Kanäle 31
Heftpflasterzügelverband 40
Heliotherapie 37
Hemimyelozele 71
Hemipelvektomie 29
Hemiplegie 61, 62
Hemmungsmissbildung, endogene 100
Herd, sklerotischer 24
Herde
- osteoblastische 29
- osteolytische 29
Herdsanierung 108
Herdsetzung 36
Hexadaktylie 121
Hexenschuss 103
High grade Chondrosarkom 29
Hilfsmittel, apparative 68
Hinterkopfschmerzen 103
Hirnschädigung, frühkindliche 59
Hirtenstabfemur 79
Hirtenstabform 78
Histiozytenwucherung 25
HIV-Infizierte 36
HLAB 27 (Humanes Lymphozyten Antikörper
  (Anti Body) 15

Hohlfuß 160
Hormone, anabole und katabole 86
Horner-Symptomenkomplex 88
Hospitalisierung, mehrjährige 48
hot spot 15, 25, 35
Hüftbeugeadduktionskontraktur 71
Hüftdysplasie 132
Hüftgelenksersatz, totaler 145
Hüftgelenksluxation 134
– teratologische 75
Hüftgelenksverschleißerkrankungen 134
Hüftkopfkappenlösung, jugendliche 51
Hüftkopfnekrose 50, 51, 142
– idiopathische 50
– luxations- bzw. therapiebedingte 140
Hüftkopfregeneration 48
Hüftluxation 33, 132
Hüftreizung, flüchtige 39
Hüftschnupfen 39
Humerusdefekt 119
Humeruskopfveränderung
  nach Hill/Sachs 110
Hybridmodelle 145
Hydrozephalus 71, 74
Hyperämie, konsensuelle 125
Hypochondroplasie 80

I

Ileitis condensans 109
Iliopsoastransposition 72
Ilizarow-Ringfixateur zur Unterschenkelverlängerung 58
Impfenzephalitis 59
Impingement-Syndrome 111, 112, 113
Inaktivitätsatrophie 87
– des Knochens 86
Indomethacin 43
Infektionsfokuserkrankungen 42
INH, Isonicotinsäurehydrazid 37
Injektionen, intraartikuläre 152
Injektionstherapie mit Hydrokortison 23
Innenrotationsschiene 49, 50
Inspektion, lokale 13
Instrumentierung 96
– der gebrochenen Wirbelsäule, versteifende 69
Insuffizienzschmerzen 102
Interventionen, chirurgische 43
Intestinaltuberkulose 36
Intimsphäre 74
Invasion, lokale 29
Ischämie 46
Ischiasskoliose 98, 105

K

Kappenplastik 144
Kapseldoppelung nach Putti-Platt 114
Kartenherzform 85
Karzinom; Prostata-, Brust-, Bronchial-,
  Nieren-, Schilddrüsen- 29
Kaudalanästhesie 158
Kaudalkatheter 76
Keeler-Schiene 52, 139
Kernikterus 59
Kernspintomografie 15, 25, 31, 34, 47, 53, 91
Kernspintomogramm 21, 25, 26, 88
Kernspinuntersuchung 27
Kind, hypotones bis atones 62
Kinderlähmung 56
Klapp, Methode von 98
Klauenhohlfuß 161
Klinik 68
Klumpfuß 156
– arthrogrypotischer 75
Klumphand, radiale 119
Klumpke-Lähmung 77
Knick-Plattfuß des Erwachsenen 159
Knick-Senkfuß 158
Kniebeugesehnen, Verlängerung der 66
Kniegelenksersatz, totaler 153
Knieluxation, angeborene 149
Kniestreckkontrakturen 75
Knochen, subchondrale 50
Knochenbildung
– enchondrale 19
– periostale 20
Knochendichte 15
Knochenentzündungen, spezifische 35, 37
Knocheninfektionen, posttraumatische 35
Knochenmarkstransplantation 82
Knochenmatrix 85
Knochenmetastasen 29
Knochennekrosen, aseptische 46
Knochenneubildung, subperiosale 22
Knochenplastik 21
Knochenschmerzen, tiefe 29
Knochenspäne 20
Knochenszintigrafie 15, 32, 47
Knochentuberkulose 35
Knochentumoren 17
– gutartige 17
Knochenzyste
– aneurysmatische 21, 22
– juvenile 22
– solitäre 23
Köhler-Krankheit 54
– Köhler I 54
– Köhler II 54

Kolibakterien 31
Kollagenose 41
Kollateralbänder 147
Kolumnotomie 108
Kombinationsbehandlung 37
Kompressionsfrakturen, osteoporosebedingte 86
Kontraktur, ischämische 123
Kontrakturen 69
Kopenhagener Schiene 158
Körperüberhang 95
Kortisontherapie 50
Koxitis 33
– fugax 39, 47
Kraniotabes 83
Krankengymnastik 57
Kreatinin 15
Kreuzbandverletzung 40
Kulminationspunkt der Wirbelsäule 101
Kürettage, lokale 25
Kyphose 80, 85
– (Rundrücken) 54
– fixierte 108
Kyphoskoliose 93

**L**

Labortests 15
Labrumrefixation, offene nach Bankart 114
Labyrinthstellreflex auf den Kopf 60
Lähmung
– der Blase 69
– der Peronaeusmuskulatur 73
– lumbale 71
– sakrale 73
– thorakale 71
Lähmungshackenfuß 73
Lähmungsklumpfuß 73
Lähmungsknickfuß 73
Lähmungsluxation 72
Lähmungsskoliose 96
Laminektomie 107
Laminotomie 107
Landau-Reflex 61
Langerhans-Histiozytose X 25
Larsen-Syndrom 149
Lasègue-Zeichen 92, 105
Latenzzeit 36
Lateralverlagerung der Tibialis posterior-Sehne 66
Laufschiene 140
LDH (Laktatdehydrogenase) 17
Legg-Calvé-Perthes-Krankheit 47

Lehnert-Schroth, Methode von 95, 98
Lehrlingsplattfuß 159
Lendenlordose 92
Leukämie, myeloische 50
Leukozytenzahl 38
Leukozytose 27
LHD, serumerhöhtes 27
Liegerollstuhl 65, 139
Ligamentum transversum, Spaltung des 123
Löffelhand 120
Looser-Umbauzonen 85
Lordose 67
Low grade Chondrosarkom 28
Lumbago, akute 103
Lunatummalazie 54
Lunatumnekrosen 54
Lungenembolie 69
Lungentuberkulose 36
Luxation 132
Lymphozytose 36

**M**

M. sternocleidomastoideus 89
Madelung-Deformität 120
Mal perforant 160
Malignität 26
Malignome (bösartige Geschwulste) 17
Markphlegmone 31
Markraumbeteiligung 25
Markraumnägel 23
Marmorknochenkrankheit 82
Maßeinlagen 54
Maßnahmen; balneologische, mediko-mechanische 43
Materialien, biokompatible 145
Matti-Russe-Plastik 127
Mausbett 53
Max und Moritz-Prinzip 75
Medialisierung 151
Medianusnerven, Kompression des 122
Medikamente, nichtsteroidale antientzündliche 43
medikamentös 66
Medikation; Östrogen-, Östrogen-Androgen- 30
Mendel-Mantoux 36
Meningitis 59
Meningozele 70
Meniskusläsion 151
Meniskusschäden, degenerative 40
Menopause 86
Mesenchymbremse 125
Metaphyse 46

Metaphysen langer Röhrenknochen 31
Metaphysen, becherförmig 83
Metastasen 17, 26
Metastasierungen 27
Methotrexat 27
Migraine cervicale 90
„migraine cervicale" 103
mikrochirurgisch 107
Minischiene 136, 137
Miosis 88
Monoplegie 61
Monteggia-Schaden 115
Morbus Bechterew 107
Morbus Chassaignac 115
Morbus Duchenne 67
Morbus Haglund 54
Morbus Jaffe-Lichtenstein 79
Morbus Kahler 29
Morbus Kienböck 54
Morbus König 53
Morbus Little 59
Morbus Morquio-Brailsford 80
Morbus Ollier 20
Morbus Paget 78
Morbus Pfaundler-Hurler 81
Morbus Ribbing 80
Morbus Still 42
Morbus von Recklinghausen 84
Morgensteifigkeit 42
Moro 36
Mororeflex 60
MR 50
Multiple Sklerose 68
Muskeldystrophie 67
Muskelfermente 16
– erhöhte 67
Muskelrelaxantien 63, 67
Muskelstatus 14
Myelitis 68
Myelogramm 106
Myelographie 15
Myelomatose 29
Myelome, multiple 29
Myelomeningozele 70, 71
Myocarditis 41
Myositis 15

## N

Nabelschnurinfektion 33
Nachkürettage 25
Nachtlagerungsschale 66
Nachtschweiß 36
Nackenschuss 91

Nadelbiopsie 16
Napoleonshut 100
Narbenskoliose 96
Navikularpseudarthrose 127
Nebenabsiedlungen 26
Nebennierenrindenhormon Kortison 43
Nekrose, aseptische 47, 53
Nekroseherde 20
Neoteben® 37
Nerveneingriffe, mikrochirurgische 76
Nervenleitgeschwindigkeit 14
Neurofibromatose 84, 96
Neuropathie, diabetische 160
Nidus 24, 25
Nucleus pulposus 101
Nukleotomie 106
Nukleus pulposus-Prolaps 106

## O

O-Beine 83, 84
Oberflächenersatzprothese 153
Operation nach Vulpius 66
Operationen, versteifende 57
Orthofix 59
Orthofix-Verlängerungsapparat, unilateraler 58
Ortolani-Barlow-Zeichen 135
Ortolani-Klick 135
osmo-vertebral 111
Osgood-Schlatter-Erkrankung 53
Ossifikationen, paraossale 69
Ossifikationsstörungen, enchondrale 83
Osteitis 31
– posttraumatische 34
Osteoblastentätigkeit 85
Osteochondrom 17
Osteochondrose 102
Osteochondrosis
– deformans coxae juvenilis 47
– dissecans 53
Osteogenesis imperfecta 81
Osteoid 26
Osteoid-Osteom 24
osteolytisch 25
Osteomalazie 85
Osteomyelitis 27, 31
– akute, hämatogene 31
– (Brodie-Abszess), sklerosierende 24
– hämatogene 31
– sekundär chronische 35
Osteophyt 102
osteoplastisch 25

Osteoporose 85
Osteosarkom 25
– paraossales 25
Osteosynthese 30
Osteotomie
– nach Chiari 140
– nach Imhäuser, intertrochantere 52
Ostitis deformans 78
Ostitis
– luetische, typhöse 37
Overhead Extension 137

## P

Palliativmaßnahmen 30
Paraplegie 68
– angeborene 68
Parapodium 72
PAS, Paraaminosalizylsäure 37
Patelluxation
– habituelle 150
– konstitutionelle 150
Pavlikbandage 136
Pendel-Osteotomie 84, 147
Penicillintherapie 41
Perarthritis humeroscapularis 111
Peromelie 119
Perthes-Krankheit 40, 47
Pes adductus 156, 161
Pes equino varus 156
Pes equinus 156
Pes varus 156
Pfannenranddefekte nach Bankart 110
Pfannenrandplastik
– nach Eden-Hybinette 114
– nach Max Lange 114
Pfannenreifungsprobleme 134
Phakomatosen 84
Phokomelie 119
Phosphatase, alkalische 17, 25, 78, 84, 85
Phosphate, alkalische 29
Pin tract Infektion 131
Plasmozytom 29
Plexusausrisse 76
PMMA = Polymethylmetakrylat-Ketten 32, 35, 38
PMMA-Kügelchen 34, 35
Podagra = Fußschmerz 44
Poliomyelitis
– anterior 56
– mit Lähmungen 57
– ohne Lähmungen 57
Poliomyelitis-Virus 56

– Affinität des 56
Pollex flexus 126
Polyarthritis, primär chronische 41, 42
Polydaktylie 121
Pörnbacher Schiene 65
Post-Nukleotomie-Spondylodiszitis 34
Pott-Buckel 96
Pott-Paraplegie (Morbus-Pott = Spondylitis tuberculosa) 36
Praecancerose 20
Präeklampsie und Eklampsie 59
Primärkomplex 36
Primärtumor 29
Probenecid 44
Processus styloides des Radius 125
Prolaps
– pendelnder 104
– sequestrierter 104
Promontorium ossis sacralis 85
Pronatio dolorosa 115
Protein, c-reaktives (crP) 15
Protrusio acetabuli 78
Proximale Fokale Femorale Defizienz 130
Prozesse, raumfordernde 15
Pseudofrakturen 85
Pseudolähmung 116
Pseudoparalyse durch Schmerz 33
Pseudospondylolisthesis 99, 103
Ptosis 88
Pyramidenbahnfunktionen 60

## Q

Quengelbehandlung 124
Quengelschiene 127
Querschnittslähmung 68
– inkomplette 68

## R

Rachitis 83
Rachitisprophylaxe 84
Radiusköpfchenluxation, angeborene 115
Radiusköpfchenresektion 43
Randsaum, sklerotischer 24
Randzonen, sklerosierte 20
Reflexaktivität 71
Reflexbogen 71
Reflexbögen, spinale 68
Reflexe
– frühkindliche 60
– zeitliches Auftreten und Verschwinden der 60
Region, metaphysäre 31

# Sachregister

Rehabilitationsprogramm 67
Reittherapie 63
Reizknie, chronisches 40
Reklinationskorsett 55
Repositionshindernis 138
Resektion, chirurgische 17, 27
Resektionen 23
Rhesusfaktorinkompatibilität 59
Rheumatoid arthritis 41
Rideau 67
Riesenzellen 20
Riesenzellgeschwulst 22
Riesenzelltumor 20
Ringband, Verengung des 126
Ringfixateur nach Ilizarow 59, 85
Rippenbuckel 93, 95
Risikozeichen 48
Robbengliedrigkeit 119
Röhrenknochen, langer 18, 20, 24
Rollator 65
Rollstuhl 71
Rollstuhlversorgung 68
Rosenkranz 83
Rotationsosteotomie des Humerus nach Weber 114
Rotatorenmanschette 111
Rotatorenmanschettenruptur 112
Rückbildungsquote 57
Rückengymnastik, isometrische 103, 106
Rückenschule nach Brügger 103
Ruhigstellung in einer Beuge-Spreizhaltung 33
Rumpfkontrolle 65
Rundzellen, blassblaue 27
Ruptur 113

## S

Säbelscheidentibia 78
Sarkom, osteogenes 25
Sauglingsarthritis 33
Säuglingsgymnastik 94
Säuglingsosteomyelitis 33
Säuglingsskoliose 94
Schädigung
– intrauterine 59, 119
– perinatale 59
– postnatale 60
Schanz-Watteverband 91
Scheibenmeniskus 151
Schenkelhalsfraktur 87
Schenkelhalsnekrosen 33
Scheuermann-Krankheit 54
Schichtaufnahmen 14
Schiefhals
– akuter 103
– muskulärer 89
– oculärer 89
– ossärer 89
Schiefwuchs 93
Schluckimpfung nach Sabin 56
Schmerz, vertebragener 102
Schmerzen 13, 24
Schmerzpumpe 139
Schmerzsskoliose 98
Schnappdaumen 126
Schnellender Daumen 126
Schnellender Finger 126
Schock, spinaler 68
Schonhaltung am Hüftgelenk 39
Schrägaufnahmen 14
Schrägliege- und Stehbrett 65
Schulter-Arm-Syndrom 90
Schulterblatthochstand 95, 111
Schulterblattluxationsneigung, konstitutionelle 114
Schultergelenksversteifung 76
Schulterluxation, habituelle 113
Schwanenhalsfehlstellung 43
Schwimmtherapie 63
Screening-Methode 95
Screeningprogramm 132
Sehnenknödel (nach Buck-Gramcko) 54
Sehnenverpflanzungen 57
Selbsthilfetraining 69
Senkungsabszess 36
Sequester 32
Sequestration 31
Serumelektrolyte 15
Sichelfuß 161
Siebener-Syndrom 93
Sillence 81
„single shot" 145
Sitzbuckel 83
Sitzhockhaltung nach Fettweis 136
Skelettsenkungsabszess 37
Skip-Läsionen 26
Skleren, blaue 81
Sklerosierungszonen 54
Skoliose 57, 93
– cicatricielle 96
Skoliose
– congenitale 93
– hysterische 98
– idiopathische 94
– infantile 94
– kurzbogige 54
– statische 97
Skoliosewinkel nach Cobb 95

Sonografie 39
Spalthand 121
Spaltung des lateralen Retinakulums 152
Spasmophilie = Tetanie 84
Spiculae 27
Spina bifida 70
Spina bifida cystica 70
Spina bifida occulta 70, 99
Spinalstenose 107
Spinamuskulatur, Ablösung der 66
Spitzfußprophylaxe 40
Spondylarthrose 102
Spondylitis 32, 34
Spondylodese 57
Spondylodiszitis 32, 34
Spondylolisthesis 99
Spondylolyse 99
Spondyloptose 100
Spondylose 102
Spongiosaplastik 21
Spontanaktivität, pathologische 67
Spontanfrakturen 81
Sprachtherapie 63
Spreizbehandlung 133
Spreizfuß 160, 162
Spreizwindelhose 133
Sprengel-Deformität 111
Sprungschanzenphänomen 99
Stäbchen, säurefeste 36
Stabilisierung der Luxationsfraktur,
   operative 69
Staging 27
Stangerbad 103
Staphylococcus aureus 31
Staphylokokken 35
Stehbrett 66
Steinmann-Zeichen 151
Steißlage 134
Sternocleidomastoideus 88
Steroidosteoporose 86
Stiefelextension 40
Stoßwellen, extrakorporale 113
Strahlengang, anteroposteriorer
   und seitlicher 14
Strahlentherapie 27, 30
Streckreaktion, tonische 61
Strecksehnenabriss 128
Streptokokken 31
Streptokokkeninfekt 41
Streptomycin 37
Stuhlinkontinenz 74
Stützapparat 71
Subluxation 132
Sudeck-Dystrophie 86

Sudeck-Syndrom 124
Syndaktylie 120
Synostose, radioulnare 115
Synovektomie 42
Synovialektomie 43
Szintigrafie 25

T

Taillendreieck 95
Teenage Disc Syndrom 106
Teleskopnägel 81
Tendinitis 110
Tendovaginitis stenosans 125
Tennisellenbogen 116
Tetraplegie 61, 68
Thalidomidembryopathie 119
Therapie
– antibiotische 32, 39
– parenterale antibiotische 33
Thiosemicarbazon 37
Thomas-Handgriff 129
Thrombektomie 124
Thrombophlebitis 69
Thromboseprophylaxe 154
Thrombosestrümpfe 154
Tibia vara congenita 84
Tibiakopfvalgisationsosteotomie 152
Tibialis anterior-Sehne 73
Tibialis anterior-Verpflanzung 73
Tibia-Pseudarthrose, angeborene 84
Tierversuch am Meerschweinchen 36
Tine 36
Toilettenaufsatz 145
Toilettenstuhl 145
Tönnis 140
Tophi 44
Totalendoprothese 30, 143
Totalskoliose 93
Totenlade 31
Toxoplasmose 59
Trendelenburg-Zeichen 47, 51, 129, 130, 140,
   141
Trepanation, chirurgische 32
Trichterbrust 100
Tripelosteotomie 140
Trochanterhochstand 80, 137
Tuberkelerreger 34
Tuberkulinproben 36
Tuberkulostatika 37
Tuberositas tibia 151
Tübinger Schiene 134
Tumor (Malignom), bösartiger 17
Tumor, solitär auftretender 21

Tumormasse, rarifizierte 25
Tumorprothese 21
– (Typ Gersthof) 28
Tumorresektion 21
Tumorvolumen 26
Typus bovinus 36
Typus humanus 36

## U

Überbein 126
Überbrückungsosteosynthese 22
Übergangsstörungen, lumbo-sakrale 93
Überlebenschance 27
Ulnarabduktion der Finger 43
Ultraschall 33, 38, 132
Ultraschalluntersuchung 47
– (Sonografie) 14
Umdrehplastik 27
Umkehrung des Albumin-Globulin-Indexes 29
Umschneidung des Sehnenursprungs nach Hohmann 116
Umstellungsosteotomie, intertrochantäre 50, 144
Uncovertebralspondylose 90
Ungleichgewicht, muskuläres 72
Unterfütterung 53
Untersuchung
– histologische 16
– patho-histologische 23
– pathologisch-histologische 17
Uratablagerungen 44

## V

Valgisationsosteotomie 131
Valgusdeformität 18
Valgusgonarthrose 147
Varisierungsosteotomie 48
Varusgonarthrose 148
Ventil, ableitendes 70
Ventil-Krise 74
Verbundosteosynthese 30
Verfahren van Ali-Krogius 151
Verknöcherungen, endostale 83
Verlängerungsoperationen 80
Verlängerungsverfahren 20

Verletzung, traumatische 68
Verpflanzung des Wadenbeins samt zugehörigem Gefäßanschluss 85
Verschiebung 60
Verschleiß 142
Vertebra plana 25, 55
Vierpunktegang 69
Vigantol® 84
Vincristin 27
Virämie 57
Virulenz der Erreger 35
Vitamin-D-Mangel 83, 85
Vitamin-D-Zufuhr 84
Vojta
– Methode von 77
– neurophysiologische Therapie nach 95
Volkmann-Kontraktur 123
von Rosen-Schiene 136
Vorderhornzellen des Rückenmarks 56
Voss-Hängehüfte 144

## W

Wadenbein mit Gefäßanschluss 27
Wasserspeiergesicht 81
Watschelgang 135
Weichteilabszess 31
Wiedereingliederung 70
Winterstein-Schiene 128
Wirbelgleiten 99
Wirbelsynchondrosen 101
Wisbrun-Handgriff 156
Wundbehandlung, offene 35
Wundfenster im Gips 138

## Z

Zerebralparese
– infantile 59
– Pflege und Therapie der 62
– spastische 61
Zugang, ventraler 91
Zukunft-Huber 156
Zuschwunggang 70
Zweit- und Drittherde 25
Zwergwuchs, rachitischer 83
Zytostatika 29